古代经典名方丛书

猪苓汤

主编 任晓芳 徐光宇 于小勇 熊 露

全国百佳图书出版单位
中国中医药出版社
·北 京·

图书在版编目（CIP）数据

猪苓汤/任晓芳等主编．—北京：中国中医药出版社，2022.1

（古代经典名方丛书）

ISBN 978－7－5132－7268－1

Ⅰ.①猪…　Ⅱ.①任…　Ⅲ.①猪苓汤－研究　Ⅳ.①R286

中国版本图书馆CIP数据核字（2021）第218976号

中国中医药出版社出版

北京经济技术开发区科创十三街31号院二区8号楼

邮政编码　100176

传真　010－64405721

三河市同力彩印有限公司印刷

各地新华书店经销

开本880×1230　1/32　印张12　字数268千字

2022年1月第1版　2022年1月第1次印刷

书号　ISBN 978－7－5132－7268－1

定价　49.00元

网址　www.cptcm.com

服务热线　010－64405510

购书热线　010－89535836

维权打假　010－64405753

微信服务号　zgzyycbs

微商城网址　https://kdt.im/LIdUGr

官方微博　http://e.weibo.com/cptcm

天猫旗舰店网址　https://zgzyycbs.tmall.com

如有印装质量问题请与本社出版部联系（010－64405510）

古代经典名方丛书
编委会

中华中医药中和医派杨建宇京畿豫医工作室
中关村炎黄中医药科技创新联盟
世界中医药协会国际中和医派研究总会
北京中联国康医学研究院

古代经典名方丛书

《猪苓汤》编委会

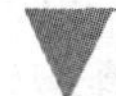

主　编　任晓芳（西安市中医医院）
　　　　徐光宇（南阳医专附属中医院）
　　　　于小勇（陕西省中医医院）
　　　　熊　露（中国中医科学院广安门医院）

副主编　徐厚平（西南医科大学附属中医医院）
　　　　杨米一（中国中医科学院中药研究所）
　　　　刘　丽（中国中医科学院中药研究所）
　　　　熊　健（中国中医科学院广安门医院）
　　　　朱玉坤（长春市绿园区中医院）
　　　　王　平（湖北省中医院光谷院区）
　　　　姜广军（北京王府中西医结合医院）
　　　　窦洪叶（临朐县东城街道卫生院七贤分院）
　　　　滑　征（北京中医药大学第三附属医院）
　　　　王亚梅（内蒙古医科大学）
　　　　曾祥新（黑龙江中医药大学第二附属医院）

编　委（按姓氏笔画排序）
　　　　王　宇（陕西省中医医院）
　　　　冯　堃（郑州大学第一附属医院）
　　　　任　毅（重庆市中医院）

李永森（新疆昌吉州玛纳斯县中医医院）
李修元（西南医科大学附属中医医院）
张　亚（南阳张仲景医院）
张　鼎（睢县中医院）
尚莉莉（黑龙江中医药大学附属第二医院）
郑黎明（新昌县天姥中医博物馆）
钱占红（内蒙古医科大学）
曾小荣（陕西省中医医院）
黎汉文（广东省广州市番禺区中医院）

主编简介

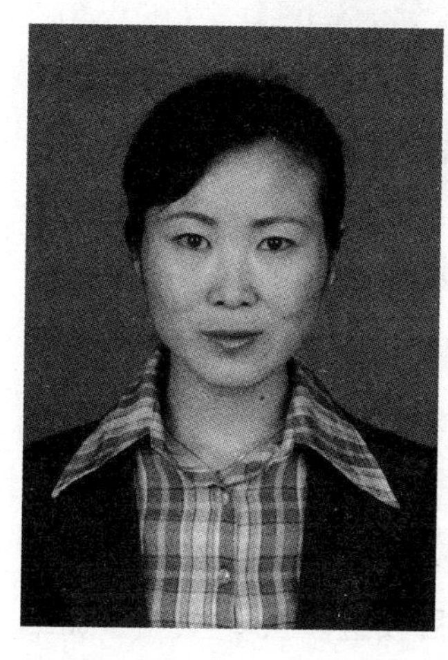

任晓芳，女，主任医师，硕士研究生导师，陕西中医药大学师承导师，第三批全国优秀中医临床研修人才，第四批全国老中医药专家学术经验优秀继承人。

现任中华中医药学会会员，中华中医药学会健康管理分会常务委员，中华中医药学会中医药文化分会委员，中华中医药学会感染病分会委员，中国中医药研究促进会经方分会常务理事，中国民族医药学会风湿病分会理事，陕西省中医药专家协会理事、副秘书长，陕西省中医药专家协会“中和医派”专家分会副主任委员、秘书长，西安中医学会肝病专业委员会常务委员，西安中医学会“脑心同治”专业委员会委员，中国老年保健医学研究会心脏学会心肺血管委员会第一届委员会委员，西安市中西医结合学会传染病专业委员会常务委员，西安市医学会健康教育专家讲师团健康科普专家，西安交通大学医疗联盟中西医结合中心副主任。

师承国医大师、全国名中医、国家级名老中医药专家等多名国家级名老中医。主持并参与科研项目十余项，获得陕西省及西安市科学技术奖，发表论文二十余篇。对中医内科尤其是心血管病、肝病、杂病等方面的中医诊疗有较深入研究。

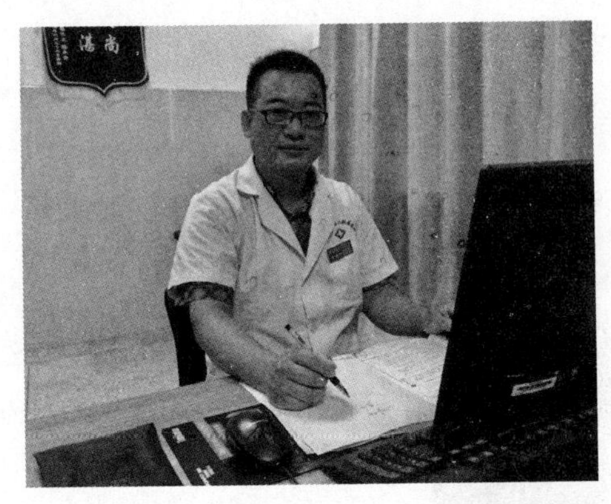

徐光宇，副主任医师，教授。1989 年毕业于河南中医学院（现河南中医药大学）中医系，获医学学士。2000 年晋升为中西医结合内科副主任医师。临证三十余年，为河南省暨北京市首批仲景国医传人、河南省中西医结合脾胃病专业委员会委员、河南省治未病专业委员会委员、南阳医专附属中医院治未病科主任。发表学术论文十余篇，获市级科技进步奖 5 项。参加编写中医药高等院校教材 1 部。

擅长在经方的基础上结合时方治疗成人及儿童各种发热、咳嗽、哮喘、腰痛、颈椎病、头痛、三叉神经痛、带状疱疹、高血压、心绞痛、急慢性胃炎、胆囊炎、难治性鼻炎、胆结石、泌尿系感染、不孕不育、性功能障碍、遗尿、女子月经不调、闭经等疑难杂症，以及各种难治性过敏性疾病。

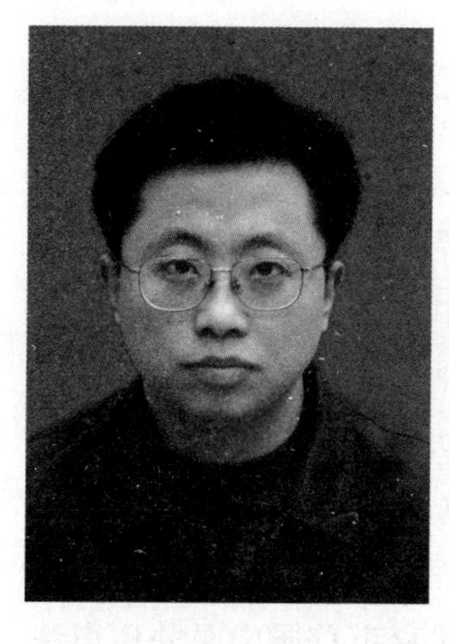

于小勇，男，陕西省中医医院肾内科主任医师、肾病二科及血液透析室主任，硕士研究生导师。“西部之光”访问学者，教育部高等学校国内访问学者，第四批全国优秀中医临床人才，国家中医肾病区域（西北）中心负责人、中华中医药学会肾病分会常务委员、中国中药协会肾病中药发展研究专业委员会常委、陕西省中医药学会肾病专业委员会常务委员兼秘书长、中华医学会肾脏病专业委员会陕西省分会常务委员、陕西省血液净化质量控制专家组成员（中医单位组长)、陕西省医师协会肾病分会常务委员、陕西省保健协会血液净化专业委员会副主任委员、西安市医学会肾病分会副主任委员。《中国中西医结合肾病杂志》《临床肾脏病杂志》《临床与病理杂志》特约审稿人,《医学研究与临床杂志》编委。

发表SCI收录、国内核心期刊等学术论文和科普文章100余篇，第一作者最高影响因子6.02，主持国家自然科学基金1项、省部级科研课题7项，发明专利1项，编著8部。

从事肾脏内科疾病临床、教学、科研工作26年，主要研究方向为继发性肾脏病的中西医结合诊治及血液净化，在各级各类期刊发表学术论文和科普文章70余篇，主持参与省级以上科研课题16项，出版编著5部——《雷忠义临证菁华》（主编)、《常见肾病中西医结合治疗》（副主编)、《戴双明临床经验集萃》（副主编)、《雷忠义临床菁华》（编委)、《陕西省医疗质量控制工作手册（血液净化学分册)》（编委)。

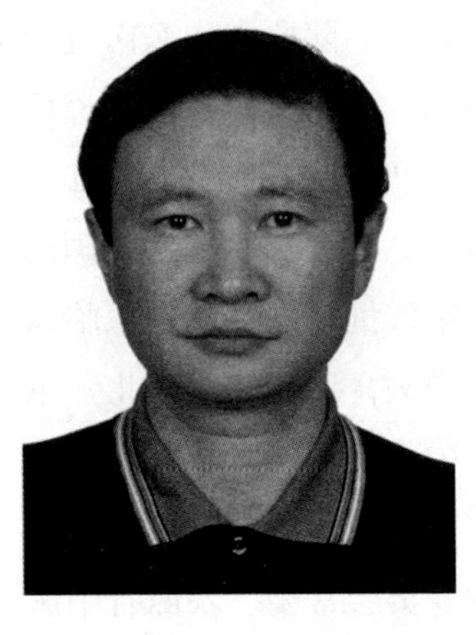

熊露，中国中医科学院广安门医院主任医师，硕士生导师。从事中西结合肿瘤临床与基础研究 20 余年。任世界中联肿瘤专业委员会常务理事，中国医师协会中西医结合医师分会肿瘤病学专家委员会委员，北京中西医慢病防治促进会全国中西医肿瘤防治专家委员会副理事长，全国中西医肿瘤防治专家委员会主任委员，北京市首届中医肿瘤舆情管理专家组长，全国第三批中医临床优秀人才，2020 年度北京市中医榜样人物。

首次提出肺癌“络病观”，重视“肿瘤阴证”辨治。善用经方，倡“温法”抗癌。先后师从国医大师张学文教授、周岱翰教授，国医名师朴炳奎、张炳厚教授。从事扶正培本治则方药抗肿瘤免疫调节临床与基础研究，调节肺癌微环境免疫与血管正常化研究。先后承担国家级课题 7 项，负责部级课题 2 项，北京市自然基金 1 项、科学院科研基金 1 项。国家核心期刊发表文章 30 余篇，SCI6 篇。主编专著 5 部，合作专著 6 部。获亚太地区肿瘤临床与中国临床肿瘤学大会（CSCO）中医药优秀论文一等奖、中国 CSCO－丽珠中医药科学基金一等奖，中国中西医结合肿瘤学会大会优秀论文二等奖各 1 项。

先后获省部级科技进步奖 2 项，中国中医科学院科技成果二等奖 1 项，市政府科技进步一等奖 1 项。获国家专利 2 项。

编写说明

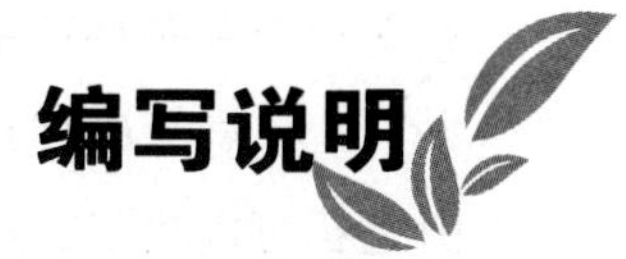

为了配合中国中医药信息学会人才信息分会“全国千家中医医院万名经方人才提升工程”的顺利开展，促进“全国中和医派经方精方进社区工程”的深入拓展，更广泛、更扎实地引领“经药热”“经方热”的学术拓展，围绕“京津冀豫国医名师专病专科薪火传承工程”“国际中医药一带一路经方行活动”等相关项目的实施，我们组织相关专家编撰了《古代经典名方丛书》，《猪苓汤》是其中一本。

本书分上、中、下三篇。

上篇是“经典温习”，重点围绕本经方的溯本求源、医家论方、类方简析等进行系统的论述，旨在活用经方，准用经药，致敬经典，应用发展经药经方。

中篇是“临证新论”，紧紧围绕本经方的临床各科优势专病的应用。从单方妙用到多方并用，从本方临证到类方鉴别，从方证对应到临证变通，从诊疗单一病证到复杂证候，从大内科到妇、产、儿、外、心理、五官科，凡是临证所见，本方所涉之优效者，尽囊括其中。经典“经方经药”完全与临床紧密融合，这是经典“经方”“经药”理论与实践的完美呈现，是提高“经方”“经药”临床拓展应用的典型模板，对提高广大“经药”“经方”爱好者临床疗效尤为实用，是本书的核心要点，也是本书的精华之篇。

下篇是“现代研究”，是借鉴现代科学实验手段，证实“经方”的药效及“经药”的药理，佐证中医经典的实践指导意义和中医药理论的系统性的完美与博大精深。同时，给“经方”“经药”的现代科学研究、临床拓展应用以新的启迪！他山之石可以攻玉，中医药学之开放包容，也必将在现代科技手段之技术助力下得到新的发展，创造新的辉煌！

《猪苓汤》编委会

2021 年 8 月 1 日

目 录

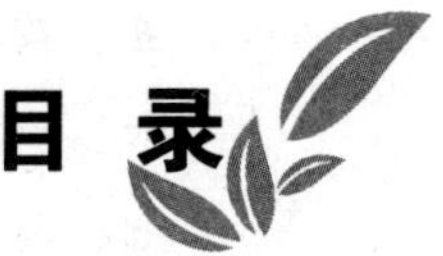

上篇　经典温习

中篇　临证新论

下篇　现代研究

上篇

经典温习

第一章 概 述

第一节 溯本求源

一、经方出处

《伤寒论·辨阳明病脉证并治》第221～223条云：阳明病，脉浮而紧，咽燥口苦，腹满而喘，发热汗出，不恶寒反恶热，身重。若发汗则躁，心愦愦，反谵语；若加温针，必怵惕，烦躁不得眠；若下之，则胃中空虚，客气动膈，心中懊侬。舌上胎者，栀子豉汤主之（121）。若渴欲饮水、口干舌燥者，白虎加人参汤主之（222）。若脉浮发热，渴欲饮水，小便不利者，猪苓汤主之（223）。

《伤寒论·辨阳明病脉证并治》第224条：阳明病，汗出多而渴者，不可与猪苓汤。以汗多胃中燥，猪苓汤复利其小便故也。

《伤寒论·辨少阴病脉证并治》第319条：少阴病，下利六七日，咳而呕渴，心烦不得眠者，猪苓汤主之。

《金匮要略·脏腑经络先后病脉证第一》第17条：夫诸病在脏，欲攻之，当随其所得而攻之，如渴者，与猪苓汤，余皆仿此。

《金匮要略·消渴小便不利淋病脉证并治第十三》第13条：

脉浮发热，渴欲饮水，小便不利，猪苓汤主之。

二、原文释义

1. “若脉浮发热，渴欲饮水，小便不利者，猪苓汤主之。”（223）

本条是承221条而来，221条原文：“阳明病，脉浮而紧，咽燥口苦，腹满而喘，发热汗出，不恶寒反恶热，身重。若发汗则躁，心愦愦，反谵语；若加温针，必怵惕，烦躁不得眠；若下之，则胃中空虚，客气动膈，心中懊侬，舌上胎者，栀子豉汤主之。”

本段原文所表述的内容是阳明里热证、误治后变证及其治疗方剂。第221条第一段原文描述，个别脉证确与太阳病、少阳病及阳明腑实证相同或相似，但二者有着本质差异。如“脉浮而紧”，一般多见于太阳病风寒表实证，这也是恶寒的缘由所在。而表寒实证必伴见恶寒，今不但“不恶寒”“反恶热”，并出现“脉浮而紧”呢？阳明气分无形邪热结聚，热蒸于外可见脉浮，邪热成实可见脉紧。再如“咽燥口苦”，与少阳证“口苦咽干”相似，但咽干仅示邪有内传化热之机，而咽燥则是津伤已经十分严重，再结合“不恶寒，反恶热”等症，可知“咽燥口苦”不在少阳，而在于阳明里热炽盛，津液损伤。再如“腹满”，一般多见于阳明腑实证，这也是造成误下的重要原因。由于尚未出现大便干结或多日未解、潮热、手足濈然汗出等阳明腑实证，所以此时之“腹满”实为里热炽盛，壅滞气机所致。因邪不在表，亦不在半表半里，且热未成实，故禁用汗、和、下法。若误用汗、和、下法，必将出现新的变证，但变证与本证必然存在着一定的内在联系。

223 条猪苓汤证即是 221 条白虎汤证误用下法的一种变证，因而徐大椿认为《伤寒论》实为仲景“救误”之书，确有一定的理论依据及临床实用价值。

2. “阳明病，汗出多而渴者，不可与猪苓汤。以汗多胃中燥，猪苓汤复利其小便故也。”（224）

本条实指临床应用猪苓汤的禁忌证，同时暗示其功效发挥的主要方向。《针经》曰：“水谷入于口，输于肠胃，其液别为五，天寒衣薄则为溺，天热衣厚则为汗，是汗溺一液也。”阳明里热炽盛，必先灼伤津液，且迫津外泄使大量汗出，津液亏少则胃中干燥而口渴。是证虽有阴津不足，但并无停水之证，若复加有利小便作用的猪苓汤，则汗、溺俱出，阴津逾损，病情进一步加重。

3. “少阴病，下利六七日，咳而呕渴，心烦不得眠者，猪苓汤主之。”（319）

肾为水火之脏，既藏真阴，又寓元阳，其患病可从寒化，也可从热化。下利而渴，或咳，或呕，一般多见于少阴寒化证。但伴见“心烦不得眠”则明示本证属少阴病从热而化。因阴虚生热，热扰膀胱，膀胱气化不利，水湿内停，流动不居，攻窜上下，也可见“下利”“咳而呕渴”等症，故可用猪苓汤利小便以治之。

三、药物组成

猪苓（去皮）、茯苓、阿胶、滑石、泽泻各一两。

四、使用方法

古代用法：上五味，以水四升，先煮四味，取二升，去滓，内胶烊消，温服七合，日三服。

现代用法：水煎服，阿胶分两次烊化。

五、功能主治

1. 功能　利水，养阴，清热。

2. 主治　①水热互结证。②小便不利，邪热伤阴所致的发热、口渴欲饮，或心烦不寐，或兼有咳嗽、呕恶、下利，舌红苔白或微黄，脉细数。又治血淋，小便涩痛，点滴难出，小腹满痛者。

六、方歌

猪苓汤用猪茯苓，泽泻滑石阿胶并；
小便不利兼烦渴，利水养阴热亦平。

第二节　医圣论方

一、吴昆

猪苓质枯，轻情之象也，能渗上焦之湿；茯苓味甘，中宫之性也，能渗中焦之湿；泽泻味咸，润下之性也，能渗下焦之湿；滑石性寒，清肃之令也，能渗湿中之热；四物皆渗利，则又有下多亡阴之惧，故用阿胶佐之，以存津液于决渎尔。（《医方考》）

二、柯琴

五味皆润下之品，为少阴枢机之剂。猪苓、阿胶黑色通肾，理少阴之本也；茯苓、滑石白色通肺，滋少阴之源也；泽泻、阿胶咸先入肾，壮少阴之体；二苓、滑石淡渗膀胱，利少阴之用，故能升水降火，有治阴和阳，通理三焦之妙。(《伤寒论注》)

下焦阴虚而不寒，非姜、附所宜；上焦虚而非实热，非芩、连之任，故制此方。二苓不根不苗，成于太空元气，用以交合心肾，通虚无氤氲之气也。阿胶味厚，乃气血之属，是精不足者，补之以味也；泽泻气味轻清，能引水气上升；滑石体质重坠，能引火气下降，水升火降，得既济之理矣。(《伤寒附翼》)

三、许弘

五苓散中有桂、术，兼治于表也；猪苓汤中有滑石，兼治于内也……故用猪苓为君，茯苓为臣，轻淡之味，而理虚烦，行水道；泽泻为佐，而泄伏水；阿胶、滑石为使，镇下而利水道者也。(《金镜内台方议》)

四、汪绂

猪苓甘淡微苦色黑，主入膀胱渗湿行水；茯苓淡以渗湿，有白赤二色，此似宜用赤者，以渗小肠之湿，合猪苓以通阑门之关，而交际水火也，但古人多不分用；泽泻咸以泻肾，合二苓以祛下焦湿热；滑石色白入肺，甘淡渗湿，此乃决上焦之源而下之；阿胶甘咸润滑，益肺滋阴，澄清水道，此又以祛水中之浊热。此方主治阳明腑热湿壅于上下，故君滑石而佐以阿胶；阳明之热盛，故祛热为主，然滑石过燥，而阿胶以润之也。(《医林纂要探源》)

五、张秉成

二苓泽泻，分消膀胱之水，使热势下趋；滑石甘寒，内清六腑之热，外彻肌表之邪，通行上下表里之湿；恐单治其湿，以致阴愈耗而热愈炽，故加阿胶养阴息风，以存津液，又为治阴虚湿热之一法也。(《成方便读》)

第三节　类方简析

猪苓汤，由猪苓、茯苓、泽泻、滑石、阿胶五味药组成，具有利水、养阴、清热的功效，主治下焦阴虚水热互结之小便不利、口渴、发热等。其类方如下：

一、猪苓散方

原文：《金匮要略·呕吐哕下利病脉证并治第十七》：呕吐而病在膈上，后思水者，解，急与之，思水者，猪苓散主之。

组成：猪苓、茯苓、白术各等分。

用法：以上为散，饮服3g，日三服。不知可稍增。

方解：此与上方同属利尿剂，因有猪苓并亦治渴，但有白术，故治胃中停饮。呕渴而小便不利者。

注解：饮上于膈则呕吐，故谓呕吐而病在膈上。吐后胃中干则思水，此时则呕亦必解，应急与水以和其胃，若思水不已者，猪苓散主之。

辨证要点：呕渴而小便不利者。

按： 呕吐后，饮去胃中干则思水而呕止，饮多水聚则呕当复作，以是呕渴往复，无有已时。

二、泽泻汤方

原文：《金匮要略·痰饮咳嗽病脉证并治第十二》：心下有支饮，其人苦冒眩，泽泻汤主之。

组成：泽泻45g，白术18g。

用法：以水三杯煮取一杯半，分温再服。

方解：泽泻与白术虽均属利尿健胃药，但泽泻性寒，宜于热证，而白术性温，宜于寒证。泽泻较白术长于治水毒性头冒眩，今取二药合用，故治胃中有水饮、小便不利而冒眩者。

注解：心下有支饮，即胃中有水饮。谓为支饮者，以头冒眩，为水逆于上之候也，泽泻汤主之。

辨证要点：心下停饮见眩晕、小便不利者。

三、茯苓泽泻汤方

原文：《金匮要略·呕吐哕下利病脉证并治第十七》：胃反，吐而渴，欲饮水者，茯苓泽泻汤主之。

组成：茯苓24g，泽泻12g，甘草6g，桂枝6g，白术10g，生姜12g。

用法：水煎温服。

方解：既用茯苓、泽泻、白术等大量利尿药以逐水饮，又用治呕的生姜和镇冲气的桂枝，另以甘草缓其急迫，故此治胃有蓄饮呕吐、气冲、小便不利而渴欲饮水者。

注解：胃反，吐后而渴欲饮水者，茯苓泽泻汤主之。

辨证要点：呕吐、小便不利、渴欲饮水者。

四、甘草干姜茯苓白术汤方

原文：《金匮要略·五脏风寒积聚病脉证并治第十一》：肾着之病，其人身体重，腰中冷，如坐水中，形如水状，反不渴，小便自利，饮食如故，病属下焦，身劳汗出，衣里冷湿，久久得之，腰以下冷痛，腹重如带五千钱，甘姜苓术汤主之。

组成：甘草、白术各6g，干姜、茯苓各12g。

用法：水煎，温服。

方解：虽茯苓、白术并用，但方来自于甘草干姜汤，故反治小便自利。干姜重用，伍茯苓、白术反更治湿痹，此方所以治肾着而腰以下冷痛也。

注解：古人以腰属肾，湿痹在腰，故名为肾着。腰被寒湿，故其人身体重而腰中冷，如坐水中，形如水肿状，但反不渴而小便自利，与一般的水气病不同，水不在胃，故饮食如故。病在下焦，故腰以下冷痛，腹重如带五千钱。此病多由于身劳汗出、衣里冷湿而久久得之者，宜以甘姜苓术汤主之。

辨证要点：腰冷重，小便自利者。

按：以腰冷、重为辨证要点，本方于腰痛、水肿及遗尿等症均有验。

五、茯苓杏仁甘草汤方

原文：《金匮要略·胸痹心痛短气病脉证并治第九》：胸痹，胸中气塞，短气，茯苓杏仁甘草汤主之，橘枳姜汤亦主之。

组成：茯苓18g，杏仁12g，甘草6g。

用法：水煎，温服。

方解：茯苓利尿驱饮，杏仁下气定喘，甘草缓急，故此治痰饮而短气喘急、小便不利者。

注解：时方中之二陈汤，陈半夏、陈橘皮、茯苓、甘草，世皆认为治痰通剂。有以二陈汤治胸中痞塞、短气不见效者，半夏与杏仁之分也。半夏性燥，杏仁性润，燥药伤津、润物养津。半夏只可祛痰，不可用以祛湿。用燥药祛湿，津伤而湿不去；用养津药祛湿，津生则气降，气降则湿行也。湿在人身，如物受潮湿，是满布的，是浸透肉质的。痰在人身，痰自为痰，离开肉质的易医。发汗、利小便，为祛湿两大法门。然只能祛初病之湿，不能祛久病之湿。初病之湿，湿气未将肉质浸透，故可发汗利尿以祛之。若久病之湿已将肉质浸透，湿气与肉质的津液合而不分。发汗利小便，皆大伤津液。又须于发汗利尿之法中，求深细的治法。《金匮要略》曰：若发汗，大汗出，湿气不去。微微似欲汗出，湿气乃去。又曰：大便坚，小便利，桂枝附子汤去桂加白术主之。湿气与津液合而不分，必发汗而微微似欲汗出，满身潮润，不见汗流。然后湿气与津液分开，湿气乃去。大便坚小便利，湿气与津液不能分开，必须去桂枝之疏泄小便，加白术以停留津液，使大便润而不坚，小便比较减少。湿气与津液分开，湿气乃去。此深细之治法之功效，只须验之脉象。脉象调和而微小，湿气已去之脉。脉象弦细不调为湿气未去之脉。湿气之去，全赖整个运动圆而木气和。弦细之脉，整个运动未圆，木气未和也。微微似欲汗出，与小便减大便润，为整个运动圆。经验多时自知。

辨证要点：咳喘胸闷、小便不利者。

六、牡蛎泽泻散方

原文：《伤寒论》第 395 条：大病瘥后，从腰以下有水气者，牡蛎泽泻散主之。

组成：牡蛎、泽泻、蜀漆（暖水洗，去腥）、海藻（洗，去盐）、栝楼根、商陆根、葶苈子各等分。

用法：以上七味，异捣，下筛为散，饮服2g，小便利，止后服。

方解：牡蛎、栝楼根润燥止渴，余皆逐水利尿之品，故此治水肿、渴而小便不利者。

注解：伤寒病愈后，若其人从腰以下有水肿者，牡蛎泽泻散主之。

辨证要点：浮肿、小便不利而口渴者。

按：张仲景说："诸有水者，腰以下肿，当利小便，腰以上肿，当发汗乃愈。"本方为一利尿药，故亦治腰以下肿，不过，本方并不是所有腰以下肿的特效药，须适证用之乃验。

七、葵子茯苓散方

原文：《金匮要略·妇人妊娠病脉证并治第二十》：妊娠有水气，身重，小便不利，洒淅恶寒，起即头眩，葵子茯苓散主之。

组成：葵子48g，茯苓10g。

用法：上两味，杵为散，饮服2g，日三服，小便利则愈。

方解：葵子甘寒，利小便而有强壮作用，与茯苓为伍，用治妊娠有水气、小便不利者最为稳妥。

注解：妊娠由于小便不利，往往水气外溢而浮肿，组织中有水气，故身重。身如被水，洒淅恶寒，里亦有饮，故起则头眩，宜以葵子茯苓散主之。

辨证要点：妊娠浮肿者。

第二章　临床药学基础

第一节　药证与方证

猪苓汤由猪苓、茯苓、泽泻、滑石、阿胶组成。

一、茯苓

眩悸、小便不利是使用茯苓主要指征。

茯苓主治“眩悸、口渴而小便不利者”。

茯苓主治口渴及小便不利。其渴感并不严重，唯口内少津而思饮，虽饮而不多。

茯苓治疗舌体多胖大，边有齿痕，舌面较湿润。胖人舌体大，固然多茯苓证，瘦人见舌体胖大者，茯苓证更多见。舌体胖大而有齿痕，多为五苓散证、苓桂术甘汤证；舌体瘦小而有齿痕，多为半夏厚朴汤证。

茯苓与白术颇多相似之处，故仲景使用茯苓，多与白术同用。所不同之处，白术重在治渴，而茯苓重在治悸。故前人称白术能健脾生津，而茯苓则能安神利水。

二、猪苓

猪苓与茯苓均主治口渴而小便不利，其区别在于：茯苓治眩，猪苓治热淋。

仲景猪苓方仅三方，三方均有猪苓、茯苓，主治小便不利。《神农本草经》论述猪苓味甘，性平，可主痎疟，解毒，蛊疰不祥，利水道。

陈士铎认为，猪苓味苦、甘、淡，气平。猪苓是纯于下行的一味药，无毒。入肾经和膀胱经。能利水通淋，消水肿胀满，除湿利小便，功专于行水。不仅如此，还能助阳利窍，外能走皮毛之窍，并直言仲景用猪苓汤，是因为病邪不走膀胱而走皮肤，考虑到是亡阳之候，所以用猪苓者，以引火邪从皮毛而外出也。所以认为猪苓不但能引水下泄，还能引火外泄。

张志聪在《本草崇原》中对《神农本草经》的内容详加解释了一番。谓之猪苓者，气味较淡但也未必不能起阴气。因猪苓汤能通利水道，使三焦通畅，那么肾气就可以由三焦而上注于胸中，就可以缓解消渴的症状。

叶桂在《本草经解》中独到地提出，猪苓入手太阴肺经和足太阴脾经，且气味降多于升。说猪苓能治疟，是因为入太阴经而祛呕吐之湿邪。猪苓入脾肺，调节肺脾的化气，则湿邪行而疟病止。蛊疰不祥，都是由湿热之毒引起的，猪苓甘平渗利，所以也能够治疗。肺主气，主治节，肺气气化顺畅，则水道通利，所以能利水。久服则味甘补脾，脾气充足，则气血化生有源，再加上肺气顺畅，自能轻身耐老。

黄元御在《长沙药解》中认为，猪苓味甘，性平，入足少阴肾和足太阳膀胱经。既能利水，又能燥土，能泻水饮，又有消痰积的作用，上可开汗孔而祛湿气，下可清利膀胱而通淋，女子带下病及小便浑浊均可治疗，并能消鼓胀。比较猪苓和茯苓，认为猪苓利水渗湿之功，比茯苓更加快捷。指出利水药不仅仅要有利水的性能，还和本身中土肝木的条达顺畅有关。

三、泽泻

泽泻主治“冒眩而口渴、小便不利者”。

仲景用泽泻，多与白术、茯苓、猪苓合用，主治小便不利。四药的区别在于泽泻主冒眩，白术主渴，茯苓主悸，猪苓主淋。

四、滑石

主治小便不利而赤者。

《神农本草经》论述滑石味甘性寒，后世医家也大多持相同的观点。滑石主治身热，泄泻，大便黏腻不爽，女子乳汁难以产出，小便癃闭。能利小便，因性味甘寒，所以能去肠胃中积聚的湿热，六一散选用滑石、甘草六比一就是这个道理。

杜文燮在其著作《药鉴》中认为，滑石气味甘寒，无毒，性质沉降，属金性而有土性与水性的复合特点。能分利水道，行积导滞，减化食毒，逐瘀血，是降虚妄邪火的要药。并且提到滑石若与木通同用，则利小便；若与大黄同用，则利大便。

黄元御认为，滑石味苦，微寒，入足太阳膀胱经。能清利膀胱湿热，通利水道从而治疗淋证的涩痛。滑石渗泄水湿，能滑利窍隧，开凝滞郁结之热，因此擅长治疗黄疸、癃闭、淋证等疾病。

叶桂认为，滑石气寒，享冬天寒水之气，入足太阳寒水膀胱经和手太阳寒水小肠经。味甘无毒入足太阴脾经，降泄之力大，属于阴药，具有清热利湿、导热下行的作用，因此能治疗身热、肠澼。入脾经能化湿益脾，脾湿行则血能变化成乳汁。膀胱邪热壅盛则癃闭，化湿甘寒渗利，因此能治疗癃闭。

陈士铎在《本草新编》中对滑石进行了分析，认为滑石不仅有利水通淋的作用，还能“逐瘀血而解烦渴”，认为此药专攻膀胱水蓄之证，作用迅猛强烈。因此，非膀胱确有水湿停聚者的不可应用。

张锡纯在《医学衷中参西录》中独特地指出滑石的“散”性，认为滑石质地滑而软，性味凉而能散。举《神农本草经》主治之症为例，能治疗身有热，是因为滑石微微有解肌的作用，滑而能散，故能治疗胃中的积聚。同时指出滑石善通窍络，故又能治疗女子乳难。

五、阿胶

阿胶主治“血证，又以便血、子宫出血、尿血”为主。

仲景使用阿胶，必见血证。临床上，患者有以出血为主诉者，也有不以出血为主诉者，可以询问其有无出血倾向。

又其人多面色萎黄或苍白，皮肤枯焦，爪甲无血色是客观指征。

阿胶为“衄家”之专药。

阿胶始载于《本经》，谓“主心腹内崩，劳极洒洒如疟状，腰腹痛，四肢酸痛，女子下血，安胎”。可见阿胶善于治疗血证，当以出血性疾病为主，素有“补血圣药”之称，具有补血止血的作用。

赵羽皇认为，阿胶养阴，能生新祛瘀，把肾中浊水利出，又可以养肾中真阴。

邹润安的《本经疏证》则明确地指出了阿胶的主要功效是“浚血之源，洁水之流”，并说阿胶“则仗其取肺所主之皮，肾所主之水，以火煎熬，融洽成胶，恰有合于擅中火、金、水相靖生血之义，导其源而畅其流，内以充脏腑，外以行脉络也”。

认为阿胶有疏通血脉，祛瘀化浊的作用。

阿胶尚有利小便之功效，如《本草纲目》云阿胶治“水气浮肿……利小便，调大肠”。《汤液本草》言：“仲景猪苓汤用之者，滑以利水道也。”综合以上论述不难发现，阿胶作为补血良药，不仅可以用于治疗血分亏虚，尚且能使“瘀自行”，而具化瘀通利之功。

《医学衷中参西录·阳明病》曰：“用阿胶者……以助少阴之气化也。”观仲景肾气丸“纳桂附于滋阴剂中十倍之一”，亦见张氏对肾阴的重视程度，阿胶能调节少阴肾脏的气化功能。

《药征续编》云：“阿胶，后世有补血之说。然今读诸家本草，其所主治，皆是在于治瘀血也……虽然，以余观之，谓之化血而可也。何以言之？则阿胶配之猪苓、泽泻、滑石，则泻瘀血于小便；配之大黄、甘遂则下瘀血于大便；配之黄芩、黄连，则除瘀血心中烦者；配之甘草、黄柏、秦皮、白头翁，则治瘀血热利下重者；配之当归、川芎、地黄、芍药、艾叶，则止瘀血腹中疠痛者；配之白术、附子、灶心土，则治瘀血恶寒、小便不利者。”《伤寒论》中用到阿胶的处方有 3 处，《金匮要略》方中共 11 处，且主要用于血症的治疗，如《金匮要略》炙甘草汤用阿胶充养血脉，黄土汤中用于治疗脾不统血之便血。尚有治疗下痢脓血之白头翁汤，妊娠下血之胶艾汤，水血互结于血室的大黄甘遂汤等，均说明阿胶是治疗血分病变，尤其是治疗出血症的要药。

刘氏认为，阿胶作为血肉有情之品，易于吸收，有显著的补血作用，能降低血液黏稠度，扩充血容量。血容量提高，可以改善“阴虚”状况，利于血液运行，这就是所谓的“化血”作用。猪苓汤证被认为是血虚舟停的状态，补以阿胶实际就是

“增水行舟”的具体运用，也是邹氏“化源已续，斯瘀自行”之说的具体验证。

第二节　古代方证论述

一、猪苓

（一）概论

1. 性味　甘、淡，平。

2. 归经　入脾、肾、肺、膀胱经。

3. 功能主治　利尿渗湿。主小便不利，水肿胀满，脚气，泄泻，淋浊，带下。

4. 用法用量　内服：煎汤，10～15g；或入丸、散。

5. 注意事项　无水湿者忌服。

（1）《医学启源》：猪苓淡渗，大燥亡津液，无湿证勿服。

（2）《医学入门》：有湿证而肾虚者忌。

（3）《得配本草》：目昏、无湿而渴，二者禁用。

（二）复方

1. 治脉浮发热，渴欲饮水，小便不利。方用猪苓（去皮）、茯苓、泽泻、阿胶、滑石（碎）各一两。上五味以水四升，先煮四味，取二升，去滓，纳阿胶烊消，温服七合，日三服。（《伤寒论》猪苓汤）

2. 治妊娠从脚上至腹肿，小便不利，微渴引饮。方用猪苓五两，末，以熟水服方寸匕，日三服。（《子母秘录》）

3. 治痎疟不分新久。方用猪苓一两，茯苓五钱，柴胡四

钱，半夏三钱，甘草一钱，生姜三片，大枣二枚。水三碗，煎一碗，来发前服，渣再煎，发后服。(《方脉家宝》)

4. 治肠胃寒湿，濡泻无度，嗜卧不食。方用猪苓（去黑皮）半两，肉豆蔻（去壳，炮）二枚，黄柏（去粗皮，炙）一分。上三味捣罗为末，米饮和丸，如绿豆大，每服十丸，食前熟水下。(《圣济总录》猪苓丸)

5. 治子淋。方用猪苓五两。捣筛，以白汤三合，和方寸匕为一服，渐至二匕，日三夜二，尽，不瘥，宜转下之，服甘遂散。(《小品方》)

6. 治年壮气盛，梦遗白浊。方用半夏一两，猪苓一两。上半夏锉如豆大，猪苓为末。先将半夏炒令黄色，不令焦，地上去火毒半日，取半夏为末；以一半猪苓末调匀和丸，如桐子大，更用余猪苓末拌丸，使干，入油砂瓶中养之，每服四十丸，空心温酒盐汤下，于申未间冷酒下。(《济生方》猪苓丸)

7. 治呕吐而病在膈上，思水者。方用猪苓、茯苓、白术各等分。上三味，杵为散，饮服方寸匕，日三服。(《金匮要略》猪苓散)

（三）各家论述

1. 《本草衍义》　猪苓，行水之功多，久服必损肾气，昏人目。

2. 《用药珍珠囊》　猪苓，苦以泄滞，甘以助阳，淡以利窍，故能除湿利小便。

3. 《本草纲目》　开腠理，治淋肿脚气，白浊带下，妊娠子淋胎肿，小便不利……猪苓淡渗，气升而又能降，故能开腠理，利小便，与茯苓同功，但入补药不如茯苓也。

4.《本草汇言》　猪苓，渗湿气，利水道，分解阴阳之药也。此药味甘淡微苦，苦虽下降，而甘淡又能渗利走散，升而能降，降而能升，故善开腠理，分理表阳里阴之气而利小便，故前古主疟。甄氏方主伤寒温疫大热，能发汗逐邪，此分利表阳之气于外也。张氏方主腹满肿胀急痛，心中依依，疟痢瘴泻，此分利里阴之气于内也。张仲景治太阳病脉浮、发热、消渴而小便不利者，用五苓散，以止其吐；冬时寒嗽，兼寒热如疟状者，名为痰风，用五苓散以定其嗽。此三法俱重在猪苓，开达腠理，分利阴阳之妙用也。

5.《药品化义》　猪苓味淡，淡主于渗，入脾以通水道，用治水泻湿泻，通淋除湿，消水肿，疗黄疸，独此为最捷，故云与琥珀同功。但不能为主剂，助补药以实脾，领泄药以理脾，佐温药以暖脾，同凉药以清脾，凡脾虚甚者，恐泄元气，慎之。

6.《本草述》　方书有云，湿在脾胃者，必用猪苓、泽泻以分理之也。按猪苓从阳畅阴，洁古所谓升而微降者是，阳也；泽泻从阴达阳，洁古所谓沉而降者是，阴也。二味乃合为分理阴阳。

7.《长沙药解》　猪苓，渗利泄水，较之茯苓更捷。但水之为性，非土木条达，不能独行。猪苓散之利水，有白术之燥湿土也；猪苓汤之利水，有阿胶清风木也；五苓之利水，有白术之燥土，桂枝之达木也；八味之利水，有桂枝之达木，地黄之清风也；若徒求利于猪、茯、滑、泽之辈，恐难奏奇功耳。

8.《本草求真》　猪苓，凡四苓、五苓等方，并皆用此，性虽有类泽泻，同入膀胱肾经，解热除湿，行窍利水。然水消则脾必燥，水尽则气必走；泽泻虽同利水，性亦类燥，然咸性居多，尚有润存，泽虽治火，性亦损气，然润能滋阴，尚有补在。故猪必合泽泻以同用，则润燥适均，而无偏颇之患矣。至于茯苓虽属渗剂，有湿自可以去，然彼则入气而上行，此则入血而下降，且与泽泻利水消肿，治疟止痢等药，审属暑邪湿热内闭，无不借此以为宣导之需，古人已云清利小便，无若此缺，以故滋阴药中，只有泽泻，而不用及猪苓，正谓此耳。但此专司引水，津液易耗，久服多致损目。

9.《本经》 主截疟，利水道。

10.《药性论》 解伤寒温疫大热，发汗，主肿胀，满腹急痛。

11.《珍珠囊》 渗泄，止渴，又治淋肿。

12.《医学入门》 治中暑消渴。

13.《医学启源》 大燥除湿。

二、茯苓

（一）概论

1. 性味 味甘、淡，性平。

（1）《本经》：味甘，平。

（2）《医学启源》：《主治秘诀》云，性温，味淡。

2. 归经 入心、脾、肺经。

（1）《汤液本草》：白者入手太阴经、足太阳经、少阳经。

（2）《本草蒙筌》：入膀胱、肾、肺。

（3）《雷公炮制药性解》：入肺、脾、小肠三经。

（4）《本草经疏》：入手足少阴、手太阳、足太阴、足阳明经。

3. 功能主治 渗湿利水，益脾和胃，宁心安神。治小便不利，水肿胀满，痰饮咳逆，呕哕，泄泻，遗精，淋浊，惊悸，健忘。

（1）《本经》：主胸胁逆气，忧恚惊邪恐悸，心下结痛，寒热烦满，咳逆，口焦舌干，利小便。

（2）《名医别录》：止消渴好睡，大腹淋沥，膈中痰水，水肿淋结，开胸腑，调脏气，伐肾邪，长阴，益气力，保神气。

（3）《药性论》：开胃止呕逆，善安心神，主肺痿痰壅，心腹胀满，小儿惊痫，妇人热淋。

（4）《日华子本草》：补五劳七伤，开心益智，止健忘，暖腰膝，安胎。

（5）《伤寒明理论》：渗水缓脾。

（6）《医学启源》：除湿，利腰脐间血，和中益气为主。治溺黄或赤而不利。

（7）《主治秘诀》：生津导气，平火止泄，除虚热，开腠理，生津液。

（8）王好古：泻膀胱，益脾胃。治肾积奔豚。

（9）《药征》：主治悸及肉瞤筋惕，旁治头眩烦躁。

4. 用法用量　内服：煎汤，三至五钱；或入丸、散。

5. 注意事项　虚寒精滑或气虚下陷者忌服。

（1）《本草经集注》：马蔺为之使。恶白敛。畏牡蒙、地榆、雄黄、秦艽、龟甲。

（2）《药性论》：忌米醋。

（3）《医学启源》：如小便利，或数服之，则损人目。如汗多人服之，损元气。

（4）《本草经疏》：患者肾虚，小水自利或不禁或虚寒精清滑，皆不得服。

（5）《得配本草》：气虚下陷、水涸口干俱禁用。

（二）复方

1. 治太阳病，发汗后，大汗出，胃中干，烦躁不得眠，脉浮，小便不利，微热消渴者　猪苓十八铢（去皮），泽泻一两六铢，白术十八铢，茯苓十八铢，桂枝半两（去皮）。上五味，捣为散。以白饮和，服方寸匕，日三服。（《伤寒论》五苓散）

2. 治小便多、滑数不禁　白茯苓（去黑皮）、干山药（去皮，白矾水内湛过，慢火焙干）。上二味，各等分，为细末。稀米饮调服之。（《儒门事亲》）

3. 治水肿　白水（净）二钱，茯苓三钱，郁李仁（杵）一钱五分。加生姜汁煎。（《不知医必要》茯苓汤）

4. 治皮水，四肢肿，水气在皮肤中，四肢聂聂动者　防己三两，黄芪三两，桂枝三两，茯苓六两，甘草二两。上五味，以水六升，煮取二升，分温三服。（《金匮要略》防己茯苓汤）

5. 治心下有痰饮，胸胁支满目眩　茯苓四两，桂枝，白术各三两，甘草二两。上四味，以水六升，煮取三升，分温三服，小便则利。（《金匮要略》苓桂术甘汤）

6. 治卒呕吐，心下痞，膈间有水，眩悸者　半夏一升，生姜半斤，茯苓三两（一法四两）。上三味，以水七升煮取一升五合，分温再服。（《金匮要略》小半夏加茯苓汤）

7. 治飧泄洞利不止　白茯苓一两，南木香半两（纸裹炮）。上二味，为细末，煎紫苏木瓜汤调下二钱匕。（《百一选方》）

8. 治湿泻　白术一两，茯苓（去皮）七钱半。上细切，水煎一两，食前服。（《原病式》茯苓汤）

9. 治胃反吐而渴，欲饮水者　茯苓半斤，泽泻四两，甘草二两，桂枝二两，白术三两，生姜四两。上六味，以水一斗，煮取三升，纳泽泻再煮取二升半，温服八合，日三服（《金匮要略》茯苓泽泻汤）

10. 治丈夫元阳虚惫，精气不固，余沥常流，小便白浊，梦寐频泄，及妇人血海久冷，白带、白漏、白淫，下部常湿，小便如米泔，或无子息（不育） 黄蜡四两，白茯苓四两（去皮、作块，用猪苓一分，同于瓷器内煮二十余沸，出，日干，不用猪苓）。上以茯苓为末，熔黄蜡为丸，如弹子大。空心细嚼，满口生津，徐徐咽服，以小便清为度。（《局方》威喜丸）

11. 治心虚梦泄，或白浊 白茯苓末二钱。米汤调下，日二服。（《仁斋直指方》）

12. 心汗，别处无汗，独心孔一片有汗，思虑多则汗亦多，病在用心，宜养心血 以艾汤调茯苓末服之。（《证治要诀》）

13. 治下虚消渴，上盛下虚，心火炎烁，肾水枯涸，不能交济而成渴证 白茯苓一斤，黄连一斤。为末，熬天花粉作糊，丸梧桐子大。每温汤下五十丸。（《德生堂经验方》）

14. 治头风虚眩，暖腰膝，主五劳七伤 茯苓粉同曲米酿酒饮。（《本草纲目》茯苓酒）

15. 治皯 白蜜和茯苓涂上，满七日，即愈。（《补缺肘后方》）

（三）各家论述

1. 《本草经集注》 茯苓，白色者补，赤色者利。

2. 《本草衍义》 茯苓、茯神，行水之功多，益心脾不可阙也。

3. 《用药珍珠囊》 茯苓，淡能利窍，甘以助阳，除湿之圣药也。味甘平补阳，益脾逐水，生津导气。

4.《汤液本草》　茯苓，伐肾邪，小便多能止之，小便涩能利之，与车前子相似，虽利小便而不走气。酒浸与光明朱砂同用，能秘真。

5.《本草衍义补遗》　茯苓，仲景利小便多用之，此治暴新病之要药也，若阴虚者，恐未为宜。

6.《本草纲目》　茯苓，《本草》又言利小便，伐肾邪，至东垣、王海藏乃言小便多者能止，涩者能通，同朱砂能秘真元。而朱丹溪又言阴虚者不宜用，义似相反，何哉？茯苓气味淡而渗，其性上行，生津液，开腠理，滋水源而下降，利小便，故张洁古谓其属阳，浮而升，言其性也；东垣谓其为阳中之阴，降而下，言其功也。《素问》云，饮食入胃，游溢精气，上输于肺，通调水道，下输膀胱。观此，则知淡渗之药，俱皆上行而后下降，非直下行也。小便多，其源亦异。《素问》云，肺气盛则便数而欠，虚则欠咳小便遗数，心虚则少气遗溺，下焦虚则遗溺，胞移热于膀胱则遗溺，膀胱不利为癃，不约为遗，厥阴病则遗溺闭癃。所谓肺气盛者，实热也，其人必气壮脉强，宜用茯苓甘淡以渗其热，故曰，小便多者能止也。若夫肺虚、心虚、胞热、厥阴病者，皆虚热也，其人必上热下寒，脉虚而弱，法当用升阳之药，以升水降火。膀胱不约，下焦虚者，乃火投于水，水泉不藏，脱阳之症，其人必肢冷脉迟，法当用温热之药，峻补其下，交济坎离，二证皆非茯苓辈淡渗之药所可治，故曰阴虚者不宜用也。陶弘景始言茯苓赤泻、白补，李杲复分赤入丙丁，白入壬癸，此其发前人之秘者；时珍则谓茯苓、茯神，只当云赤入血分，白入气分，各从其类，如牡丹、芍药之义，不当以丙丁，壬癸分也，若以丙丁，壬癸分，则白茯神不能治心病，赤茯苓不能入膀胱矣。张元素不分赤白之说，于理欠通。

7.《本草经疏》　茯苓，其味甘平，性则无毒，入手足少阴，手太阳，足太阴、阳明经，阳中之阴也。胸胁逆气，邪在手少阴也；忧恚惊邪，皆心气不足也；恐悸者，肾志不足也；心下结痛，寒热烦满、咳逆，口焦舌干，亦手少阴受邪也。甘能补中，淡而利窍，补中则心脾实，利窍则邪热解，心脾实则忧恚惊邪自止，邪热解则心下结痛、寒热烦满、咳逆、口焦舌干自除，中焦受湿热，则口发渴，湿在脾，脾气弱则好睡，大腹者，脾土虚不能利水，故腹胀大也。淋沥者，脾受湿邪，则水道不利也。膈中痰水水肿，皆缘脾虚所致，中焦者，脾土之所治也，中焦不治，故见斯病，利水实脾，则其证自退矣。开胸腑，调脏气，伐肾邪者，何莫非利水除湿，解热散结之功也。白者入气分，赤者入血分，补心益脾，白优于赤，通利小肠，专除湿热，赤亦胜白。

8.《本草正》　茯苓，能利窍祛湿，利窍则开心益智，导浊生津；祛湿则逐水燥脾，补中健胃；祛惊痫，厚肠脏，治痰之本，助药之降。以其味有微甘，故曰补阳。但补少利多，故多服最能损目，久弱极不相宜。若以人乳拌晒，乳粉既多，补阴亦妙。

9.《药品化义》　白茯苓，味独甘淡，甘则能补，淡则能渗，甘淡属土，用补脾阴，土旺生金，兼益肺气。主治脾胃不和，泄泻腹胀，胸胁逆气，忧思烦满，胎气少安，魂魄惊跳，膈间痰气。盖甘补则脾脏受益，中气既和，则津液自生，口焦舌于烦渴亦解。又治下部湿热，淋沥水肿，便溺黄赤，腰脐不利，停蓄邪水。盖淡渗则膀胱得养，肾气既旺，则腰脐间血自利，津道流行，益肺于上源，补脾于中部，令脾肺之气从上顺下，通调水道，以输膀胱，故小便多而能止，涩而能利。

10.《本草求真》　茯苓入四君，则佐参、术以渗脾家之湿，入六味，则使泽泻以行肾邪之余，最为利水除湿要药。书曰健脾，即水去而脾自健之谓也……且水既去，则小便自开，安有癃闭之虑乎！水去则内湿已消，安有小便多见之谓乎！故水去则胸膈自宽而结痛烦满不作，水去则津液自生而口苦舌干悉去。

11.《本经疏证》　夫气以润而行，水以气而运，水停即气阻，气阻则水瘀。茯苓者，纯以气为用，故其治咸以水为事，观于仲景书，其显然可识者，如随气之阻而宣水（茯苓甘草汤）；随水之瘀而化气（五苓散）；气以水而逆，则冠以导水而下气随之（茯苓桂枝甘草大枣汤、茯苓桂枝白术甘草汤）；水以气而湧，则首以下气而导水为佐（桂枝五味甘草及诸加减汤）；水与气并壅于上，则从旁泄而虑伤无过（茯苓杏仁甘草汤、茯苓戎盐汤、茯苓泽泻汤）；气与水偕溢于外，则从内挽而防脱其阳（防己茯苓汤）；气外耗则水内迫，故为君于启阳之剂（茯苓四逆汤）；气下阻则水中停，故见功于妊娠之疴（桂枝茯苓丸、葵子茯苓散）。凡此皆起阴以从阳，布阳以化阴，使清者条畅，浊者自然退听，或从下行，或从外达，是用茯苓之旨，在补不在泄，茯苓之用，在泄不在补矣。

三、泽泻

（一）概论

1. 性味　味甘，性寒。

（1）《本经》：味甘，寒。

（2）《名医别录》：咸，无毒。

（3）《药性论》：味苦。

（4）《医学启源》：气平，味甘。

（5）《本草蒙筌》：甘酸，气寒。

2. 归经　入肾、膀胱经。

（1）《汤液本草》：入手太阳、少阴经。

（2）《本草衍义补遗》：入足太阳、少阴经。

（3）《雷公炮制药性解》：入膀胱、肾、三焦、小肠四经。

（4）《本草经疏》：入肾、脾。

3. 功能主治　利水，渗湿，泄热。治小便不利，水肿胀满，呕吐，泻痢，痰饮，脚气，淋病，尿血。

（1）《神农本草经》：主风寒湿痹，乳难，消水，养五脏，益气力，肥健。

（2）《名医别录》：补虚损五劳，除五脏痞满，起阴气，止泄精、消渴、淋沥，逐膀胱，三焦停水。

（3）《药性论》：主肾虚精自出，治五淋，利膀胱热，宣通水道。

（4）《日华子本草》：治五劳七伤，主头旋，耳虚鸣，筋骨挛缩，通小肠，止遗沥、尿血。

（5）《医学启源》：治小便淋沥，去阴间汗。

（6）《主治秘要》：其用有四，入肾经一也；去旧水、养新水二也；利小便三也；消肿疮四也。又云：渗泄止渴。

（7）《本草纲目》：泽泻，气平，味甘而淡，淡能渗泄，气味俱薄，所以利水而泄下。脾胃有湿热，则头重而目昏耳鸣，泽泻渗去其湿，则热亦随去，而土气得令，清气上行，天气明爽，故泽泻有养五脏、益气力、治头旋、聪明耳目之功，若久服，则降令太过，清气不升，真阴潜耗，安得不目昏耶？仲景地黄丸，用茯苓、泽泻者，乃取其泻膀胱之邪气，非引接也，古人用补药，必兼泻邪，邪去则补药得力，一辟一阖，此乃玄妙，后世不知此理，专一于补，所以久服必至偏胜之害也。神农书列泽泻于上品，复云久服轻身、面生光，陶、苏皆以为信然，愚窃疑之。泽泻行水泻肾，久服且不可，又安有此神功耶，其谬可知。

4. 用法用量　内服：煎汤，2～4 钱；或入丸、散。

5. 注意事项　肾虚精滑者忌服。

（1）《本草经集注》：畏海蛤、文蛤。

（2）《名医别录》：扁鹊云，多服患者眼涩。

（3）《医学入门》：凡淋、渴，水肿，肾虚所致者，不可用。

（4）《本草经疏》：患者无湿无饮而阴虚，及肾气乏绝，阳衰精自流出，肾气不固精滑，目痛，虚寒作泄等候，法咸忌之。

（5）贮藏置阴凉干燥处。

（二）复方

1. 治鼓胀水肿。方用白术、泽泻各半两。上为细末，煎服三钱，茯苓汤调下，或丸亦可，服三十丸。（《素问病机气宜保命集》白术散）

2. 治心下有支饮，其人苦冒眩。方用泽泻五两，白术二两。上二味，以水二升，煮取一升，分温服。（《金匮要略》泽泻汤）

3. 治冒暑霍乱，小便不利，头晕引饮。方用泽泻、白术、白茯苓各三钱。水一盏，姜五片，灯心十茎，煎八分，温服。

(《本草纲目》三白散)

4. 治妊娠遍身浮肿，上气喘急，大便不通，小便赤涩。方用泽泻、桑白皮（炒）、槟榔、赤茯苓各五分。姜水煎服。(《妇人良方》泽泻散)

5. 治湿热黄疸，面目身黄。方用茵陈、泽泻各一两，滑石三钱。水煎服。(备急千金要方》)

6. 治寒湿脚气，有寒热者。方用泽泻、木瓜、柴胡、苍术、猪苓、木通、萆薢各五钱。水煎服。(《外科正宗》)

7. 治小儿齁駘，膈上壅热，涎潮。方用泽泻一分，蝉衣（全者）二十一个，黄明胶手掌大一片（炙，令焦）。上为细末，每服一钱，温米汤调下，日进二服，未愈再服。(《宣明论方》泽泻散)

8. 有病身热解墮，汗出如浴，恶风少气，此为何病？岐伯曰：病名曰酒风。帝曰：治之奈何？岐伯曰：以泽泻、白术各十分，麋衔五分合，以三指撮为后饭。(《素问》)

9. 治酒风，身热解惰，汗出如浴，恶风少气。方用泽泻、白术各二两半，麋衔（锉）一两一分。上三味。捣罗为散。每服二钱匕。沸汤调食后服。(《圣济总录》泽泻散)

10. 治肾脏风生疮。方用泽泻、皂荚，水煮烂，焙干为末，炼蜜为丸，如桐子大。空心，以温酒下十五丸至二十丸。(《经验方》)

11. 治虚劳膀胱气滞，腰中重，小便淋。方用泽泻一两，牡丹三分，桂心三分，甘草三分（炙，微赤，锉），榆白皮三分（锉），白术三分，赤茯苓一两，木通一两（锉）。上药粗捣罗为散。每服三钱，以水一钟盏，煎至六分，去滓，食前温服。(《太平圣惠方》泽泻散)

12. 治五种腰痛。方用泽泻半两，桂（去粗皮）三分，白术、白茯苓（去黑皮）、甘草（炙，锉）各一两，牛膝（酒浸，切，焙）、干姜（炮）各半两，杜仲（去粗皮，锉，炒）三分。上八味，粗捣筛。每服三钱匕，水一盏，煎至七分，去滓，空心、日午、夜卧温服。（《圣济总录》泽泻汤）

（三）各家论述

1.《本草衍义》　泽泻，其功尤长于行水。张仲景曰，水蓄渴烦，小便不利，或吐或泻，五苓散主之。方用泽泻，故知其用长于行水。《本经》又引扁鹊云，多服患者眼涩，诚为行去其水。张仲景八味丸用之者，亦不过引接桂、附等归就肾经，别无他意。凡服泽泻散人，未有不小便多者；小便既多，肾气焉得复实？今人止泄精，多不敢用。

2.《医经溯洄集》　张仲景八味丸用泽泻，寇宗奭《本草衍义》云，不过接引桂、附等归就肾经，别无他意。愚谓地黄、山茱萸、白茯苓、牡丹皮皆肾经之药，固不待泽泻之接引而后至也，附子乃右肾命门之药，官桂能补下焦相火不足，亦不待乎泽泻之接引而后至矣。唯干山药虽独入手太阴经，然其功亦能强阴，且手太阴为足少阴之上原，原既有滋，流岂无益，且泽泻虽咸以泻肾，乃泻肾邪，非泻肾之本也，故五苓散用泽泻者，讵非泻肾邪乎？白茯苓亦伐肾邪，即所以补正耳。是则八味丸之用泽泻者非他，盖取其泻肾邪，养五脏，益气力，起阴气，补虚损之功。

3.《本草蒙筌》　泽泻，多服虽则目昏，暴服亦能明目，其义何也？盖味咸能泻伏水……去留垢，故明目；小便利，肾气虚，故目昏。二者不可不知。

4.《本草纲目》　泽泻，气平，味甘而淡，淡能渗泄，气味俱薄，所以利水而泄下。脾胃有湿热，则头重而目昏耳鸣，泽泻渗去其湿，则热亦随去，而土气得令，消气上行，天气明爽，故泽泻有养五脏、益气力、治头旋，聪明耳目之功，若久服则降令太过，清气不升，真阴潜耗，安得不目昏耶？仲景地黄丸，用茯苓、泽泻者，乃取其泻膀胱之邪气，非引接也，古人用补药，必兼泻邪，邪去则补药得力，一辟一阖，此乃玄妙，后世不知此理，专一于补，所以久服必至偏胜之害也。神农书列泽泻于上品，复云久服轻身、面生光，陶、苏皆以为信然，愚窃疑之。泽泻行水泻肾，久服且不可，又安有此神功耶，其谬可知。

5.《本草汇言》　方龙潭云，泽泻有固肾治水之功，然与猪苓又有不同者。盖猪苓利水，能分泄表间之邪；泽泻利水，能宣通内脏之湿。泽泻，利水之主药。利水，人皆知之矣。丹溪又谓能利膀胱、包络之火，膀胱包络有火，病癃闭结胀者。火泻则水行，行水则火降矣，水火二义，并行不悖。

6.《本草通玄》　《别录》称其止遗泄，而寇氏谓泄精者不敢用，抑何相刺谬也？盖相火妄动而遗泄者，得泽泻清之而精自藏，气虚下陷而精滑者，得泽泻降之而精愈滑矣。

7.《药品化义》　凡属泻病，小水必短数，以此（泽泻）清润肺气，通调水道，下输膀胱。主治水泻湿泻，使大便得实，则脾气自健也。因能利水道，令邪水去则真水得养，故消渴能止。又能除湿热，通淋沥，分消痞满，逐三焦蓄热停水，此为利水第一良品……若小便不通而口渴者，热在上焦气分，宜用泽泻、茯苓以清肺气，滋水之上源也。如口不渴者，热在下焦血分，则用知母、黄柏，以泻膀胱，滋水之下源也。须分别而用。

8.《本草正义》　泽泻，最善渗泄水道，专能通行小便。《本经》气味虽曰甘寒，兼以其生长水泽，因谓之寒，其实轻淡无味，甘于何有？此药功用，惟在淡则能通。《本经》称其治风寒湿痹，亦以轻能入络，淡能导湿耳，云治风寒，殊非其任。其能治乳难者，当以娩后无乳者言，此能通络渗泄，则可下乳汁。非产乳百病之通用品……其兼能滑痰化饮者，痰饮亦积水停湿为病，惟其滑利，故可消痰。总之，渗泄滑泻之药，必无补养之理。《本经》养五脏，益气力云云，已属溢美太过，而甄权竟谓可治肾虚精自出，大明且谓补女人血海，令人有子，洁古亦谓入肾经，去旧水，养新水。皆非药理之真。

四、滑石

（一）概论

1. 性味　甘、淡，寒。

2. 归经　归膀胱、肺、胃经。

3. 功能主治　利尿通淋，清热解暑，祛湿敛疮。用于热淋，石淋，尿热涩痛，暑湿烦渴，湿热水泻；外治湿疹，湿疮，痱子。用于小便不利、淋沥涩痛等，可配车前子、木通等品；用于湿热引起的水泻，可配合茯苓、薏苡仁、车前子等。对暑热病可配合生甘草、鲜藿香、鲜佩兰等；治湿温胸闷、小便短赤，可配合生薏苡仁、通草、竹叶等同用。此外，本品外用还能清热收湿，用治湿疹、痱子等，可配石膏、炉甘石、枯矾等同用。

4. 用法用量　10～20g。外用适量。

5. 注意事项　脾虚气弱，精滑及热病律伤者忌服。孕妇慎服。

（1）《本草经集注》：石韦为之使。恶曾青。

（2）《本草经疏》：患者因阴精不足、内热以致小水短少赤涩或不利，烦渴身热由于阴虚火炽水涸者，皆禁用。脾胃俱虚者，虽作泄勿服。

（3）《药品化义》：渴而小便自利者，是内津液少也；小便不利而口不渴者，是热在下焦血分也，均不宜用。且体滑，胎前亦忌之。

（4）《本经逢原》：元气下陷，小便清利及精滑者匆服。

（二）复方

1. 治身热吐痢泄泻，下痢赤白，癃闭，石淋，生津液，去留结，消蓄水，止渴宽中，除烦热心躁，腹胀痛闷，口疮，牙齿疳蚀，中暑，伤寒，疫疠。方用滑石六两，甘草一两（炙）。上为末。每服三钱，温水调下，日三服。唯孕妇不宜服，滑胎也。（《伤寒标本》六一散）

2. 治热淋，小便赤涩热痛。方用滑石四两。捣为散。每服二钱匕，煎木通汤调下，不拘时候。（《圣济总录》滑石散）

3. 治气壅，关格不通，小便淋结，脐下妨闷兼痛。方用滑石八分，研如面。以水五大合，和搅顿服。（《广利方》）

4. 治产后淋。方用滑石五两，通草、车前子、葵子各四两。上四味，治下筛。酢浆水服方寸匕，稍加至二匕。（备急千金要方》滑石散）

5. 治小便不利，茎中疼痛，少腹急痛。方用滑石、蒲黄等分。上二味，治下筛。酒服方寸匕，日三服。（备急千金要方》）

6. 治小便不利。方用滑石二分，乱发二分（烧），白鱼二分。上三味，杵为数。饮服半钱匕，日三服。(《金匮要略》滑石白鱼散)

7. 治小便不通。方用滑石末一升，以车前汁和涂脐四畔，方四寸，热即易之，冬月水和亦得。(《产乳集验方》)

8. 治黄疸，日晡所发热恶寒，少腹急，身体黄，额黑，大便溏黑，足下热，此为女劳，腹满者难治。方用滑石、石膏各等分，上二味，治下筛。以大麦粥汁服方寸匕，日三，小便极利则瘥。(备急千金要方》)

9. 治感冒久在太阳，致热蓄膀胱，小便赤涩，或因小便秘而大便滑泻，兼治湿温初得，憎寒壮热，舌苔灰色滑腻者。方用滑石一两，甘草二钱，连翘三钱，蝉蜕三钱（去足、土），生杭芍四钱。若滑泻者，甘草须加倍。(《医学衷中参西录》宣解汤)

10. 治伤寒衄血。方用滑石末，不拘多少。饭圆如桐子大。每服十圆，微嚼破，新水咽下立止，只用药末一大钱，饭少许，同嚼下亦得。老幼皆可服。(《普济本事方》滑石丸)

11. 治暴得吐逆，不下食。方用生滑石细末二钱匕。温水服，仍急以热面半盏押定。(《本草衍义》)

12. 治热毒怪病，目赤鼻胀，大喘，浑身出斑，毛发如铁，乃因中热，毒气结于下焦。方用滑石、白矾各一两，为末，作一服，水三碗，煎减半，不住饮之。(《夏子益治奇疾》)

13. 治妇人脬转，小便数日不通。方用滑石二两，寒水石二两，葵子一合。上药捣碎。以水三钟盏，煎至一盏半，去滓，食前分温二服。(《太平圣惠方》滑石散)

14. 治天泡湿热等疮。方用滑石、粉甘草（此当半用为

是）。上等分为末，搽敷。或加绿豆末，以治湿热肥疮。（《景岳全书》金黄散》）

15. 治小儿体热痱疮。方用滑石末三两，白矾灰一两，枣叶四两。上药捣罗为末。先以温浆水流疮，后取药敷之。（《太平圣惠方》滑石散）

16. 治脚趾缝烂。方用滑石一两，石膏（煅）半两，枯白矾少许研掺之，亦治阴下湿汗。（《濒湖集简方》）

17. 治伏暑烦渴引饮，小便不利心神恍惚。方用辰砂三钱，滑石六两，甘草一两。上为细末，每服三钱不拘时，白沸汤调下。（《奇效良方》辰砂益原散）

18. 六一散：滑石粉 600g，甘草 100g。以上二味，甘草粉碎成细粉，与滑石粉混匀，过筛，即得。本品为淡黄色粉末，具甘草甜味，手捻有润滑感。显微特征：不规则块片无色，层层剥落痕迹。纤维束周围薄壁细胞含草酸钙方晶，形成晶纤维。功能清暑利湿。用于感受暑湿所致的发热、身倦、口渴、泄泻、小便黄少。调服或包煎服，每次 6 ~ 9g，每日 1 ~ 2 次。外用治痱子。用法：扑撒患处。（《中华人民共和国药典》2020 年）

19. 益元散：滑石 600g，甘草 100g，朱砂 30g。以上三味，滑石、甘草粉碎成细粉；朱砂水飞成极细粉，与上述粉末配研，过筛，混匀，即得。本品为浅红色的粉末，手捻有润滑感；味甜。显微特征：不规则块片，无色，有层层剥落痕迹（滑石）；纤维束薄壁细胞含草酸钙方晶，形成晶纤维（甘草）；不规则细小颗粒暗棕红色，有光泽，边缘暗黑色（朱砂）；取本品 2g，加盐酸 1mL、三氯甲烷 15mL，加热回流 1 小时，滤液蒸干，残渣加乙醇 1mL 使溶解，作为供试品溶液；另取甘草次酸对照片，加无水乙醇制成每 1mL 含 1mg 的溶液，作为对照品溶液。

照薄层色谱法（通则0502）试验，吸取上述两种溶液各5μL，分别点于同一硅胶G薄层板上，以石油醚（30～60℃）－甲苯－乙酸乙酯－冰醋酸（10：20：7：0.5）为展开剂，展开，取出，晾干，喷以10%磷钼酸乙醇溶液，在105℃加热约5分钟。供试品色谱中，在与对照品色谱相应的位置上，显相同颜色的斑点。功能清暑利湿。用于感受暑湿，身热心烦，口渴喜饮，小便短赤。调服或煎服，每次6g，每日1～2次。(《中华人民共和国药典》2020年)

20. 碧玉散：滑石（飞）600g，青黛35g，甘草100g。以上三味，各研细粉，过60目筛。各取净粉，混匀，即得。本品为灰白色粉末，味微甘。功能清暑热，平肝火。用于暑热蕴积，烦渴引饮，肝火旺盛，小便短赤。口服，每次12g，每日1～2次，布袋包煎。(《上海市药品标准》1980年)

21. 温六散：滑石（飞）600g，干姜50g，甘草100g。以上三味，各研细粉，过60目筛。和匀，即得。本品为米黄色粉末；味微甘带辛。功能祛暑散寒，除呕止泻。用于暑月受寒，呕吐泄泻。口服，每次9g，每日1～2次，布袋包煎。(《上海市药品标准》1980年)

22. 天水散：滑石（飞）600g，甘草100g，寒水石100g。以上三味，分别研细粉，过筛，混匀，即得。本品为米黄色粉末，味微甘。功能清热解渴。用于身热烦闷，口渴引饮。口服，每次9g，每日1～2次，布袋包煎。(《上海市药品标准》1980年)

23. 鸡苏散：滑石（飞）600g，薄荷60g，甘草100g。以上三味，薄荷、甘草混合，粉碎成细粉，再与滑石粉混合，过60目筛，混匀，即得。本品为淡灰白色至淡青黄色的粉末；气微香，味微甘，有清凉感。功能清暑利湿，散风。用于外感暑风，头痛发热，小便不利。口服，每次 9 ~ 15g，每日 1 ~ 2 次，布袋包煎。(《浙江省药品标准》1983 年)

（三）各家论述

1. 《医学启源》　滑石，治前阴窍涩不利，性沉重，能泄气，上令下行，故曰滑则利窍，不比与淡渗诸药同。白者佳，捣细用。色红者服之令人淋。

2. 《汤液本草》　滑石，滑能利窍，以通水道，为至燥之剂。猪苓汤用滑石与阿胶同为滑利，以利水道。葱豉生姜同煎，去渣澄清以解利。淡味渗泄为阳，解表利小便也。若小便自利，不宜以此解之。

3. 《本草蒙筌》　滑石治渴，非实能止渴也，资其利窍，渗去湿热，则脾气中和，而渴自止尔。假如天令湿淫太过，人患小便不利而渴，正宜用此以渗泄之，渴自不生。若或无湿小便自利而渴者，则知内有燥热，燥宜滋润，苟误服用，是愈亡其津液，而渴反盛矣。

4. 《本草纲目》　滑石利窍，不独小便也，上能利毛腠之窍，下能利精溺之窍。盖甘淡之味，先入于胃，渗走经络，游溢津气，上输于肺，下通膀胱，肺主皮毛，为水之上源，膀胱司津液，气化则能出，故滑石上能发表，下利水道，为荡热燥湿之剂。发表是荡上中之热，利水道是荡中下之热；发表是燥上中之湿，利水道是燥中下之湿。热散则三焦宁而表里和，湿去则阑门通而阴阳利。刘河间之用益元散，通治表里上下诸病，盖是此意，但未发出尔。

5. 《本草经疏》　滑石，滑以利诸窍，通壅滞，下垢腻。

甘以和胃气，寒以散积热，甘寒滑利，以合其用，是为祛暑热，利水除湿，消积滞，利下窍之要药。《本经》用以主身热泄澼、女子乳难，荡胃中积聚寒热者，解足阳明胃家之热也利小便癃闭者，通膀胱利明窍也。《名医别录》通九窍津液，去结，止渴，令人利中者，湿热解则胃气和而津液自生，下窍则诸壅自泄也。丹溪用以燥湿，分水道，实大肠，化食毒、积滞，逐瘀血，解燥渴，补脾胃，降心火，偏主石淋，皆此耳。

6.《药品化义》　滑石体滑主利窍，味淡主渗热，能荡涤六腑而无克伐之弊。主治暑气烦渴，胃中积滞，便浊涩痛，女人乳汁不通，小儿痘疹发渴，皆利窍渗热之力也。如天令湿淫太过，小便癃闭，入益元散佐以朱砂，利小肠最捷。要以口作渴、小便不利两症并见，为热在上焦肺胃气分，以此利水下行，烦渴自止。

7.《医学衷中参西录》　因热小便不利者，滑石最为要药。若寒温外感诸证，上焦燥热，下焦滑泻无度，最为危险之候，可用滑石与生山药各两许，煎汤服之，则上能清热，下能止泻，莫不随手奏效。又外感大热已退而阴亏脉数不能自复者，可于大滋真阴药中少加滑石，则外感余热不至为滋补之药逗留，仍可从小便泻出，则其病必易愈。若与甘草为末服之，善治受暑及热痢；若与赭石为末服之，善治因热吐血衄血；若其人蕴有湿热，周身漫肿，心腹膨胀，小便不利者，可用滑石与土狗研为散服之，小便通利，肿胀自消；至内伤阴虚作热，宜用六味地黄汤以滋阴者，亦可加滑石以代苓、泽，则退热较速。盖滑石虽为石类，而其质甚软，无论汤剂、丸、散，皆与脾胃相宜，故可加于六味汤中以代苓、泽。其渗湿之力，原可如苓、泽行熟地之滞泥，而其性凉于苓、泽，故又善佐滋阴之品以退热也。

8.《本经》　主身热泄澼，女子乳难，癃闭，利小便，荡胃中积聚寒热，益精气。

9.《名医别录》　通九窍六腑津液，去留结，止渴，令人利中。

10.《药性论》　能疗五淋，主难产，除烦热心躁，偏主石淋。

11.《日华子本草》　治乳痈，利津液。

12.《本草衍义补遗》　燥湿，分水道，实大肠，化食毒，行积滞，逐凝血，解燥渴，补脾胃，降心火之要药。

13.《本草纲目》　疗黄疸，水肿脚气，吐血衄血，金疮出血，诸疮肿毒。

14.《本草通玄》　利窍除热，清三焦，凉六府，化暑气。

15.《本草再新》　清火化痰，利湿消暑，通经活血，止泻痢呕吐，消水肿火毒。

五、阿胶

（一）概论

1. 性味　甘，平。

2. 归经　入肺、肝、肾经。

3. 功能主治　补血止血，滋阴润肺。用于血虚萎黄，眩晕心悸，心烦不眠，肺燥咳嗽。

4. 用法用量　三至五钱，煎服。单用阿胶，另炖烊化后冲入药汁内服。

（二）复方

补肺阿胶汤：阿胶、马兜铃、牛蒡子、炙甘草、杏仁、糯

米。治阴虚火盛，咳嗽，气急，痰少而黏，或痰中带血，咽干或咽痛，咽红。(《小儿药证直诀》)

（三）各家论述

1.《本经》 主心腹内崩，劳极洒洒如疟状，腰腹痛，四肢酸痛，女子下血，安胎，久服轻身益气。

2.《用药法象》 止血安胎，兼除嗽痢。

3.《本草纲目》 疗吐血，衄血，血淋，尿血，肠风下痢，女人血痛血枯，经水不调，无子，崩中带下，胎前产后诸疾，男女一切风病，骨节疼痛，水气浮肿，虚劳咳嗽，喘急，肺萎唾脓血，痈疽肿毒，和血滋阴，除风润燥，化痰清肺利小便，调大肠，圣药也。

4.《本经》 主心腹内崩，劳极洒洒如疟状，腰腹痛，四肢酸痛，女子下血，安胎”

5.《本经疏证》 浚血之源，洁水之流。

6.《汤液本草》 其性滑利，仲景猪苓汤用之者，滑以利水道也。

7.《医学衷中参西录》 用阿胶者……以助少阴之气化也。

8.《药征续编》 阿胶，后世有补血之说。然今读诸家本草，其所主治，皆是在于治瘀血也……虽然，以余观之，谓之化血而可也。何以言之？则阿胶配之猪苓、泽泻、滑石，则泻瘀血于小便；配之大黄、甘遂则下瘀血于大便；配之黄芩、黄连，则除瘀血心中烦者；配之甘草、黄柏、秦皮、白头翁，则治瘀血热利下重者；配之当归、川芎、地黄、芍药、艾叶，则止瘀血腹中痛者；配之白术、附子、灶心土，则治瘀血恶寒、小便不利者。

中篇

临证新论

第三章　猪苓汤临证概论

第一节　古代临证回顾

《伤寒论·辨少阴病脉证并治》第319条曰："少阴病，下利六七日，咳而呕、渴，心烦不得眠者，猪苓汤主之。"

1. 方有执在《伤寒论条辨》中曰："下利固乃阴寒甚而水无制，六七日咳而呕渴，心烦不得眠者，水寒相搏，蓄积不行，内闷不宁也。"因少阴病多属阴寒，方有执认为本证当为少阴寒化证。其病机应为阴寒与水相搏，阴寒内盛，水失统摄，清浊不分，不能从小便排出，进一步发展为下利，水气上泛故渴，但其对于口渴、心烦等内有热象的症状，却没有详细的解释。

2. 成无己在《注解伤寒论》中曰："自利不渴者，属太阴，以其脏有寒故也。此下利呕渴，知非里寒，心烦不得眠，知协热也。与猪苓汤渗泄小便，分别水谷。"成无己仅说明了里寒并非猪苓汤证中下利的病机，而协热则是猪苓汤证中心烦不得眠的成因。成无己侧重于解释猪苓汤的应用是利小便以分别水谷，其对本证中下利的形成原因则一带而过。

3. 汪琥在《伤寒论辨证广注》中曰："盖阳明病，发热，渴欲饮水，小便不利者，乃水热相结而不行；兹则少阴病，下利，咳而呕渴，心烦不得眠者，亦水热搏结而不行也。病名虽异，而病源则同，故仲景法，同用猪苓汤主之，不过是清热利水，兼润燥滋阴之义。”认为猪苓汤在这两篇中的病机相同，都是阴虚水热互结，属异病同治，因此用猪苓汤滋阴利水，清热润燥。

4. 钱潢在《伤寒溯源集》中曰：“以下利六七日之久，邪气循经上逆，犯肺则咳，入胸则呕；下焦无火，气液不得蒸腾则渴；虚阳在上，其脉出肺络心，故心烦不得眠也。”钱潢把本证病机解释为“下焦无火，虚阳在上”，认为虚火在上扰动则咳嗽、心烦作呕，下焦无火阳虚，气化不利则口渴。

5. 沈明宗认为，本条猪苓汤的病机为“少阴风热还胃也”。试图从少阴、阳明两经的联系中研究猪苓汤证的病机。认为猪苓汤证的基本病因病机，在阳明病篇是阳明影响少阴，而本条是少阴影响阳明，总是“胃肾相关”发病。

6. 吴谦认为，该条少阴病已过六七天，下利臭秽黏腻，咳嗽，呕吐，口渴，心烦，不得眠，是少阴热饮导致的。水与热相搏，上攻于肺则咳嗽，中攻脾胃则呕吐，下攻到大肠则腹泻，热邪损耗津液导致口渴，热扰心神则烦躁不得眠，应该用猪苓汤利水滋燥，则水饮与热邪相结的症状就会痊愈。

7. 唐容川认为，本条“所得”指的是脏腑相合，在治疗时，应当脏病治腑。并认为本条口渴一症乃是肾阴不足，猪苓汤能滋阴通利膀胱，所以肾脏病治其所合的腑——膀胱，是符合“随其所得而攻之”原意的。在其著作《金匮要略浅注补正》注释本条时说：“五脏各有所合，此云病在脏者，当随其所合脏腑而攻治耳……渴系肾脏之病，而猪苓汤利膀胱，肾合膀胱故也。”

8. 《古今名医方论》曰：“仲景制猪苓一汤，以行阳明、少阴二经水热，然其旨全在益阴，不专利水。”盖伤寒在表，最忌亡阳，而里虚又患亡阴。亡阴者，亡肾中之阴与胃中之津液也。故阴虚之人，不但大便不可轻动，即小水亦忌下通，倘阴虚过于渗利，津液不致耗竭乎？方中阿胶养阴，生新祛瘀，于肾中利水，即于肾中养阴。滑石甘滑而寒，于胃中去热，亦于胃家养阴。佐以二苓之淡渗者行之，既疏浊热，而又不留其瘀壅，亦润真阴，而不苦其枯燥，源清而流有不清者乎？顾太阳利水用五苓者，以太阳职司寒水，故急加桂以温之，是暖肾以行水也。阳明、少阴之用猪苓，以二经两关津液，特用阿胶、滑石以润之，是滋养无形以行有形也。利水虽同，寒温迥别，惟明者知之。

第二节　现代临证概述

一、临证方论

1.《伤寒论汇要分析》　《伤寒论·辨少阴病脉证并治》第 319 条，是少阴热化证的变证之一，由于水热互结，水湿不化，水液不从小便排泄，而偏渗于大肠，造成下利。心烦不得眠是心阴不足、心阳有余的原因，因此在治疗上，就必须滋养阴分以清虚热，分利水气，又不伤津液，用猪苓汤正是对证。

2.《伤寒论方解》　盖伤寒表虚最忌亡阳，而里虚又患亡阴。亡阴者，亡肾中之阴与胃家之津液也。故阴虚之人，不但大便不可轻动，即小水亦忌下通。倘阴虚过于渗利，则津液反致耗竭。方中阿胶质膏，养阴而润燥。滑石性滑，去热而利水。

佐以二苓之渗泄，既疏浊热而不留其壅瘀，亦润真阴而不苦其枯燥。是利水而不伤阴之善剂也。

3.《伤寒论释义》　猪苓汤用于阳明客热津伤或少阴阴虚受邪的水热互结之证。邪客膀胱，水热互结，气化失司，小便不利；水热上逆肺胃，故咳呕；虚热上扰心神，心烦不眠；水渗大肠，故下利；余热未清，脉浮发热。乃以猪苓、茯苓等健脾淡渗利水，泽泻滑石清热利尿，阿胶滋阴养液。本方以平淡之品，清热利水而无伤阴之弊，甘平之物，滋阴润燥尚无助湿之碍，从而利尿清热阴润燥除，湿化气行，三焦通调，随症得消。

二、临证应用

1. 血尿　应用本方，膀胱热盛者加白茅根、大黄；心火盛加木通、生地、山栀；虚火所致者加黄柏、旱莲草；脾虚加党参、白术；房劳者加狗脊、益智仁、黄柏；气滞血瘀者加川楝子、白芍、琥珀粉、益母草。每日1剂，水煎分两次服。治疗血尿68例，男45例，女23例；年龄4～73岁。尿血及临床症状消失，尿液常规3次镜检红细胞均为阴性者为痊愈；肉眼血尿消失，临床症状明显改善，尿液镜检红细胞少许者为好转；尿血及症状改善不明显者为无效。结果治愈46例，好转14例，无效8例，总有效率为88.2%。

2. 尿路结石　选尿结石手术后及诊断为尿结石在观察中的患者37例，其中男24例，女13例。每日2次饭前服猪苓汤颗粒，每次2.5g，连续3个月以上。于服药前及停药后早晨空腹采取血、尿做对比检查。检查结果：服药后比服药前血清钾升高（$P<0.05$），血清钙减低（$P<0.01$），尿钠（$P<0.05$）也

减低；肝功乳酸脱氢酶升高（$P<0.01$），丙种三磷酸鸟嘌呤核苷减低（$P<0.01$）；血液气体分析，剩余碱增加（$P<0.05$）。

3. 神经性呕吐　女，神经性呕吐三月余，进食水、饭、药皆吐，输液超过两瓶即变为黏液吐出。因发现丈夫外遇而吵架，故患此疾。西医通过各种检查已排除呕吐诸因，故诊为神经性呕吐。前医多用和胃降逆之品，若丁香、柿蒂、旋覆花、代赭石、丁萸理中之类，皆不效。现症失眠，心烦，舌光红无苔，脉弦细而数。有慢性泌尿系感染，反复发作。予猪苓汤原方。嘱其丈夫陪床，每一小时喂服一勺。一周后进流食。再一周不用输液。后食西红柿复发，仍用此方，服一周而愈。

4. 急慢性泌尿系感染　邓氏用加味猪苓汤治疗泌尿系感染100例的大数据报道中，发现治疗组和对照组的总有效率是无明显差异的。但二者的副作用、复发率却有着明显的差异。说明猪苓汤对泌尿系统感染的康复有明显的促进作用，并且毒副作用小。赵氏用猪苓汤加味治疗64例泌尿系统感染，此类感染反复发作，缠绵难愈，经过中药治疗总有效率高达62.2%，对照组的为70.0%，明显高于对照组。官裕幸用猪苓汤加味来治疗老年菌尿为主的患者中，这类患者无症状性菌尿为主要表现，发现用此方治疗的患者，尿路不适不仅得到改善，老年患者的体质也有提高，机体免疫力得到增强。金氏以加味猪苓汤治疗慢性肾盂肾炎44例，痊愈42例，有效率达到95.5%。岳美中用猪苓汤原方治疗慢性肾盂肾炎，疗效显著。谢氏等用猪苓汤加栀子、黄柏等治疗急性肾盂肾炎，疗效显著，治疗组比对照组有明显的改善，症状体征恢复得更快，相比于对照组不良反应较少。

5. 慢性肾炎　刘氏等用猪苓汤加减治疗慢性肾炎52例，

其中12例基本治愈，27例有着明显的疗效，10例临床好转，总有效率达94.2%。任氏等用自拟的加味猪苓汤治疗慢性肾炎34例，有3例患者血尿氮降至正常范围内；血尿酸患者5例，经治疗降至正常值；血肌酐升高的患者7例，治疗后，其中降至正常者5例，2例患者的血肌酐有一定程度的下降；高血压患者6例，治疗后血压平稳；血脂高的患者2例，治疗后甘油三酯、血胆固醇均恢复正常。

6. *尿路系统结石*　栗田孝等对1369例对原发性的尿路结石症患者，采用猪苓汤加芍药甘草汤的复方合剂进行排石，研究该方的排石效果，发现排石率达75%，并与西医用排石促进剂和镇痛剂的治疗方式相对比，发现猪苓汤加味的排石效果并不弱于西医疗法，还更有优势，并且副作用也更小。卢氏等用猪苓汤合用芍药甘草汤治疗50例泌尿系统结石，其中47例有效，3例无效，有效率94%。吴氏通过猪苓汤加味治疗20例泌尿系结石，18例有效，有效率90%。另外，王氏等在研究猪苓汤对肾结石形成的抑制机制时，发现猪苓汤对尿钙的增加有抑制作用，从而降低结石形成的概率。

7. *乳糜尿*　袁氏用猪苓汤加味治疗26例乳糜尿，治愈9例，有效14例，无效3例，总有效率88.5%。王氏等用猪苓汤加利尿通淋、清热解毒药等治疗10例乳糜尿，总有效率100%，疗效显著。

8. *肝硬化腹水*　王氏用猪苓汤治疗23例肝硬化腹水，其中22例接受全部疗程治疗，取得显著疗效率100%，患者24小时尿量的排出量都变化显著。洪氏等用加减猪苓汤来治疗60例肝硬化腹水，治疗组30例中9例有明显疗效，16例有效果，总有效率达83.3%，高于对照组的总有效率。

9. 尿道综合征　李氏用猪苓汤治疗淋病及非淋菌性尿道炎后尿道综合征36例。根据患者情况加减，其中临床症状完全消失，达到痊愈标准的有18例，总有效率高达91.7%

10. 小儿急性腹泻　张氏等用猪苓汤加味来治疗阴虚型小儿急性腹泻，对384例患儿随机分为治疗组和对照组。对照组给予西医西药等常规的对症治疗。治疗组在常规治疗的基础上，加用猪苓汤加味方。结果治疗组在3天内的治愈率为80%，总有效率达94%（$P>0.01$）；对照组的分别为65%和46%（$P>0.01$）。说明在原有治疗的基础上加用猪苓汤加味方治疗阴虚型小儿腹泻具有明显的疗效。

11. 尿路感染　马某，男，79岁。2013年6月27日初诊。主诉肉眼血尿3天，并伴有尿道刺痛、腰痛。无尿频、尿急、发热、恶寒、恶心、呕吐、水肿、高血压等症。既往患有帕金森病、心脏瓣膜轻度返流。查尿常规示：白细胞（+），潜血（+），余无异常。泌尿系B超示前列腺钙化斑，余无明显异常。膀胱镜检查：考虑膀胱炎。患者拒服抗生素，遂就诊于本院。刻诊：肉眼血尿，尿痛，腰痛，双下肢湿疹，胃脘部胀满不适，食欲不佳，大便秘结（自服麻仁软胶囊大便日一行，偏干），睡眠差，入睡困难，口干欲饮，舌红，苔黄厚腻，脉滑。予猪苓汤加味：猪苓9g，茯苓12g，泽泻12g，滑石15g（包煎），阿胶9g（烊化），白茅根15g，小蓟9g，藕节9g，墨旱莲15g，生地黄12g，天冬9g，酸枣仁20g，肉桂1g。服1剂后，小便血止，连服两周，以上诸症均有所减轻，查尿常规已恢复正常。继以原方去滑石、小蓟、藕节又服用10余剂，身体已无明显不适。

本病属中医学“淋证”范畴，患者素体阴虚，并兼有湿热，湿热下注膀胱，阴虚有热，灼伤血络，迫血妄行，以致小便涩痛出血。选药宜用清热利湿，养阴止血之品。猪苓汤证的病机是津伤有热，水气不利。方中猪苓、茯苓甘淡渗泄以利水，泽泻利湿兼泻肾火与膀胱之热，滑石清热利湿，阿胶为血肉有情之品，咸寒润下，育阴清热。恰与本案证候相符，再于原方基础上酌加清热凉血止血之药，患者服药后湿去热清，阴复血止，遂病痊愈。

第四章　猪苓汤临证思维

第一节　临证要点

一、猪苓汤证之辨析要点

1. 小便不利　是猪苓汤证必有的症状。人体尿液产生后，当贮存达到一定量时，在肾与膀胱之气的推动作用下排出体外。故小便不利实际上反映了肾主水功能的失常。阳明里热之邪或少阴阴虚所生热邪客于下焦，影响膀胱气化功能，则“小便不利”。又猪苓汤虽利水、清热、滋阴三法并举，但以利水为主。因此，“小便不利”应为其必有之症，并可作为猪苓汤证的辨证眼目。

2. 发热、口渴　是里热证的特征性症状。阳明热邪炽盛，充斥内外，故不恶寒，反恶热，或少阴阴虚生热，见“发热”之象。在《伤寒论》阳明病篇及少阴病篇，猪苓汤证皆有“渴”的表现，其产生有两个原因：一是邪热蟠灼，阴津不足；二是水气不利或阴液虚乏，津不上承。由于水湿内停，所以猪苓汤证“口渴”多表现为渴不欲饮，或欲饮而饮水不多，这明显区别于白虎汤证之大渴引饮。

3. 脉浮　多见于太阳表证。联系原文221条“脉浮而紧”，白虎汤证误用下法，虽属误治，但荡除肠胃却在一定程度上减轻或缓解了阳明无形邪热之结聚，里热一散，则脉之紧象随之而去，仅现浮象。当然此浮象并非病邪由里出表之佳兆，需与其他证候表现相参。所以，“脉浮”不能作为猪苓汤证的主症。

4. 心烦不得眠　是少阴热化证的标志性症状。心居上焦，属阳、属火；肾居下焦，属阴、属水。正常情况下，心火下降可温肾水，肾水上升可济心火，使得心肾相交，水火既济。若肾阴亏虚，不能上济心火，心火无所制则亢，亢则害，邪热扰神，心神不宁，故“心烦不得眠”。本证侧重反映少阴病阴虚内热的病机，以之可区别于少阴寒化证。

5. 下利　在少阴病中，多见于寒化证。但肾之气化功能有赖肾之阴阳两方面的协调平衡，肾阴亏虚，亦可使肾主水功能失常，膀胱气化不利，水湿内停，水湿下渗大肠，胃肠升降传导失职，清浊交混，故见“下利”。下利不止，津液亏耗，可进一步加重肾阴虚损而形成恶性循环。“下利”与“小便不利”并见，充分反映了肾“开窍于二阴”而司二便方面的改变，但“下利”并不能作为猪苓汤证的必有症，若出现则表明病情较为严重。

6. 咳、呕　属于肺、胃病变范畴。这与足少阴肾的经脉循行密切相关，也反映了猪苓汤证“胃肾相关”“肺肾相连”的病理变化。气化失常，水湿内停，不得输布，上逆于肺，肺气不利，则为咳逆；水湿中攻于胃，胃失和降，气逆上冲，则为呕逆。很显然，“咳”“呕”亦为人体水液代谢失常后的或有见症，并非猪苓汤证的必有症。

综上所述，《伤寒论》猪苓汤证的主要病机为热蕴下焦，气化失司，水湿内停。临床应用以“小便不利”“发热”“口渴”及“心烦不得眠”为辨证要点。

二、猪苓汤证之阴虚水停

中医学之阴理应包括津血，而津血与机体水液代谢密不可分，猪苓汤证的水停与阴血相关。

肾主水液代谢，猪苓汤证与肾的气化功能失常有关，如沈明宗《沈注金匮要略》即认为猪苓汤是阳明涉及少阴，或少阴涉及阳明，“胃肾相关”而发病。而唐容川在《血证论》中道：“肾者水脏，化生元气……阴虚不能化水，则小便不利，阳虚不能化水，小便亦不利也。”指出肾阴虚亦可导致小便不利。其实肾气的化生是肾阴肾阳共同作用的结果，肾阴是肾气化生的物质基础，肾阴不足，即无源可化，同样会导致水停，所以猪苓汤亦出现于少阴病篇中，与阳明病篇对比而言病机亦属相同。故《医学衷中参西录·阳明病》曰：“用阿胶者……以助少阴之气化也。”观仲景肾气丸“纳桂、附于滋阴剂中十倍之一”，亦见对肾阴的重视程度。赵羽皇曰：“仲景制猪苓一汤，以行阳明、少阴二经水热。然其旨全在益阴，不专利水。”说明肾阴虚在猪苓汤证中占有重要地位。方中阿胶最善“补血润液”（《本草思辨录》），提示此处之阴虚更侧重于血分不足，与熟地黄、枸杞子等善治精血亏虚略有不同。但养阴与利水是矛盾的，前代医家就有“补阴不利水，利水不补阴”的说法，猪苓汤养阴与利水的协同性也从侧面揭示了阴虚与水停之间在发病和治疗上有着相通的病理基础。《血证论·阴阳水火气血论》即讲“阴分之血液不足，则津液不下而病气”“血虚则精竭水结”，很好地说明了二者病理上的相关性。猪苓汤之阴虚与水停并非简单并列，而是有深刻的内在联系。仲景正是基于这样的病机认识，才创造性地以利水养阴血并举，开后世滋阴利水之先河。

三、猪苓汤证之水血同治

《血证论》中说："血病不离乎水，水病不离乎血。"津血同源互化，津液与阴血之间代谢异常是猪苓汤证产生的重要机制。水病可以累及血分，血病也可以影响津液输布而形成病理的水。明确水与血的密切联系，有助于帮助我们加深对猪苓汤证的理解。《金匮要略·水气病脉证并治》曰："经为血，血不利则为水……血分者，因血而病水也，水分者，水病而及血也。"即血不利与水停共存的状态。在治疗上，水血可以同治，疗血可以利水，如《素问·汤液醪醴论》"去菀陈莝"治疗水肿，还有《灵枢》"刺其血络"而治疗腹水。利水也可以通行血脉，如《金匮要略·水气病脉证并治》篇云："去水，其经自下。"治水与治血具有协同作用，猪苓汤方中阿胶是血分要药，其余四味均为利水药，仲景合而用之，亦体现了水血同治的学术思想。

四、猪苓汤中阿胶的意义

阿胶始载于《本经》，善于治疗血证，素有补血圣药之称，且寓行于补。如《药征续编》云："阿胶，后世有补血之说。然今读诸家本草，其所主治，皆是在于治瘀血也……虽然，以余观之，谓之化血而可也。何以言之？则阿胶配之猪苓、泽泻、滑石，则泻瘀血于小便；配之大黄、甘遂则下瘀血于大便；配之黄芩、黄连，则除瘀血心中烦者；配之甘草、黄柏、秦皮、白头翁，则治瘀血热利下重者；配之当归、川芎、地黄、芍药、艾叶，则止瘀血腹中痛者；配之术、附子、黄土，则治瘀血恶寒、小便不利者。”观《伤寒论》中阿胶共3见，《金匮要略》中主要用于血症的治疗。如《金匮要略》炙甘草汤用阿胶充养血脉，黄土汤中用于治疗脾不统血之便血。治疗下痢脓血之白头翁汤，妊娠下血之胶艾汤，还有水血互结于血室的大黄甘遂汤等，均说明阿胶是治疗血疾，尤其是出血症的要药。

赵羽皇在评论猪苓汤时说：“方中阿胶养阴，生新祛瘀，于肾中利水，即于肾中养阴。”邹润安在《本经疏证》则明确地提出了阿胶的主治功效是“能浚血之源，洁水之流”，即有疏通血脉，祛瘀化浊的作用，并且说阿胶“则仗其取肺所主之皮、肾所主之水，以火煎熬，融洽成胶，恰有合于膻中火、金、水相媾生血之义，导其源而畅其流，内以充脏腑，外以行脉络也”。阿胶尚有利小便之功效，如《本草纲目》云：“阿胶治水气浮肿……利小便，调大肠。”《汤液本草》言：“仲景猪苓汤用之者，滑以利水道也。”综合以上论述不难发现，阿胶作为补血良药，不仅可以用于治疗血分亏虚，而且能使“瘀自行”，具化瘀通利之功。

药理研究发现，猪苓汤对正常动物不仅无利尿作用，相反有减少尿量的作用，能减少正常实验动物尿蛋白排泄，可能是由于尿量的减少或加强肾小管对微量蛋白的重吸收功能。该方在少量水负荷条件下难以呈现利尿作用，若大剂量应用则见排尿量减少。说明了猪苓汤尚有促进水液重吸收的一面，而作为方中唯一补血药的阿胶，无疑是起到关键作用的。

阿胶作为血肉有情之品，易吸收，有显著的补血作用，能降低血黏度，扩充血容量。血容量提高，可以改善“阴虚”状况，利于血液运行，即所谓的“化血”作用。血虚舟停状态下的猪苓汤证，补以阿胶实际就是“增水行舟”的具体运用，也是邹氏“化源已续，斯瘀自行”之说的具体验证。

第二节　与类方的鉴别要点

一、泽泻汤

1. 原文　《金匮要略·痰饮咳嗽病脉证并治第十二》：“心下有支饮，其人苦冒眩，泽泻汤主之。”

2. 组成　泽泻五两，白术二两。

3. 病因病机　泽泻汤在《金匮要略》中用于治疗心下支饮。其病机主要为清阳不升，浊阴不降，饮邪上犯。如《金匮要略心典》言：“水饮之邪上乘清阳之位，则为冒眩。”《金匮要略方义》云：“此方所治之冒眩，乃水饮停于中焦，浊阴上冒，清阳被遏所致。”《金匮要略直解》言：“支饮留于心膈，则上焦之气浊而不清，清阳不能走于头目，故其人苦眩冒也。”刘渡舟亦云头目昏冒是脾胃虚弱，不能运化水湿，饮邪停于心下，上乘清阳之位所导致。

4. 临床表现　原方云“苦冒眩”为主要临床表观。《类聚方广义》中记载：“支饮眩冒症，其剧者，昏昏摇摇，如居暗室，如居舟中，如步雾里，如升空中，居屋床褥，如回转而走，虽瞑目敛神，亦复然。”《金匮要略心典》云：“冒者，昏冒而神不清，如有物冒蔽之也。眩者，目眩转而乍见玄黑也。”刘渡舟言其头目冒眩之苦有莫可言状之义，它异于普通的头目眩晕症状，而是终日昏昏若处云雾之中，或头沉如戴铁盔等。此外，这种冒眩的脉象或弦或沉，或者沉弦共见。其面色或见黧黑，或呈青黯，或色黄而晦黯，舌体往往特别肥大，临床还可见头痛、头重、耳鸣、鼻塞等其他症状。

5. 方义解析　《本草纲目》云："泽泻，气平，味甘而淡，淡能渗泄，气味俱薄，所以利水而泄下。脾胃有湿热，则头重而目昏耳鸣，泽泻渗祛其湿，则热亦随去，而土气得令，清气上行，天气明爽，故泽泻有养五脏、益气力、治头旋、聪明耳目之功。"《医学衷中参西录》云："白术，性温而燥，气香不窜，味苦微甘微辛，善健脾胃，消痰水，止泄泻，治脾虚作胀，脾湿作渴，脾弱四肢运动无力，甚或作疼。与凉润药同用，又善补肺；与升散药同用，又善调肝；与镇安药同用，又善养心；与滋阴药同用，又善补肾。为其具土德之全，为后天资生之要药，故能于金、木、水、火四脏，皆能有所补益也。"清人林丰礼言"泽泻气味甘寒，生于水中，得水阴之气，而能制水；一茎直上，能从下而上，同气相求，领水饮之气从下走。然犹恐水气下而复上，故用白术之甘温，崇土制水者以堵之，犹治水者必筑堤防也。"原方中重用泽泻五两，利水渗湿，引水从下排出，以治其标；白术二两，健脾行水，使痰饮不得生，以治其本。两药相伍，一重在祛湿，使已停之饮有所出路；一重在健脾，使水湿得以正常运化。共制痰饮上犯清窍，从而使清阳得升，浊阴得降，水液代谢正常，眩晕得止。

6. 饮食禁忌　唐代《新修本草》载"有术，勿食桃、李及雀肉、胡荽、大蒜、青鱼鲜等物"，其后《外台秘要》中载"深师疗心下有支饮，其人喜眩（一作'苦冒'），泽泻汤"，方后注"忌桃李雀肉等"。古籍中的饮食禁忌现研究较少，尚无法明确其合理性。有研究总结目前食物相克研究多为个案报道，动物实验及人群试食研究均未见明显不良反应。

7. 临床应用

（1）古代运用：一是用治《金匮要略》所主之“支饮”病。如晋代《肘后备急方》中以白术三两，泽泻五两治“心下有水”。宋代《太平圣惠方》中以白术一两、泽泻二两、半夏一两捣筛为散，每服三钱。入生姜半分，水煎服，用治“心下有水不散，是胸中痰饮，不能下食”。清代《罗氏会约医镜》用原方治疗“咳逆，喘促不得卧，其形如肿”之支饮。二是取其利水健脾之用。如《素问病机气宜保命集》中以白术、泽泻各半两治疗水湿肿胀，更名“白术散”。《证治汇补》用原方治疗“饮水太过，胃肠不能传送”。《医灯续焰》载有白术散：以白术、泽泻等分为末，煎服三钱，治疗水胀病治疗后“觉腹下再肿”者。三是延续泽泻汤原方所主之病机，加以扩大应用。如清代《医灯续焰》中以泽泻汤为祛湿之剂，并用之治疗“胸中痞结，坚大如盘，下则小便不利”。清代《辨证录》以术桂加泽泻汤（白术一两，泽泻三钱，肉桂五分）治疗“火盛则水不能化，而水反转入于肾之中”引起的“腰痛，日重夜轻，小水艰涩，饮食如故者”。此方从泽泻“利膀胱之水”“白术以利腰脐之气，使膀胱与肾气内外相通。又得肉桂之气，尤易引肾气而外达于小肠，从阴器而尽泄，腰痛有不速愈哉”。此方从源流上来说，乃是从书中术桂汤（一方白术三两，肉桂三分，另方白术二两，肉桂一钱）衍生。其书另有术桂干姜汤、参术桂附加熟地汤、术桂豆苓汤、术桂加防豨汤、加味术桂汤、术桂草玄丹等，其方皆以肉桂“温命门之火”“祛膀胱之寒”，白术利水、利腰脐之气，但术桂加泽泻汤治疗思路与泽泻汤相合，故列于此。

（2）现代运用：目前临床上多运用原方或在原方的基础上

加味，治疗如梅尼埃综合征、良性阵发性位置性眩晕、椎－基底动脉供血不足等眩晕病以及高血压、高脂血症、中耳炎等疾病。究其原因主要是随着当前人们生活方式的改变，过量摄取肥甘厚味，故而脾胃受损，脾虚失运，湿浊内生，上蒙清窍，引起一系列眩晕相关的疾病及血压、血脂的异常升高。由于泽泻汤具有渗利水饮、健脾和胃之功，故临床多用于此类病的治疗。亦可用治头痛、怔忡、喜唾、体虚感冒等多种病证。

8. 治疗

（1）眩晕病的治疗：范喜军等运用泽泻汤原方（泽泻∶白术＝5∶2）治疗72例辨证为痰浊中阻型梅尼埃综合征患者，结果治愈51例，好转17例，无效4例，总有效率为94.4%。彭墩运用泽泻汤（泽泻、白术各60g）治疗内耳眩晕病92例，治疗结果临床近期治愈51例，显效33例，无效8例，总有效率91.3%。且服药期间未发现其副作用。安平祥等用泽泻汤加味（泽泻、白术、天麻、半夏、陈皮、茯苓等）治疗梅尼埃综合征，发现泽泻汤加味治疗组疗效优于西药对照组，不良反应小。谢小晓运用泽泻汤（泽泻、白术、茯苓、法半夏、陈皮、生姜）联合手法复位治疗良性阵发性位置性眩晕137例，结论为泽泻汤联合手法复位治疗安全有效，能明显缩短病程，减少复发。胡自敏以泽泻汤为基本方（泽泻30g，焦白术15g）加味治疗椎－基底动脉供血不足性眩晕106例，结果总有效率为100%。李方运用泽泻汤（泽泻30g，白术20g，随症加味）治疗痰浊中阻型椎－基底动脉供血不足性眩晕，对照组给予氟桂利嗪治疗，结果治疗组疗效优于对照组，平均血流速度治疗组改善优于对照组。

（2）高血压病的治疗：陈利群将120例超重或肥胖、辨证为痰湿壅盛型的高血压病患者随机分为治疗组（予中药半夏白术天麻汤合泽泻汤加味加氯沙坦）与对照组（予氯沙坦）各60例，治疗12周。结果治疗组患者体重指数降低，收缩压、舒张压明显下降，与西药对照组比较有显著性差异。熊兴江等认为泽泻汤是治疗高血压病水饮内停证的常用经方，头重如戴帽状，头目昏眩，甚至伴有恶心呕吐为其关键指征。

（3）高脂血症的治疗：吕少锋等将194例患者随机分为2组。观察组以中药方泽泻汤加味为主方治疗，对照组服必降脂治疗。结果泽泻汤加味降低血清胆固醇（TC）效果与必降脂疗效相当，而降甘油三酯（TG）效果较必降脂更为明显。赵润生等将105例患者随机分为治疗组和对照组，治疗组采用泽泻汤加味治疗，对照组服用血脂康胶囊治疗。结果显示治疗后血清TC、TG，高密度脂蛋白胆固醇（HDL－C），低密度脂蛋白胆固醇（LDL－C）水平与治疗前比较，两组差异均有统计学意义（$P<0.05$）或（$P<0.01$）。治疗后临床证候积分均较同组治疗前显著降低，且两组比较差异有统计学意义（$P<0.01$）。治疗组总有效率为94.55%，对照组为78.00%。两组比较差异有统计学意义（$P<0.05$）。结论为泽泻汤加味治疗痰浊阻遏型高脂血症临床疗效显著，值得推广应用。

（4）中耳炎的治疗：干祖望老先生认为卡他性中耳炎的潴留积液也是“支饮”，故泽泻汤可用于治疗初期，尤其是眩晕者。朱荣强等用泽泻汤加味（泽泻、白术、茯苓、薏苡仁、藿香等）治疗渗出性中耳炎，对照组给予抗生素、皮质激素，结果无论是在提高临床有效率，还是在降低复发率方面，治疗组均明显优于对照组。

二、茯苓泽泻汤方

1. 原文　《金匮要略·呕吐哕下利病脉证并治第十七》：胃反，吐而渴欲饮水者，茯苓泽泻汤主之。

2. 组成　茯苓半斤，泽泻四两，甘草二两，桂枝二两，白术三两，生姜四两。

3. 病因病机　茯苓泽泻汤在《金匮要略》中用于治疗胃中停水。其病机主要为脾虚失之健运，既不能为胃行其津液，又不能运化水谷精微，中焦升降失职，水饮留滞于中，胃气上逆则吐。渴欲饮水是因为水饮困阻脾阳，脾不能输津上承，同时呕吐伤津也加重了口渴，患者因渴复饮，饮邪更盛，遂成更吐更饮，呕吐反复不止之势。

4. 临床表现　茯苓泽泻汤以上冲、呕吐而渴、心下悸、小便不利为主证，兼见腹胀满或痛等，吐为不定时而吐，吐出物水饮与食物混杂，不酸、不苦、不腐臭。是方《医心方》名茯苓汤，包含苓桂术甘汤、茯苓甘草汤、泽泻汤等，故降冲利水之力亦较大。呕吐之后，腹满缓解，经时渐次，又至坚满者，可用此方，随症，加石膏或黄连治之。

5. 方义解析　方中茯苓、白术健脾利湿化痰，除已聚之痰湿；泽泻淡渗利湿而扶脾；生姜、甘草降胃止吐；桂枝通阳下气以行小便。

6. 临床应用

（1）古代运用：《外台》引《集验》茯苓小泽泻汤，即于此方，去术、姜，入半夏，共五味也，治胃反，吐而渴者。《圣济》于本方，去生姜，加干姜，名茯苓饮，又去生姜，加黄连、大黄、小麦，亦名茯苓饮。《宣明》于本方，加半夏、红皮，用干生姜为末，面糊为丸，如小豆大，生姜汤下二三十丸，日三服，治消痰逆，止咳嗽，散痞满壅塞，开坚结痛闷。《外台》消渴方中，引《千金》治消渴，阴脉绝，胃反吐食，用此方。所异者先煮小麦三升，取五升，去滓，内茯苓等，煮取二升半耳。

（2）现代运用：目前临床上多运用原方或在原方的基础上加味，治疗反胃、恶心呕吐、椎－基底动脉供血不足之眩晕、高脂血症、妊娠恶阻等。

7. 医案

（1）《成绩录》医案：藤田谦造氏曰：寡妇玉川丰者，年三十许，自冬初患腹满，渐膨大，经水不通，致冬季加以腹痛，乍休乍作，困苦殆极，乞治同藩师山奇省庵。其证腹部紧满，脉数，舌上有白苔。而腹中如癥瘕者，出没甚频，或乍横梗如臂，或乍磊砢如块，上下往来，时出时没，出则痛作，没则痛止，似大七气汤证。又，常腹中雷鸣，痛作则歇，痛止又必雷鸣，其声如倾水。口舌干燥颇甚，二便秘极，又似于已椒地黄丸证。但出没痛苦，心下最甚，频渴引饮，不论温冷，饮已则必愠愠欲吐。前医用气剂，则渴益其，用硝黄，则痛增剧，服驱蛔药，无效亦无苦害。省庵诊之，谓宜先治心下之水饮，因与茯苓泽泻汤四五日，痛减渴缓，满稍宽。又连进十五六日，小便通利，痛势减十之七八，惟小腹依然胀满。一夜忽暴泻如倾，翌朝又泻，如前两次，约下水四五升，满气顿失如忘。未几，经水亦痛利，尔后强健如前，亦奇验也。

（2）《续建殊录》医案：一禅师，平日饮食停滞，胸腹有动悸、雷鸣，呕吐而腹中痛，志气郁郁不乐。一医予附子粳米汤及半夏泻心汤，不愈。一日呕吐甚，绝谷累日，而病益加，服小半夏汤、小半夏加茯苓汤，益增疲劳，烦闷欲死。予投茯苓泽泻汤，而呕吐止，翌日啜糜粥，不过十日，而随症痊愈。

（3）阎某，女，33岁，农民，已婚。自诉1986年2月14日早晨，突感头痛如劈（左后半部），冷汗自出，手足逆冷，经肌注安痛定未效，又肌注复方氯丙嗪，熟睡后不知痛。1986年2月18日初诊，时觉头晕耳鸣，近日左耳听觉不灵，心慌心悸，纳谷不香，喜食酸味，三日来大便未下，小便如常，查血压90/56mmHg，舌质淡红体胖苔白滑，脉沉细弱。证属心阳不振，水饮阻遏，清阳不升，浊阴不降，治拟通阳化饮，选用茯苓泽泻汤加味：茯苓15g，泽泻20g，白术10g，桂枝10g，炙甘草9g，枳壳9g，黄芪15g，鲜生姜10g，日1剂，水煎分2次服，3剂。二诊：头痛、头晕，耳鸣已减，四肢已不觉冷，纳增，精神渐佳，大便日行1次，唯睡眠稍差，血压100/70mmHg，舌质淡红体胖，苔白滑，脉濡迟。前方加炒枣仁15g，煎服法同上。继服15剂，诸症消失，血压120/70mmHg，至今未复发。

按：慢性原发性低血压是西医学的病名，相当于中医学“眩晕”“心悸”“怔忡”的范畴。其病多为痰饮或血虚而致。心血之虚，亦往往由于水饮阻遏中焦，气血失去生化之源，加之水饮中阻，肝气失疏，气血升降失常，不能上荣头目，以致髓海失养而形成眩晕心悸诸症。因此我们从通阳化饮入手，选用《金匮要略》茯苓泽泻汤加黄芪、川芎为基本方，随症加减，水饮温化，阳气得升，则气血升降恢复正常，自然上荣髓海下交心肾，脾胃阳气得运则食纳增加，气血生化有源，而心血自无失养之患矣。茯苓泽泻汤用作治疗慢性原发性低血压所致的眩晕、心悸等症，不但改善症状效果明显，且恢复血压亦较理想。可能由于水饮一经温化，血液运行阻力减退，心脏功能改善，血压自然恢复。本方所讨论的慢性原发性低血压，均为中阳不振，水饮阻遏，血行不利所致。临床如为气阴两虚，心血亏损或其他原因所致，则又另当别论，本文不再赘述。

（4）林某，24岁，2005年8月11日就诊。妊娠近3月，恶心呕吐1月余，呕吐涎水、食物或胆汁，偶有冷汗出，口苦口干，饮入不舒，纳减，手足不温，腰酸，大便2～3日一解。尿检：尿酮体（＋＋）。舌淡红，苔腻滑润，脉细软。治法：温胃清肝，化饮降逆。方剂：茯苓泽泻汤合黄芩加半夏生姜汤。药物：茯苓10g，泽泻6g，甘草5g，桂枝5g，炒白术10g，生姜10片，炒黄芩6g，炒白芍10g，半夏15g，2剂。2005年9月3日复诊：服药期间恶阻好转，纳呆，口淡，口水多，偶尔呕吐涎沫或胆汁，咳嗽、有痰，尿检：尿酮体（＋）。舌稍红，苔薄白，脉细。中药守上方改生姜为4片，加杏仁10g，陈皮10g，3剂。2005年9月6日三诊：每餐进食一小碗，恶阻继续好转，口淡，咳嗽减轻，尿检：尿酮体（－）。舌稍红，苔薄白，脉细滑。方剂：茯苓泽泻汤合半夏散及汤。药物：茯苓10g，泽泻6g，炙甘草5g，桂枝6g，炒白术10g，生姜8片，半夏12g，3剂。2005年9月24日四诊：恶阻消失，纳可，外感3日，体温37.3℃，舌脉如上。治法：调气解表。方剂：香苏散加减。药物：藿香6g，苏梗10g，炙甘草6g，陈皮10g，佩兰6g，荆芥6g，蝉蜕5g，3剂。

按：茯苓泽泻汤是《金匮要略》治疗“胃反，吐而渴，欲饮水者”的方剂。其反胃系饮邪内停所致，虽吐而停饮未除，故仍渴而欲饮，水入胃阳又被遏故复吐。用茯苓泽泻汤温阳以化饮，饮去则呕可止。此案由于饮停日久化热，故合黄芩加半夏生姜汤平调寒热以降冲逆。最后饮邪渐减，热象已消，去黄芩加半夏生姜汤，投以茯苓泽泻汤合半夏散及汤，恶阻治愈。

三、甘草干姜茯苓白术汤方

1. 原文　《金匮要略·五脏风寒积聚病脉证并治第十一》：肾着之病，其人身体重，腰中冷，如坐水中，形如水状，反不渴，小便自利，饮食如故，病属下焦，身劳汗出，衣里冷湿，久久得之，腰以下冷痛，腹重如带五千钱，甘姜苓术汤主之。

2. 组成　甘草、白术各二两，干姜、茯苓各四两。

3. 病因病机　本方所治之肾着病，非肾之本脏为病，乃寒湿外袭，痹着于腰部所致。腰者，肾之府，故以“肾着”名之。此证多起于劳动汗出之后，衣里冷湿，久而久之，寒湿内侵，注于腰部，或居处湿，寒湿直接侵于腰部，以致腰以下冷痛，如坐水中，腰中冷重，如带五千钱。邪着于肌里，未伤及脏腑，故小便自利，饮食如故。根据以上病机，邪虽外受，但无表证，且时日已久，非外散可解，当温中胜湿，使寒湿之邪，温而化之。

4. 临床表现　腰部冷痛沉重，但饮食如故，口不渴，小便不利，舌淡苔白，脉沉迟或沉缓。

5. 方义解析　方中以干姜辛热，为君，温中祛寒；茯苓为臣，淡渗利湿。二者配合。一温一利，温以逐寒，利以渗湿，寒祛湿消，病本得除。佐以白术，健脾燥湿，俾脾气健运，则湿去而不得聚。使以甘草，调和脾胃，而理中州。

6. 方论选录

（1）《医方考》：肾着于湿，腰冷如冰，若有物者，此方主之。肾主水，脾主湿，湿胜则流，必归于坎者，势也，故曰肾着。腰为肾之府，湿为阴之气，故令腰冷如冰；若有物者，实邪着之也。干姜，辛热之物，辛得金之燥，热得阳之令，燥能胜湿，阳能曝湿，故象而用之；白术、甘草，甘温之品也，甘得土之味，温得土之气，土胜可以制湿，故用以佐之；白茯苓甘淡之品也，甘则益土以防水，淡则开其窍而利之，此围师必缺之义也。

（2）《金匮要略心典》：其病不在肾之中脏，而在肾之外府，故其治法不在温肾以散寒，而在燠土以胜水。甘、姜、苓、术，辛温甘淡，本非肾药，名肾着者。原其病也。

（3）汪昂《医方集解·利湿之剂》：此足少阴、太阳药也。干姜辛热以燥湿，白术苦温以胜湿，茯苓甘淡以渗浊，甘草甘平和中而补土。此肾病，而皆用脾药，益土正所以制水也。

注解：古人以腰属肾，湿痹在腰，故名为肾着。腰被寒湿，故其人身体重而腰中冷，如坐水中，形如水肿状，但反不渴而小便自利，与一般的水气病不同。水不在胃，故饮食如故。病在下焦，故腰以下冷痛，腹重如带五千钱。此病多由于身劳汗出、衣里冷湿而久久得之者，宜以甘姜苓术汤主之。

7. 临床应用　临证除腰中冷重疼痛之外，当有口不渴，舌苔白，脉沉缓或沉迟见证。以腰重冷痛，苔白不渴，脉沉迟或迟缓为辨证要点。临床常用于治疗主肾着，寒湿下侵，身重，腰以下冷重而痛，饮食如故，口不渴，小便自利，胞痹，小便不利，鼻出清涕者，呕吐腹泻，妊娠下肢浮肿，或老年人小便失禁，男女遗尿，妇女年久腰冷带下等，属脾阳不足而有寒湿者。亦用于治疗浅表性胃炎、十二指肠溃疡、寒性关节痛、阳痿等病。

8. 医案

（1）陈某，男，现年38岁，因婚后8年不育3年余，于2006年8月28日就诊。患者婚后性生活正常，夫妻同期5年未采用避孕措施，女方多次妇科检查正常，但一直未怀孕。近3年来，劳事后，身劳汗出，会阴冷湿伴腰部酸沉冷痛，小便自利，查舌质黯淡，苔白，脉沉迟。体检：阴茎、睾丸、生殖系统发育正常。查性激素水平正常。抗精子抗体阳性，精子成活率20%，其余正常。诊断：不育症。治则：温补脾肾，祛湿通络。方药：甘草15g，白术15g，干姜30g，茯苓30g，肉苁蓉21g，淫羊藿30g，菟丝子30g，鹿角胶12g，水煎服，每日1剂。服用上方15剂后，患者自觉腰部及会阴部湿冷症状减轻，继续服15剂，不良症状明显改善。连用3个月后，精液分析检查正常。禁酒、辛辣食物。半年后随访，告知其妻已经怀孕。

按：男性不育症的病因较为复杂，寒湿凝滞型在临床较为多见，生殖系统无明显器质性病变所致者适用于中医辨证治疗。本组病例均属脾肾阳虚，寒湿凝滞所致。故选用《金匮要略》中干姜茯术汤。治肾着之方顺应其病因，取培土制水之法，药以茯苓、干姜渗湿祛寒，白术、甘草扶土渗湿，补脾制水，配菟丝子、肉苁蓉、淫羊藿、鹿角胶对于精子凝集、抗精子抗体阳性或其他免疫学实验阳性者，均提示不育存在免疫学原因，免疫性不育也可用以上活血补肾药物治疗，取得满意效果。

（2）滕某，女，71岁，初诊日期：1990年5月29日。左大腿外侧沉重、麻木3年余，时针刺样疼痛，站久则左下肢颤抖。口干，饮少，尿多，大便干，数日一次。舌质紫暗、苔白厚滑润，脉沉细。辨证：阴血不足，湿邪下注，经络瘀阻。治则：养血祛湿通络。方药：桃红四物合三妙丸加减：熟地黄

26g，当归12g，赤芍12g，川芎10g，桃仁15g，红花10g，地龙15g，鸡血藤30g，怀牛膝30g，黄柏10g，苍术10g，生黄芪15g，丝瓜络10g，杜仲20g，王不留行10g，生甘草6g，7剂。二诊、三诊均未见效。四诊（1990年6月20日）：药后诸症如前，夜寐多梦，舌质黯红，苔薄白而润，脉细缓。辨证：寒湿下注，肝阴血虚，经络不畅。治则：温散寒湿，养血息风，通经活络。方药：甘姜苓术汤加味。干姜10g、茯苓30g、白术15g、炙甘草10g、桂枝10g、泽泻12g、怀牛膝30g、生杜仲25g、桑寄生30g、当归10g、白芍12g、木瓜20g、天麻12g、钩藤12g、炒枣仁15g，7剂。五诊（1990年6月27日）：服药至第四剂，觉左大腿外侧沉重，麻木减轻，走路距离延长，站久亦不觉颤抖，口干及大便干燥均减。寐时多梦，舌脉如前，原方继服，7剂而愈。

按：从《金匮要略》原文所述症状来看，此方确为治疗腰中冷重。疼痛之“肾着”病而设，但从方子的作用机制分析，方中重用茯苓淡渗利湿，干姜辛温散寒，配以白术，甘草健脾以运湿。可见，方中之药主要作用于脾，脾主肌肉，寒、湿皆为阴邪，若寒湿外侵肌肉，湿邪重浊，故可出现“其人身体重”等证。寒性凝滞，致血脉凝阻则出现“冷痛”，脾主运化而恶湿，寒湿内困，必然会影响到脾的运化功能，故通过温寒、健脾、利湿来治疗某部位沉重、疼痛之症。由此可见，凡是由寒湿外侵肌肉而导致的人体某部出现重着、冷痛之证者，皆可以此方加减治疗，不可只限于腰部。

四、茯苓杏仁甘草汤

1. 原文　《金匮要略·胸痹心痛短气病脉证并治第九》：

胸痹，胸中气塞，短气，茯苓杏仁甘草汤主之，橘枳姜汤亦主之。

2. 方剂组成　茯苓三两，杏仁五十个，甘草一两。

3. 病因病机　上焦阳虚，水液不能充分通调，则湿气侵入肺中成为湿痰，湿痰可阻碍呼吸，造成喘息痰鸣或短气。

4. 方义解析　茯苓是渗湿利水药，主胸胁逆气、膈中痰水，能加强水液的渗利，使肺中湿气得以排除；杏仁宣肺降气祛痰，主咳逆上气，胸间停水。肺气通利则肺恢复通调的功能而水饮可消。本病的短气不是肺气虚，而是邪气实。茯苓、杏仁合用，渗利中有攻泄，排除中有布散。甘草补中和中，使邪去而正不伤，且中气足则健运有权，停水自行。故茯苓杏仁甘草汤是一首治疗胸痹轻证的方剂。

5. 方论选录

（1）《医宗金鉴》：胸痹，胸中急痛，胸痹之重者也；胸中气塞，胸痹之轻者也。胸为气海，一有其隙若阳邪干之则化火，火性气开不病痹也。若阴邪干之则化水，水性气阖，故令胸中气塞短气，不足以息，则为胸痹也。水盛气者，则息促，主以茯苓杏仁甘草汤，以利其水，水利则气顺矣。

（2）黄元御：胸痹胸中气塞，短气，是土湿胃逆，浊气阻塞，肺无降路，是以短气，肺气阻塞，则津液凝瘀而化痰涎，茯苓杏仁甘草汤中杏仁和肺气而破壅，茯苓、甘草补土而泄湿也。

（3）唐容川：短气者谓胸中先有积水停滞，而气不得通，肺主通调水道，而司气之入，水道不通则碍其呼吸之路，故短气也。当以利水气为主，水行则气通，故主茯苓以利水。

（4）《沈注金匮要略》：此痹胸中之气也，邪气阻塞胸膈，肺气不得往来流利，则胸中气塞短气。方用杏仁通调肺气，以茯苓渗导引湿下行，甘草和中，俾邪去则痹开而气不短矣。

注解：时方中之二陈汤，陈半夏、陈橘皮、茯苓、甘草，世皆认为治痰通剂。有以二陈汤治胸中痞塞短气。不见效者，半夏与杏仁之分也。半夏性燥，杏仁性润。燥药伤津，润物养津。半夏只可祛痰，不可用以祛湿。用燥药祛湿，津伤而湿不去。用养津药祛湿，津生则气降，气降则湿行也。湿在人身，如物受潮湿，是满布的，是浸透肉质的。痰在人身，痰自为痰，离开肉质的易医。发汗、利小便，为祛湿两大法门。然只能祛初病之湿，不能祛久病之湿。初病之湿，湿气未将肉质浸透。故可发汗利尿以祛之。若久病之湿，已将肉质浸透，湿气与肉质的津液合而不分。发汗、利小便，皆大伤津液。又须于发汗利尿之法中，求深细的治法。《金匮要略》曰："若发汗，大汗出，湿气不去。微微似欲汗出、湿气乃去。"又曰："大便坚，小便利，桂枝附子汤去桂加白术主之。"湿气与津液合而不分，必发汗而微微似欲汗出，满身潮润，不见汗流。然后湿气与津液分开，湿气乃去。"大便坚小便利，湿气与津液不能分开，必须去桂枝之疏泄小便，加白术以停留津液，使大便润而不坚，小便减少。湿气与津液分开，湿气乃去。此深细治法之功效，只须验之脉象。脉象调和而微小，湿气已去之脉。脉象弦细不调为湿气未去之脉。湿气之去，全赖整个运动圆而木气和。弦细之脉，整个运动未圆，木气未和也。微微似欲汗出，与小便减大便润，为整个运动圆。经验多时自知。

6. 病案

（1）胸痹证：王某，男，68 岁。患者于 1992 年 5 月 20 日因阵发性心前区闷痛一周入院，入院时还伴有心慌，喘气，胸闷，双下肢浮肿，纳差。大小便正常。查舌质淡红苔薄白，脉弦。心电图检查报告：前间壁心肌梗死。中医辨证：心脉瘀阻，痰饮阻滞。治拟活血通瘀，宣肺化饮之法。处方：茯苓、全瓜蒌各15g，杏仁、郁金、太子参各12g，甘草、当归、赤芍、白芍、桃仁、薤白各10g。服上方7付后，患者心前区疼痛缓解，心慌、喘气、胸闷等症状明显好转，心电图复查较前明显改善。随后以茯苓杏仁甘草为基础，加党参、郁金、当归、川芎各12g，全瓜蒌，五味子，丹参各10g，桂枝、陈皮各6g，调理月余，康复出院。

（2）咳喘证：王某，女，63岁。1994年9月7日入院。患者原有慢性咳喘及高血压病史10余年。因受凉后引起咳喘复发1月余，咳嗽，咳吐白色泡沫痰，胸闷气促，动则心慌，精神差。查体：血压150/105mmHg，心率84次/分，心律不齐，双肺均可闻及湿啰音，肝肋下1cm，无压痛，舌质淡红，苔白，脉微弦。全胸片报告：左上肺部感染，陈旧性结核。心电图：偶发房早，左室肥大伴劳损。中医辨证：痰湿阻肺，气机不畅，兼有痰瘀阻滞心脉之证。治拟宣肺化痰，降气解郁。处方：茯苓、丹参、蒲公英各12g，杏仁、百部、法半夏、陈皮、全瓜蒌、五味子、前胡、郁金各12g，甘草6g。服中药10天后，咳、痰、喘症明显减少，心慌、胸闷等症缓解。继以上法治疗二十余天，病情逐渐稳定，心肺体征恢复正常。

（3）水肿证：左某，男，74岁。患者原有高血压、糖尿病病史，因双下肢浮肿3月，于1994年11月8日来我院就诊。主诉双下肢浮肿，午后为甚，伴胸闷，气短，阵发性心慌，精神差，大小便尚可。西医检查后诊断为糖尿病肾病，冠心病，心功能不全。经给予扩血管，利尿，降糖药物治疗，血压正常，血糖值正常，但临床症状无明显好转。中医检查：舌质淡红，苔白微腻，脉短、尺部脉弱。中医辨证：脾肾虚弱，水湿停滞，心脉受阻。治拟健脾利水，行气解瘀。处方：茯苓、益母草、丹参各30g，猪苓、薏苡仁、大腹皮各20g，杏仁、车前子、山药各12g，甘草、白术、桂枝、陈皮各10g。服5剂后，双下肢浮肿即消，胸闷、气短、心慌等症也明显好转，精神良好。后以上方加减治疗两月余，病情稳定，情况良好。随访一年，水肿等症未见复发。

按：《金匮要略》记载：“胸痹，胸中气塞，短气，茯苓杏仁甘草汤主之，橘枳姜汤亦主之。”胸痹证应有胸痛之症，而本条则强调“胸闷，短气”，乃因饮阻气机，胸中气滞，其痛甚轻，或者不痛，故用茯苓杏仁甘草汤宣肺化饮，疏通气机。茯苓健脾利水，杏仁宣肺利气，甘草化痰饮，益心气。方后又云橘枳姜汤亦主之，提示本方证临症治疗要随机应变。案一，心脉瘀阻，内夹痰饮，故以胸痛为主，兼见胸闷，气虚，浮肿等症。案二，痰湿壅盛，饮阻心肺，故见咳嗽，气促，而伴胸闷、心慌。案三系脾肾两虚，痰饮内停，故下肢浮肿，而兼胸闷，气短，心慌。三案病证不同，但在疾病的发展过程中，却存在相同的病理机制，即痰饮阻滞，气机不畅。所以在治疗中都运用了茯苓杏仁甘草汤以宣肺化饮，疏通气机。仲景运用本方治疗胸痹轻症，临床凡见病涉心肺，内有痰饮，而见胸闷、短气，或心慌、浮肿等症者，均用茯苓杏仁甘草汤加味治疗，并常取得满意疗效。

五、牡蛎泽泻散方

1. 原文　《伤寒论·辨阴阳易差后劳复》篇第395条：大病瘥后，从腰以下有水气者，牡蛎泽泻散主之。

2. 方剂组成　牡蛎、泽泻、蜀漆（暖水洗去腥）、海藻（洗去盐）、栝楼根、商陆根、葶苈子各等分。

3. 病因病机　湿热侵袭，壅滞气机，气化不利，则小便不利或不通，或欲尿不得；湿热阻滞气机，则少腹疼痛或拒按或尿痛甚；湿热熏蒸于外，则身热；湿热下灼，则小便黄；舌红，苔黄腻，脉滑或数，均为湿热之征。

4. 方义解析　方中牡蛎软坚散结；泽泻利水通淋；蜀漆涤痰化饮；葶苈子泻肺行水；商陆根攻逐水气；海藻软坚利水；栝楼根滋养阴津。泽泻与商陆，属于相须配伍，增强攻逐水气；牡蛎与海藻，属于相使配伍，软坚散结利水；葶苈子与泽泻，属于相使配伍，清泻上下之水气；蜀漆与牡蛎，属于相使配伍，软坚涤水；栝楼根与泽泻、商陆，属于相反相畏配伍，相反者，栝楼根滋阴益阴，泽泻、商陆利水渗水，相畏者，栝楼根制约泽泻商陆利水伤阴；牡蛎与泽泻，属于相使配伍，软坚泻水。泽泻与商陆为1∶1，提示渗利与荡涤间的用量关系，以治湿热；牡蛎与海藻为1∶1，提示软坚敛阴与软坚散结间的用量关系，以治湿结；葶苈子与泽泻为1∶1，提示降泄与渗利间的用量关系，以治湿结；蜀漆与牡蛎为1∶1，提示涤痰与软坚间的用量关系，以治湿热蕴结；栝楼根与商陆、泽泻为1∶1∶1，提示敛阴益阴与渗利间的用量关系。

注解：伤寒病愈后，若其人从腰以下有水肿者，牡蛎泽泻散主之。

5. 临床运用　牡蛎泽泻散是辨治泌尿疾病如慢性肾炎、膀胱炎、尿道炎等的重要代表方，又是辨治妇科疾病如盆腔炎、子宫内膜炎、附件炎等的重要治病方，更是辨治男科疾病如前列腺炎、前列腺增生等的重要基础方，同时也是辨治各种水肿如心脏病水肿、肾脏病水肿、内分泌失调水肿等的重要选择方。

按：谓："诸有水者，腰以下肿，当利小便，腰以上肿，当发汗乃愈。"本方为一利尿药，故亦治腰以下肿，不过本方并不是所有腰以下肿的特效药，须适证用之乃验。

6. 医案

（1）李某，男，64 岁，农民。咳喘反复发作已两年，西医诊为喘息性气管炎、肺气肿、肺源性心脏病等，常因感冒加重，去冬春发作频繁，竟至卧床不起。经中西医多方调治无效，转求愚治。证见：昼夜喘咳，倚息不卧，面目全身浮肿，下肢肿甚，按之凹陷，口唇青紫，张口抬肩，痰声漉漉，胸部膨隆，腹部肿胀，心下坚满，拒按，右胁下甚，痞满不食，食则欲呕，大便七日未行，小便短赤，口黏，异臭，舌苔白腻中灰黄，有瘀象，六脉滑数，尺稍弱，查已用药物，宣肺降气，清热化痰，纳气利水诸法靡不施用，遂以牡蛎泽泻散去蜀漆佐通腑降气，活血化瘀为法：煅牡蛎 30g，泽泻 20g，酒大黄 9g，厚朴 10g，葶苈子 20g（包煎），商陆根 10g，海藻 15g（洗去咸），栝楼根 30g，桃仁 10g，丹参 50g，水煎，嘱进 3 帖，一服后即肠鸣有矢气，小便利，二服后下黑干粪数枚，顿觉气畅喘平，肿胀见减；三服尽随症大减，能平卧入睡，饮食有增，后又以本方增投五付，随症若失，改用健脾固肾药调理竟至数月未再复发，虽未能根治此病，但能拯急危于诸药不逮时，诚属不易。

按：牡蛎泽泻散为利水软坚祛痰散结之良剂，因仲景有

“从腰以下有水气者，牡蛎泽泻主之”“腰以下肿，当利小便”之训，历代医家多拘于句下，误将此方囿于病后气化失常，水湿凝聚下焦之腰以下水肿证。叶天士虽用此方治“水谷之湿热不化”，将其从水道湿聚移治谷道湿热；时贤刘渡舟虽倡此方可治肝硬化腹水（见《伤寒论解》），但究属凤毛麟角难臻全用。通过临床实践认识到，本方不但不应局限于腰以下水肿，而且对心、肝、肾、脾等多种全身性水肿，或局限性水肿，只要证属水湿郁遏，津结痰阻气机不畅者均有效。临床运用只要正气不到虚衰不支之时，概可施用，且多于常规药物效力不逮之时收异军突起之效。

文中病例为水痰结于心胸者，针对全身水津代谢言，非仅对下焦水遏说，其临床辨用要点，虽病证不尽相同，但有四点基本一致：①病机必为水阻气滞；②舌苔多白厚腻或兼黄，舌净无苔多不宜用；③小便多短黄或赤或浊；④脉象以沉为重，可兼弦、紧、迟、滑，若沉而无力，或浮大洪扎寻之无力者，懊不可与，钱天来论此方之用有，以未犯中上二焦，中气未虚，为有余之邪，脉必沉数有力之论，邪未犯中焦则未必，叶氏案乃邪犯中焦，本文肺心病乃邪犯上焦可证，但所言“中气未虚’的系金石要言：临证自当以此慎视把握，言脉沉有力则可信，但脉必沉数则不敢苟同，因此方亦可逐阴水实证，脉多沉紧迟弦，未必定见数脉，顾其药物之加减，多数实案证明，本方中之蜀漆、海藻可据证去取，但商陆多不宜去，去则利水之效几无，本方之义全失。

（2）白某，男，40 岁。多年前有列腺炎病史，近两年来症状较为明显，虽服中西药治疗，但效果不明显，近因朋友介绍前来诊治。刻诊：小便不畅伴轻微灼热，少腹胀痛，阴部潮湿，口苦，咽干，舌红，苔薄黄略腻，脉沉。辨为湿热水气证，治当清热祛湿止痛，给予牡蛎泽泻散与失笑散合方加味：牡蛎15g，泽泻15g，常山4g，葶苈子15g，商陆根15g，海藻15g，天花粉15g，桂枝12g，桃仁12g，五灵脂10g，蒲黄10g，生甘草10g，6剂，每日1剂，水煎服，分早、中、晚3服。二诊：小便通畅，灼热好转，又以前方治疗6剂。三诊：少腹胀痛止，以前方治疗6剂。四诊：阴部潮湿症状缓解，以前方6剂。之后，随病证变化加减用药治疗30余剂，随症悉除。为了巩固疗效，将前方变汤剂为散剂，每次6g，每日分3服，治疗3个月。随访1年，一切尚好。

按：前列腺炎是男科常见病、多发病且为比较难治病证之一。根据小便不畅伴轻微灼热辨为下焦有热，再根据阴部潮湿、口苦、苔薄黄略腻，辨为下焦湿热，以此辨为湿热水气证。方以牡蛎泽泻散清利湿热水气，以失笑散化瘀止痛，加桂枝温阳化气，气以化水，桃仁活血消肿。方药相互为用，共奏清热利湿止痛之功。

六、葵子茯苓散方

1. 原文　《金匮要略·妇人妊娠病脉证并治第二十》：妊娠有水气，身重，小便不利，洒淅恶寒，起即头眩，葵子茯苓散主之。

2. 方剂　葵子一斤，茯苓三两。

3. 病因病机　阴盛阳气不化，小便不利。

4. 方义解析　葵子甘、寒，利小便而有强壮作用。与茯苓为伍，用治妊娠有水气、小便不利者最为稳妥。

5. 方论选录　《金匮要略心典》：葵子、茯苓滑窍行水，水气既行，不淫肌肤，身体不重矣；不侵卫阳，不恶寒矣；不犯清道，不头眩矣。

注解：妊娠由于小便不利，往往水气外溢而浮肿，组织中有水气，故身重。身如被水，洒淅恶寒，里亦有饮，故起则头眩，宜以葵子茯苓散主之。

6. 临床运用　临床活用于急性肾炎、泌尿系结石、产后胞衣不下、腹痛、小便不通、大便难、恶露不下、缺乳、乳痈等。

7. 医案

（1）胞衣不下：蒋某，32 岁。1996 年 3 月 18 日上午 9：20，产房特邀会诊。患者系经产妇，今产后 2 时许，胞衣未能娩出，阴道出血量很少，有时甚至不见出血，腹部显觉增大，按压腹部或子宫部位，有大量血块或血液涌出，血色淡红，小腹微胀；面色㿠白，头晕心悸，神疲气短，汗出肢冷。舌质淡、苔薄白，脉虚弱而涩。处方：炒冬葵子（杵碎）、云茯苓各 30g，红参片、明附片（先煎）各 10g，炙黄芪 60g，炙甘草 6g，1 剂，煎两服。上午 11∶40 服头煎，药后自觉头晕心悸、神疲气短、汗出肢冷好转，下午 4∶30 服二煎，下午 6∶10 胞衣自下，出血量约 50mL。为善后起见，又继服 2 剂而康复。

按：胞宫乃奇恒之腑，有娩出胎儿与胞衣的生理功能。然《胎产心法》云："有因气血虚弱，产母力乏，气不转运，不能传送而停搁不下"。用葵子茯苓散化气行水、滑利窍道，在回阳、益气、救脱的红参、黄芪、甘草、明附片鼎力支持之下，取得捷效。

（2）小便不通：袁某，23 岁。1996 年 5 月 21 日诊：产后次日早晨即发现小便点滴而下，渐至闭塞不通，小腹胀急疼痛。西医拟诊为膀胱麻痹，尿路感染，经用青霉素、庆大霉素、新斯的明、乌洛托品等药，治疗5天未效，无奈放置导尿管以缓解小腹胀痛之苦。闻其语音低弱，少气懒言；观其面色少华，舌质淡、苔薄白；其脉缓弱。处方：炒冬葵子（杵碎）、云茯苓、党参各30g，黄芪60g，焦白术12g，桔梗3g。第1剂服后，小便即畅通自如，小腹亦无胀急疼痛感。3剂服完，随症悉除，一如常人。

按：《素问·灵兰秘典论》曰："膀胱者，州都之官，津液藏焉，气化则能出矣"。患者产时失血耗气过多，致肺脾气虚，不能通调水道，膀胱气化不及，故产后小便不通。取葵子茯苓散化气行水、滑利窍道；加桔梗提壶揭盖，以利通调水道；党参、白术、黄芪补益肺脾之气虚，助膀胱气化复元，故小便自通。

（3）缺乳：尹某，25岁。1996年6月8日诊：分娩1周以后，乳汁仍浓稠涩少，乳房胀硬，乳头痛，胸胁胃脘胀闷不舒，情志抑郁，食欲不振。舌质稍红、苔薄黄，脉弦数。处方：炒冬葵子（杵碎）、云茯苓、王不留行、白芍各30g，醋炒柴胡、炮山甲各10g，当归20g，青皮、陈皮各6g。药服3剂，乳下渐多，余证均减，又接服3剂，乳下如涌泉，神爽纳增。

按：《三因极一病证方论》论缺乳之因有二，其一为"有血气盛而壅闭不行者"，治则"盛当疏之"。以葵子茯苓散化气行水、滑利窍道，添柴胡、青陈皮、当归、白芍、王不留行疏理肝气、通络催乳，终至乳下如涌。

第五章　临床各论

第一节　内　科

一、心力衰竭

（一）概述

慢性心力衰竭（简称心衰）指由任何初始心肌损伤引起心脏结构或功能变化，导致心室泵血和/或充盈功能低下的一种复杂的临床综合征。

本病属于中医学的胸痹、心悸、水肿、喘证等范畴。心衰最常见的证型为气虚证，其次为血瘀证和水停证。心衰的基本病机为本虚标实证，本虚包括气虚证、阴虚证、阳虚证，而痰浊、瘀血、水湿证为兼证。依据心衰的证型不同可分为不同的治疗方法：活血化瘀法，益气养阴法，温阳利水法，“双心”疗法。

（二）辨证论治

1. 从活血化瘀治疗心衰　血瘀证贯穿心衰疾病的始终，心衰患者初期多为实证，末期多为虚实夹杂证。临床常见胸闷胸痛，心痛彻背，背痛彻心，夜间尤甚，口唇发绀，舌紫黯，脉弦涩，此乃瘀血阻滞心脉，心脉不通，不通则痛。王清任《医林改错》中的血府逐瘀汤为治疗血瘀证胸痹心痛之要方，在临床应用中取得较好疗效。该方重用活血药物红花、桃仁、赤芍、川芎、当归，配伍柴胡、枳壳宽胸理气，桔梗、牛膝一升一降活血调气。活血化瘀中药静脉制剂丹红注射液能改善慢性心衰患者的心功能。心衰末期患者，由于病程缠绵难愈，久病必瘀，瘀血日久，阻碍气机运行，终致气虚，气行则血行，气虚则血瘀，所以心衰患者末期病证多为气虚血瘀证。补阳还五汤为治疗气虚血瘀证之要方，该方也出自王清任的《医林改错》，最早被用于中风之气虚血瘀证，方中黄芪为主药，重用，黄芪补脾胃之气使气旺血行，当归补血活血，川芎、赤芍、桃仁、红花辅以活血化瘀，地龙活血通络。后世医家化裁方加味补阳还五汤可改善心力衰竭气虚血瘀证的心功能。动物实验研究证明桃仁和红花药对配伍能够降低血瘀模型大鼠全血浓度及纤维蛋白原的含量，改善血液流变，从而达到活血化瘀的功效。

2. 从益气养阴治疗心衰　心衰之气阴两虚证可见于各年龄段心衰患者，多见于心衰疾病的某个阶段，临床上常见于老年患者，这跟患者特殊体质有关。老年心衰患者因年老体衰，生理机能退化，肾精亏虚，因精血同源，肾精不化生心血，导致血虚，血虚日久则见心阴虚。心衰患者，心气不足，无法鼓动气血运行，气虚与阴虚并见，故而表现为气阴两虚证，病程日久则见气虚血瘀证，但气阴两虚证仍为心衰之主证。

临床上炙甘草汤和生脉饮常用于气阴两虚心衰患者的治疗，而且取得较好疗效。炙甘草汤出自张仲景《伤寒论》："伤寒脉结代，心动悸，炙甘草汤主之。"心气亏虚则见心动悸，阴血失养则见脉结代，该方开创了益气养阴之法，主气虚阴亏，心脉失养证。方中生地滋阴养血为君药，炙甘草、大枣、人参益气复脉，麦冬、阿胶、麻子仁滋养心阴共为臣药，生姜、桂枝温通血脉为佐药，清酒为使药，加强温通血脉之功。该方在治疗老年患者心衰方面取得较好的疗效。动物实验表明炙甘草汤可以提高大鼠缺血再灌注损伤后的左心功能，以及提高血中超氧化物歧化酶活性，具有抗氧化，保护心肌的作用。生脉饮主要由人参、麦冬、五味子三味中药组成，人参益气生津为君药，麦冬养阴生津为臣药，五味子收敛肺气为佐药，该方常作为益气养阴的基础方并在心衰治疗中起着非常重要的作用，被广泛应用于心衰气阴两虚证的患者，该方具有改善心功能，减缓心室重塑功效，较单独使用西药疗效更佳。动物实验研究表明生脉饮及其各组分提取物对心衰模型大鼠离体衰竭心脏具有正性影响作用，该物质主要与麦冬总皂苷和麦冬 - 30 有关。炙甘草汤和生脉饮两方合用能改善慢性心衰患者的心功能，降低 B 型钠尿肽（BNP）水平。文献研究表明，治疗心衰气阴两虚证多以益气养阴之炙甘草汤和生脉饮为基础方化裁而来。

3. 从温阳利水治疗心衰　心衰阳虚水泛证的病机多为心肾阳虚证，心火居于上焦，属阳，肾水居于下焦，属阴，心与肾在生理上为水火既济，病理上心阳虚与肾阳虚常常互为因果，最终导致心肾阳虚，水湿泛滥。心衰病与胸痹心痛密切相关。《金匮要略》中对于胸痹心痛辨证论治分别使用了瓜蒌薤白白酒汤、瓜蒌薤白半夏汤、枳实薤白桂枝汤，三方从温阳散寒、通阳祛痰、理气宽胸治疗胸痹，其总的病机为阳微阴弦，即上焦阳虚，下焦阴实，阴邪上乘，故见胸痛，因此心阳虚衰是胸痹主要病机，心衰病重症患者多见阳虚水泛证。《伤寒论》经方真武汤与苓桂术甘汤在心肾阳虚证心衰病中也有着广泛应用。研究结果表明，苓桂术甘汤可降低慢性心衰模型大鼠心肌组织肿瘤坏死因子，从而抑制心衰的发生。现代中医李可在四逆汤的衍生方参附龙牡救逆汤以及张锡纯来复汤的基础上重用附子、山茱萸加麝香而成破格救心汤。该方治疗重症心衰患者效果显著，其特点是重用附子回阳救逆，山萸肉收敛固涩阴阳气血，龙骨牡蛎固肾涩精，磁石吸纳上下，麝香开窍醒神，该方共奏回阳救逆，活血化瘀，开窍醒脑之功效。中成药芪苈强心胶囊治疗心衰病心肾阳虚证也取得良好的疗效。

周华善于运用益气温阳活血方治疗慢性心力衰竭，在临床实践中针对心衰病心肾阳虚证不同阶段创立了三个不同的中药方剂：鹿角合剂、鹿红方、鹿芪方。三方临床上分别应用于心衰早、中、晚期。鹿角合剂由上海中医药大学附属曙光医院制剂室制备，主要成分为鹿角、补骨脂、淫羊藿、山萸肉、女贞子、沉香等药物，该方为治疗心衰病心肾阳虚证基础方，其中鹿角为君药，起温补肾阳之功效，补骨脂、淫羊藿为臣药协同君药补肾壮阳，山萸肉、女贞子、沉香为佐使药，功效补益肝肾，纳气平喘，诸药合用，共奏温补肾阳、纳气平喘之功。该方对于心衰早期阶段心肾阳虚伴肾不纳气之气喘胸闷具有较好的疗效，能改善患者的心功能，其机制可能与其降低血管紧张素的水平有关。心衰中期阶段本虚标实证为主要矛盾，随着心衰病的演化，瘀血逐渐成为矛盾的主要方面，心衰病患者病程较长，出现面色黧黑，肌肤甲错，口唇青紫，舌暗有瘀点瘀斑等瘀血的表现，正所谓“久病入络，痼病必瘀”。鹿红方是在鹿角合剂的基础上加红花化裁而成，该方体现了温阳活血的治疗法则，鹿红方临床研究表明可降低心衰患者的 BNP 和提高左室射血分数。心衰病末期因病邪与正气交结日久，导致正气亏虚，此阶段的主要矛盾为正虚邪恋，且矛盾的主要方面转为正气亏虚。鹿芪方为治疗心衰病末期的主要方剂，该方主要由鹿角、黄芪、红花、党参、桂枝、葶蔚子等药物组成，诸药合用共奏益气温阳，活血化瘀消肿的功效。在临床上取得了较好的疗效。

4. 从“双心疾病”论治心衰　心衰患者多数伴有焦虑和抑郁状态，所谓“双心疾病”即为患者心衰合并焦虑抑郁状态。《素问·灵兰秘典论》：“心者，君主之官也，神明出焉。”心藏神，为精神之所舍，同时心主血脉，生理状态下心气充沛，则心脏搏动有力，身心健康，病理状态下，心气不足，则心脏搏动无力，同时心神失养，则见心悸失眠，精神焦虑或抑郁，可见两者之间互相影响。因此临床上常见的心脏疾病多与“双心疾病”有关，如胸痹、心悸等疾病。“双心疾病”的心衰患者若给予身体与心理的“双心”治疗，则能明显改善患者的预后。对于“双心疾病”的中医治疗思路有以下两个方面：一是从情志障碍入手，调理肝气，二是从血脉入手，治宜益气健脾，化痰活血通络。周华主任在心衰患者“双心疾病”治疗模式上擅长“心脑同治”，心主神明，脑为元神之府，心脑共主神明，两者不可分割，故“双心疾病”与心脑密切相关。周华主任治疗心衰病常配伍酸枣仁，夜交藤、珍珠母、灵磁石等具有养心安神，镇惊安神的中药辅助治疗“双心疾病”的心衰患者并取得了良好的疗效。

心衰病的中医疗法总体而言从活血化瘀、益气养阴与温阳利水等方面治疗，血瘀证贯穿心衰病的始终，从而产生了益气活血、益气养阴兼活血、温阳利水兼活血等各种治疗方法，治疗上应灵活多样，从多个脏腑进行辨证施治。

（三）病案

张某，女，76岁。2006年4月6日初诊。喘息短气，下肢水肿1个月，加重3日。有风湿性心脏病、慢性胆囊炎、胆结石病史。刻诊：患者经人扶入病室，两颧潮红（二尖瓣面容），稍咳，胁痛，纳差，便秘，下肢水肿，按之没指，舌红，苔微腻，脉涩（心房颤动）。西医诊断为心力衰竭，心功能Ⅳ级。中医诊断为喘证之虚喘。辨证为水气上凌心肺。予猪苓汤化裁：猪苓10g，茯苓30g，泽泻10g，滑石10g，杏仁10g，薏苡仁30g，白茅根10g，浙贝母10g，桔梗10g，焦三仙各10g，生甘草8g，清半夏10g。水煎服，日1剂，6剂。2006年4月13日复诊：服药1周，上症稍减轻，舌中部少苔，此水湿得利，阴伤已显之象，故上方去清半夏、焦三仙，加阿胶10g（烊化），山药30g，鸡内金10g，6剂。2006年4月25日三诊：上症明显减轻，稍有喘息短气，下肢水肿消失，面色如常，纳可，二便调，舌红，苔薄白，脉结（室性期前收缩）。诸症减轻，上方去白茅根，加柏子仁10g，6剂，以巩固疗效。

按：本例初诊时患者不能从事任何体力活动，休息时亦有症状，体力活动后加重，西医诊断为心力衰竭，心功能Ⅳ级。中医辨证为虚喘，常法多予益气、平喘、补肺、温肾等。而本例却独辟蹊径，施以猪苓汤利水，与西医治疗心力衰竭的利尿法，减轻心脏前负荷不谋而合。猪苓汤方中猪苓、茯苓、泽泻渗利小便；滑石清热通淋（因舌苔腻，纳差，暂不用阿胶以避腻胃）；薏苡仁利水渗湿；白茅根清热利水；杏仁止咳又润肠；清半夏、浙贝母化痰；焦三仙消食导滞；生甘草调和诸药。本例喘息伴微咳，在利水渗湿药中伍以杏仁、桔梗，除化痰止咳之外，还有开宣肺气之妙用，因肺为水之上源，宣肺亦即利水，肺气降一身之气皆降。综合全方来看，杏仁、桔梗开上焦；茯苓、薏苡仁利中焦；猪苓、泽泻导下焦。开上、宣中、导下，故收效明显。

猪苓汤源自《伤寒论》，方以猪苓、茯苓、泽泻淡渗利水，滑石清热利水而不伤阴；阿胶滋阴润燥。为利水清热养阴之剂。《古今名医方论》赵羽皇曰："……阳明、少阴之用猪苓，以二经两关津液，特用阿胶、滑石以润之，是滋养无形以行有形也。"其"滋养无形以行有形"之说颇值得回味。该患者下肢水肿、苔微腻当利水，而便秘、舌红又当润之，水气凌心喘息短气，若阳虚水泛，当用真武汤，而本例又非真武汤所宜。巧用猪苓汤利之、润之，可谓开水气凌心治疗之又一法门。

强心利尿为西医治疗心力衰竭之常规，有较理想的疗效，但亦有不足。其一，利尿剂的应用可以引起丢钾；其二，洋地黄类强心剂有一定的毒副反应，使用不当亦会造成不良后果；其三，从标本而言，偏于治标，疏于治本。而中医是辨证治本，整体治疗，有一定优势，且中药利水不丢钾，用之得当亦不伤阴，二者有机结合，可取长补短。

本例有心房颤动，心房颤动脉应为涩脉。关于涩脉、结脉，一般认为涩脉是往来艰涩不畅，如轻刀刮竹，与滑脉相反。主病为伤精，血少，气滞血瘀，夹痰、食。结脉是脉来缓而时一止，止无定数。主病为阴盛气结，寒痰血瘀，症瘕积聚。目前，中医医家一般认为结、代、促脉大致相当于西医的心律失常，从而将房性或室性期前收缩、心房颤动均归到结、代、促脉的范畴。而把心房颤动归为结脉者，为数不少。此点值得推敲。

《诊家枢要》云："涩，不滑也；虚细而往来难，三五不调，如雨沾沙，如轻刀刮竹。”《濒湖脉学》中论涩脉曰：“细而迟，往来艰，短且散，或一止复来，三五不调，如轻刀刮竹，如雨沾沙。”归纳文献对涩脉的描述，大体有3种征象：①往来涩滞，涩塞不利。②三五不调，动中有止，止而复来。③脉来迟。参考西医心房颤动时心电图特点是：各导联无正常P波，代之以大小不等、形状各异的f波（纤颤波），心室律绝对不规则。因而大小、节律绝对不整是心房颤动的特点。涩脉的“三五不调，动止不定，脉来艰涩”的特点，尤其是“三五不调”和心房颤动“大小节律绝对不等”的特点基本吻合，心房颤动当属涩脉。本例经治疗，三诊时心力衰竭情况明显得到改善，心房颤动转变成室性期前收缩，符合结脉“脉来缓而时一止，止无定数”的特点，故为结脉。本例初诊为涩脉，有“血少精伤”之兆，亦为初诊立法之考虑点。治疗后脉由“涩”而变“结”，亦为病情减轻之征。

中医脉学有关内容可以涵盖西医的心律失常，推敲脉理对心律失常的治疗大有裨益。

二、慢性咽炎

（一）概述

慢性咽炎是咽黏膜、黏膜下及淋巴组织发生的慢性炎症。弥漫性咽部炎症常为上呼吸道慢性炎症的一部分，局限性咽部炎症多数为咽淋巴组织的炎症。本病在临床中常见，有病程长，容易反复发作的特点。多发生于成年人。

中医学没有慢性咽炎病名，按其临床表现和发病原因，本病属中医学“喉痹”“咽痒”“梅核气”“咳嗽”等范畴。本病多属阴虚火旺、炼津为痰所致，临床上将其分为以下五型辨治，临床效果满意。

（二）辨证论治

1. 痰气互结型

主症：咽部有异物感，尤以空咽时感觉明显，咳嗽，痰白黏稠而多，胸脘痞满，体困乏力，食少纳呆。舌质淡胖，苔白腻，脉滑。

辨证：痰气互结，积于咽部。

治则：理气化痰，利咽散结。

方药：苍术 10g，白术 10g，薏苡仁 30g，陈皮 10g，茯苓 12g，半夏 10g，竹茹 10g，紫苏 10g，柴胡 10g，香附 10g，厚朴 10g，甘草 6g。

用法：水煎服，每日 1 剂，分早晚 2 次服。

2. 阴虚火旺型

主症：口干咽燥，咽喉部微疼刺痒，干咳或干呕，痰少，颈部前方有紧迫感，咽中如有异物，常伴有一些清嗓动作，夜间症状加重。腰膝酸软，五心烦热，或失眠，头晕耳鸣，舌红少苔，脉细数。

辨证：阴虚火旺，咽喉失养。

治则：滋阴润燥，泻火利咽。

方药：玄参 12g，麦冬 10g，生地黄 20g，沙参 10g，薄荷 6g，浙贝母 6g，桔梗 10g，赤芍 10g，射干 6g，黄芩 10g，生甘草 6g。

用法：水煎服，每日 1 剂，分早晚 2 次服。

3. 气滞血瘀型

主症：咽部刺痛、干痒，日轻夜重，病情反复发作，或有胸胁刺痛，女性可伴有痛经，经来紫黑有块。舌质紫黯，或有瘀斑、瘀点。脉沉弦或涩。

辨证：气滞血瘀，络脉受阻。

治则：行气散瘀，通络利咽。

方药：柴胡 12g，香附 10g，青皮 10g，木香 10g，川楝子 10g，丹参 15g，赤芍 10g，桃仁 10g，红花 10g，桔梗 10g，牛蒡子 10g，薄荷 6g，射干 6g，甘草 6g。水煎服，每日 1 剂，分早晚 2 次服。

4. 肝郁化热型

主症：咽部有明显的异物感、压迫感，心情郁闷时病情加重，胸胁胀闷不舒，嗳气叹息，口苦咽干，烦躁易怒，夜寐不安。舌质红，苔黄，脉弦或弦数。

辨证：肝郁化热，郁热阻络。

治则：疏肝清热，解郁利咽。

方药：柴胡 10g，白芍 10g，郁金 10g，香附 10g，青皮 10g，木香 10g，牡丹皮 10g，栀子 10g，黄芩 10g，龙胆草 6g，桔梗 10g，薄荷 6g，金银花 15g，连翘 10g，山豆根 10g，甘草 6g。

用法：水煎服，每日 1 剂，分早晚 2 次服。

5. 气血两虚型

主症：咽部干涩不舒，神疲倦怠，四肢乏力，形体瘦弱，目眩头晕，面色无华。舌质淡，舌苔薄白，脉细弱。

辨证：气血两虚、咽失所养。

治则：气血双补，养阴利咽。

方药：黄芪15g，当归15g，川芎10g，生地黄12g，白芍10g，沙参12g，太子参12g，麦冬12g，桔梗10g，牛蒡子10g，薄荷6g，甘草6g。

用法：水煎服，每日1剂，分早晚2次服。

（三）病案

患者，男，55岁，2010年3月5日初诊。5年前患慢性咽炎，一直间断采用中西药治疗，曾用2%硼酸溶液，3%盐水和1∶5000呋喃西林溶液反复漱口，长期含服草珊瑚含片、西瓜霜等，并服用各种疏风化痰、清肝泄热、疏肝理气、养阴化痰等中药上百剂，效果均不满意。患者自述时觉喉间有痰，咽痒而不自主的咳嗽，晨起喉间痰更多，难以咯出，偶能咯出少许白色私稠痰。刻诊：咽部充血，呈暗红色，咽后壁淋巴滤泡增生，咽峡膜增生肥厚，有分泌物附着。舌体大，苔白，舌面水津多，双脉细滑。西医诊断：慢性咽炎。中医诊断：咳嗽。处方：阿胶20g，猪苓20g、茯苓20g、泽泻30g、滑石（碎）10g，以水800mL，先煮四味，取400mL，去津，入阿胶烊化，分两次温服，3剂。二诊：患者诉服完3剂药后喉间痰明显减少，咳嗽也明显缓解。查喉间体征如前，舌面水津较前减少，脉象如前。处方：猪苓20g，茯苓20g，泽泻30g，阿胶20g，滑石10g（碎），白僵蚕10g，露蜂房10g，板蓝根30g，煎服法如前，3剂。三诊：患者自觉喉间痰消失殆尽，唯偶觉咽痒咳嗽，吹风后更甚。查咽部黏膜慢性充血，少许淋巴滤泡增生，余无异常。舌体大，白苔渐化，舌面水津明显减少，双脉弱。以四君子合玉屏风收全功。

按：本例患者，以喉间有痰伴咽痒咳嗽为主要症状，治疗上当跳出西医慢性咽炎病名的约束，从中医辨证论治出发。此症属于中医学痰证，为津液代谢失调所致。《内经》曰："饮食入胃，游溢精气，上输于脾，脾气散精，上归于肺，通调水道，下输膀胱，水精四布，五经并行……""肾者主水……""膀胱者，州都之官，津液藏焉，气化者能出矣。"人体津液的代谢与肺脾肾最为密切，肾为根，脾为木，肺为标。肾气充足，脾得运化水湿，肺得宣降以布散津液，津液化生运行归于常道，自不会聚于喉间而为痰。本例患者55岁，正处七八之年，肾气虚于下，肾水上泛而为痰。患者舌体大，苔白，正是水津内停之征。患者5年来多服疏风化痰、清肝泄热、疏肝理气、养阴化痰等方药而罔效，就是落入了慢性咽炎一个"炎"字圈套，用西医理论来指导中药使用，怎能取得好的效果？中医的精髓，在于辨证论治，追本溯源，找到痰产生的根本原因，不祛痰而痰自消，不止咳而咳自止。

猪苓汤首见《伤寒论·辨阳明病脉证并治》第223条云："阳明病，若脉浮发热，渴欲饮水，小便不利者，猪苓汤主之。"第224条又曰："阳明病，汗出多而渴者，不可与猪苓汤。以汗多，胃中燥，猪苓汤复利其小便故也。"少阴病第319条又云："少阴病，下利六七日，咳而呕渴，心烦不得眠，猪苓汤主之。"《金匮要略》的"脏腑经络先后病脉证第一"和"消渴小便不利淋病脉证并治第十三"分别指出："夫诸病在脏，欲攻之，当随其所得而攻之，如渴者，与猪苓汤，余皆仿此。""脉浮发热，渴欲饮水，小便不利，猪苓汤主之。"后世多认为本方主要功效是滋阴清热利水。主治水热互结，邪热伤阴所致的发热，渴欲饮水，或下利，咳而呕渴，心烦不得眠者。陈明统计的106例医案中，绝大多数为泌尿系统疾病，排在前

5 位的是：泌尿系统结石、慢性肾炎、慢性肾盂肾炎、乳糜尿、肾盂积水；谷严芳等统计的 89 例病案中，也是以泌尿系统疾病为主，如肾炎、肾盂肾炎、膀胱炎、前列腺炎、尿道炎等。王启祥运用猪苓汤为主方加味治疗尿血病证 65 例。桑岚以猪苓汤为基本方药加减治疗糖尿病肾病。查阅《神农本草经》，结合临床，大胆提出，本方有养肾阴、补肾气、利水邪之效。考《神农本草经》谓："滑石，味甘寒，主身热泄澼，利小便，荡胃中积聚寒热，益精气。泽泻味甘寒，消水，养五脏。茯苓味甘平，利小便。阿胶主心腹内崩，劳极洒洒如疟状，腰腹痛，四肢酸疼，女子下血，安胎，久服益气。猪苓味甘平，主痎疟，解毒蛊，利水道。久服轻身耐老。"方中四味药，滑石可益精气，泽泻可养五脏，阿胶可益气，猪苓有轻身耐老之效，都有强壮补益之效，若重用阿胶，则故本方即有养肾阴、补肾气，兼利水道、驱湿邪的功效。正切合本案中患者肾气不足于下，肾水上泛为痰的病机。故连服 6 剂而奏全功。

综上分析，中医在辨证时当谨守病机，不能用西医的理论来盲目指导中药的使用。猪苓汤除了有滋阴、清热、利水之效，还有养肾阴、补肾气，兼利水道、祛湿邪的功效。慢性咽炎患者中属肾气不足、肾水上泛所引起的喉间有痰，使用猪苓汤，重用阿胶养肾阴、补肾气，以滑石、猪苓、泽泻、茯苓为佐助，兼利水湿，确有佳效。

三、咳嗽

（一）概述

咳嗽通常按时间分为 3 类：急性咳嗽、亚急性咳嗽和慢性咳嗽。急性咳嗽时间<3 周，亚急性咳嗽 3 ~ 8 周，慢性咳嗽 > 8 周，临床上通常将以咳嗽为唯一症状或主要症状、时间超过 8 周、胸部 X 线片检查无明显异常者称为不明原因慢性咳嗽，简称慢性咳嗽。从西医学角度来看，慢性咳嗽的常见病因有咳嗽变异型哮喘、胃食管反流性咳嗽、鼻后滴流综合征性咳嗽、嗜酸粒细胞性支气管炎等，这些原因占了呼吸内科门诊慢性咳嗽比例的 70% ~95%。因慢性咳嗽迁延日久，常规治疗往往效果不佳，给患者的身心健康带来诸多不利影响。

慢性咳嗽属中医学“内伤咳嗽”“顽固性咳嗽”“久咳”“久嗽”等范畴。咳嗽是指肺失宣降，肺气上逆作声，咯吐痰液而言，为肺系疾病的主要证候之一。分别言之，有声无痰为咳，有痰无声为嗽，一般多为痰声并见，难以截然分开，故以咳嗽并称。《内经》言：“五气所病……肺为咳”。咳嗽的成因为“皮毛先受邪气，邪气以从其合也”“五脏六腑，皆令人咳，非独肺也”。隋·巢元方《诸病源候论》将咳嗽分为 10 种，除五脏咳外，尚有风咳、寒咳、胆咳、厥阴咳等。明·张介宾《景岳全书》将咳嗽分为外感、内伤两大类《景岳全书·咳嗽》篇指出：“咳嗽一证，窃见诸家立论太繁，皆不得其要，多致后人临证莫知所从，所以治难得效。以余观之，则咳嗽之要，止惟二证。何为二证？一曰外感，一曰内伤而尽之矣……但于二者之中当辨阴阳，当分虚实耳”。清·叶桂系统阐明了咳嗽的治疗原则，《临证指南医案·咳嗽》指出：“若因风者，辛平解之；因于寒者，辛温散之；因于火者，以甘寒为主。至于内因为病，有刚亢之感，木叩而金鸣者，当清金制木，佐以柔肝和络；若土虚而不生金，真气无所禀摄者，有甘凉、甘温二法。又因水虚痰泛，元海竭而诸气上冲者，则有金水双收，阴阳并补之治，或大剂滋填镇摄，保固先天元精。”

（二）辨病论治

1. 咳嗽变异性哮喘（CVA） ①持续咳嗽 >4 周，常在夜间和/或清晨发作，运动、遇冷空气后咳嗽加重，临床上无感染征象或经过较长时间抗生素治疗无效；②支气管扩张剂诊断性治疗可使咳嗽症状明显缓解；③肺通气功能正常，呼吸峰流速（PEF）昼夜变异率 >20%，支气管激发试验提示气道高反应性；④有过敏性疾病史，过敏原检测阳性可辅助诊断；⑤除外其他疾病引起的慢性咳嗽。

本病多为风痰为患，治疗当以祛风化痰、宣肺降逆以止咳。方用定喘汤加减，药用：白果、炙麻黄、苏子、杏仁、款冬花、射干、蛤蚧、荆芥、防风、蝉蜕、薄荷、金银花、生甘草等。

2. 胃食管反流性咳嗽 ①阵发性咳嗽，有时剧咳，多发生于夜间；②症状大多出现在饮食后，进食困难，部分患者伴有上腹部或剑突下不适、胸骨后烧灼感、胸痛、咽痛等；③患者除引起咳嗽外，还可致窒息、心动过缓和背部呈弓形；④可导致儿童生长发育停滞或延迟；⑤24 小时食管 pH 监测 Demeester 积分≥12.7 和 SAP（反流与咳嗽症状的相关概率）≥75%，对没有食管 pH 监测或条件有限又高度怀疑 GERC 时，可用质子泵抑制剂进行经验性的诊断治疗。

本病与肝、胃相关，为肝胃不和、肺胃同病之证。治宜辛开苦降，疏肝和胃，肃肺止咳。方选黄连化痰丸加味，药用：黄连、法半夏、黄芩、煅瓦楞、吴茱萸、桃仁、陈皮、香附、桑白皮、杏仁、乌贼骨、贝母、炙枇杷叶、生甘草等。

3. 鼻后滴流综合征性咳嗽 ①慢性咳嗽伴或不伴咳痰，咳嗽以清晨或体位改变时为甚，常伴有鼻塞，流涕，咽干并有异物感，反复清咽，有咽后壁黏液附着感，少数患儿诉有头痛、头晕、低热等；②检查鼻窦区可有压痛，鼻窦开处可有黄白色分泌物流出，咽后壁滤泡明显增生，呈鹅卵石样，有时可见咽后壁黏液样物附着；③针对性治疗如抗组胺药和白三烯受体拮抗剂，鼻用糖皮质激素等有效；④鼻窦炎所致者，鼻窦 X 线片或 CT 片可见相应改变。

本病是风热夹痰浊上扰清道，肺窍不利。治宜清肺化浊，通窍止咳。方选麻杏石甘汤、芎芷石膏汤、辛夷散等方化裁治之。药用：炙麻黄、生石膏、杏仁、白前、生地黄、贝母、白芷、川芎、牛蒡子、辛夷花、桔梗、生甘草等。

4. 嗜酸粒细胞性支气管炎（EB）　①慢性刺激性干咳或咳少许黏液痰，可在白天或夜间咳嗽，部分患者对油烟、灰尘、异味或冷空气比较敏感，常为咳嗽的诱发因素；②胸部 X 线片正常；③肺通气功能正常，无气道高反应性；④痰液中嗜酸性粒细胞相对百分数 > 3%，排除其他嗜酸性粒细胞增多性疾病；⑤口服或吸入糖皮质激素有效。

本病多为阴虚肺燥之证，治疗采用养阴润肺止咳法，方选沙参麦冬汤化裁，药用：南沙参、北沙参、麦冬、生扁豆、玉竹、天花粉、半夏、桑叶、炙枇杷叶、杏仁、五味子、蝉蜕、甘草等治之。

（三）病案

尚某，女，84 岁。2012 年 7 月 20 日初诊。患者咳嗽、皮肤瘙痒 10 余日。自夏秋季以来，因室外热、室内频吹空调致寒暑不调而产生外感，初始发热，体温 38.2℃，自服阿司匹林、阿莫西林胶囊后热退，但仍咳嗽阵作。刻诊：咳嗽，稍感胸闷，痰黄黏稠难出，活动后稍喘，时有自汗，夜间口苦，口干不多饮，双下肢稍肿，头部、双上肢及后背自觉皮肤瘙痒难耐，小便频，色黄赤量多，纳寐不佳。舌质淡暗苔薄黄，脉弦细。查：体温 36.8℃，R 78 次/分钟，咽红充血，扁桃体Ⅱ度肿大，两肺呼吸音稍粗，未及干湿性啰音。心界向左增大，未及明显心音异常；双下肢稍肿，头部及双上肢可见不明显、形态不一、大小不等白色风团，边缘不清。既往史：肺气肿病史多年，未经正规治疗，病情一直稳定，冠心病病史十余年，自服丹参滴丸、单硝酸山梨酸酯等治疗。中医诊断：咳嗽、瘾疹。辨证属阴虚水泛为本，风痰化热为标。患者年老体弱，身形偏胖，病情虚实夹杂，施治尤难，虑其滋补势必碍湿，清利更伤其阴。考虑内邪尚有外出迹象，当因势利导选用猪苓汤化裁治疗，利水不伤阴，滋阴不碍邪，祛邪扶正兼顾。处方：猪苓 12g，泽泻 10g，阿胶 10g（烊化），滑石粉 20g（包煎），茯苓 10g，荆芥 10g，杏仁 10g，桔梗 10g，川贝母 6g，连翘 10g，防风 6g，黄芩 10g，牡丹皮 10g，白芍 10g，制枇杷叶 10g（包煎），法半夏 10g，太子参 12g，生甘草 6g。用法：每日 1 剂，水煎服。二诊：服用 1 剂后，咳嗽明显好转，咳痰色由黄浓转白，小便频状况好转，小便量亦减。三诊：再服用 2 剂后即不咳嗽，纳食可，二便正常，夜寐安，双下肢未见浮肿，皮肤瘙痒亦明显好转，但仍诉夜间口苦。效不更方，因秋气渐降，患者风邪渐去，按原方减去太子参、制枇杷叶，连翘，加茯苓至 15g，阿胶加至 12g，专攻滋阴利水。续进 5 剂后，诸症痊愈。

按：本案中，患者肌肤瘙痒乃风邪外泄之证，患者皮肤瘙痒且可见白色浮肿风团、自汗并伴有双下肢水肿，乃水湿泛滥于肌表，属于风水水肿证候。患者暑日伤寒，未得及时散邪、宣通肺气，气机不利，肺受热迫则清肃、降化之令不行，致津液输布失常而渐积生痰，痰浊郁久化热。热邪最易伤及肺阴致咳嗽久久不愈。患者口苦，不应理解为简单的少阳相火郁而化热，而当寻找郁热原因。患者湿浊内阻，土壅木塞，肝胆气机郁滞则见口苦、脘腹胀满、肢酸倦怠；若湿浊化热，则发热口渴；若流注下焦，则小便黄赤。患者年老体弱，权衡“风气”“痰饮”“化热”“伤阴”四者之轻重主次，其证应以风邪痰热之实证为主，而“伤阴”则居为次，因痰热清后肺气得宣，肺能布津则阴伤自愈。辨证论治是中医理、法、方、药之具体体现，西医学的“一元论”在中医辨证治疗体系里仍然适用。重视兼证出现的原因是十分必要的，尤其是在主证的前提下出现的兼证，必然在内部病机上存在联系，这样的兼证往往对揭示病机真正所在起着重要的提示作用。

初诊不必采用祛风养阴清热的治法，因忽视痰热邪实复润其燥必有实实之弊。故本案咳嗽治疗以祛风除湿、清化痰热为主，辅以滋阴润燥，使邪有出路，后续有源，这也是所有本虚标实证候的治法大纲。二诊时注重根据季节气候变化调整治疗方案，亦是取效关键。

本案以猪苓汤加减治疗。《伤寒论》云：“少阴病，下利六七日，咳而呕渴，心烦不得眠者，猪苓汤主之。”即少阴阴虚水热互结证。肾阴虚则肾气不充，膀胱气化失司，可致水液内停，而肾阴虚不能上济心火，又可产生内热。水热互结可随气攻窜三焦，上攻于咽喉及肺可导致梅核气、痰饮咳嗽，中犯于胃则致呕，下聚于膀胱则小便不利，外达肌肤可见瘾疹瘙痒，心肾不交则又可见失眠不寐。正如《古今名医方论》引赵羽皇语："仲景制猪苓一汤，以行阳明、少阴二经水热，然其旨全在益阴，不专利水。盖伤寒在表，最忌亡阳，而里虚又患亡阴。亡阴者，亡肾中之阴与胃家之津液也，故阴虚之人，不但大便不可轻动，即小水亦忌下通。倘阴虚过于渗利，则津液反致耗竭。方中阿胶养阴，生新祛瘀，于肾中利水，即于肾中养阴；滑石性滑，祛热而利水；佐以二苓之渗泄，既疏浊热而不留其壅瘀，亦润真阴而不苦其枯燥，源清而流有不清者乎?"其理极为精当。大部分咳嗽患者因为气候、饮食、起居等原因均属于痰热咳嗽，时常兼有气虚、阴虚等，采用猪苓汤治疗，效果理想。

四、药物变态反应性口炎

（一）概述

药物变态反应性口炎是药物通过口服、注射、吸入、敷贴或局部涂搽、含漱等不同途径进入机体内，使超敏体质者发生变态反应而引起的黏膜及皮肤的变态反应性疾病，严重者可累及机体其他系统。常见的药物有解热镇痛药、安眠镇静药、磺胺类药、抗生素类药等，以青霉素过敏者较多；一些维生素类、中草药等也有致敏的可能。病理变化表现为上皮细胞内及细胞间水肿或有水疱形成，结缔组织水肿并有炎症细胞浸润、血管扩张明显。

药物变态反应性口炎在中医学中未见明确记载，一般属"药毒"范畴。本病是外感风热时毒之邪入里、内蕴化热、湿热之毒蕴于肌肤、气血壅遏不行所致。临床用猪苓汤合过敏煎治疗药物变态反应性口炎疗效满意。

（二）临床应用

1. 刘某，男，65 岁，2008 年 7 月 5 日以主因“口腔疼痛，不能进食 4 日”就诊于我科，诊为“药物变态反应性口炎”。4 日前因上感、咽痛就诊于宣武医院，以“急性会厌炎”给予口服头孢呋辛酯片（伏乐新）3 日，每日 2 次，每次 1 片，咽痛缓解，随后出现口腔黏膜灼热疼痛、脱皮、红斑水疱。于我院就诊时，自觉口腔烧灼样疼痛、舌痛、口干、纳呆、便秘、小便不利，舌红苔黄腻，脉弦。口腔局部体征：下唇肿胀，唇、颊、上颚黏膜充血、糜烂，大面积剥脱、渗血。治疗以清热解毒、收湿敛疮为主，方用银柴胡 9g，防风 15g，乌梅 9g，五味子 15g，猪苓 10g，茯苓 12g，泽泻 15g，白芷 10g，滑石 10g，青黛 6g，蒲公英 30g，甘草 10g，3 剂后口腔局部症状明显缓解，唇肿消失，黏膜糜烂面基本愈合；二诊前方去蒲公英加薏苡仁 30g，再服 1 周后痊愈。

2. 王某，女，25 岁，2010 年 8 月 20 日主因“口腔疼痛，难以进食 3 日”就诊于我科，诊为“药物变态反应性口炎”。3 日前因头痛口服洛索洛芬钠（乐松）1 片后出现口腔黏膜不适，有灼热感和小的出血点，随后出现散发的多个溃疡。来我科就诊时症见口腔疼痛难忍，2 日未进食、口干、小便不畅、大便不通，舌红苔腻、脉濡数。口腔局部检查：口腔、两颊、上颌、咽部、舌尖散在米粒大小溃疡，表面黏膜有渗出物，周围黏膜充血明显。治则：以清热解毒、泻火通便、收湿敛疮为主，方用猪苓 15g，茯苓 12g，泽泻 12g，乌梅 6g，五味子 15g，防风 15g，山豆根 6g，金银花 30g，竹叶 6，白芷 10g，全瓜蒌 30g，甘草 6g。服药 4 剂后口腔溃疡基本痊愈，疼痛明显减轻，患者可进软食，继服3剂痊愈。

按：以上案例均为外感风热时毒之邪入里，内蕴化热，湿热之毒蕴于肌肤，气血壅遏不行致黏膜水肿、充血；热盛肉腐则糜烂溃疡，疼痛难忍；湿热互结，热移于膀胱，阴亏津伤，小便不利，故采用猪苓汤以利湿泻热、滋阴利水。猪苓、茯苓、泽泻淡渗利水，滑石利窍清热，阿胶滋阴养血，因其舌苔厚腻，防其滋腻故去之。过敏煎具有清热燥湿、收湿敛疮作用，并配以蒲公英、金银花、白芷达清热解毒之功效。

（三）讨论

猪苓汤出自《伤寒论》，主治水热互结兼有阴伤的水气病证。通过分析《伤寒论》猪苓汤有关条文含义、制方原理及证候表现，认为热蕴下焦、气化失司、水湿内停为猪苓汤证主要病机，以小便不利、发热、口渴及心烦不得眠为主症，治疗关键在于处理好阴虚火旺与湿邪并存的矛盾，一味滋阴则湿邪愈盛，单纯泻火或化湿利水则易伤阴。现代主要用于治疗泌尿系统疾病，如慢性炎症、泌尿系结石、感染等。过敏煎是祝谌予的经方，临床主要用于治疗过敏性荨麻疹、哮喘、鼻炎等疾病。现代药理研究表明，过敏煎方剂具有良好的抗炎、抗过敏作用。甘草有肾上腺皮质激素样作用，能降低血清总IgE；五味子能抑制肥大细胞脱颗粒，并有拮抗炎性介质的作用；防风增强免疫功能，防风多糖能提高巨噬细胞的吞噬功能NK细胞的杀伤活性；乌梅也有增强机体免疫力和抗过敏作用，两方均具有明显的抗变态反应作用，可抑制肥大细胞释放组胺，减少抗原反应化学介质的释放，并对由组织胺引起的皮肤血管通透性增强有较强的抑制作用，从而达到抗变态反应的作用。

临床上采用此方，根据临床症状加减治疗，热象明显时多加清热解毒药如黄芩、黄连、栀子、银花、连翘等药；阴伤明显时可加生地、石斛、麦冬等清热滋阴的药物。以上案例展示，临床应用经方治疗口腔黏膜病，常常收到意想不到的效果，只要我们掌握经方的证候特征，采用辨病与辨证相结合，就会达到药到病除的效果。

五、泄泻

（一）概述

泄泻主要症状是排便次数增多，粪便稀溏，甚至泻出如水样，一般是由于脾胃运化功能失职、湿邪内盛引起。《素问·阴阳应象大论》记载“湿盛则濡泻”“春伤于风，夏生飧泻”，认为风、寒、湿、热都可以致泻，并有长夏多发的特点。《医学心悟·泄泻》载：“湿多成五泻，泻之属湿也，明矣。然有湿热，有寒湿，有食积，有脾虚，有肾虚，皆能致泻，宜分而治之。”《景岳全书·泄泻》载：“凡泄泻之病，多由水谷不分，故以利水为上策。”提出了运用分利之法来治疗泄泻的原则。李中梓在《医宗必读·泄泻》提出了著名的治泻九法，即淡渗、升提、清凉、疏利、甘缓、酸收、燥脾、温肾、固涩，在临床中具有借鉴意义。

（二）病因病机

中医学认为，泄泻虽为肠道功能失司，但与脾胃、肝、肾等脏腑功能失调密切相关。其病因强调湿邪致泻的主导性，病机重视脾胃、肝、肾的重要作用。

1. 泄泻与脾胃　《景岳全书·泄泻》载：“泄泻之本，无不由于脾胃……泄泻之因，惟水、火、土三气为最。”中医学认为，脾主运化，胃主受纳。若饮食不节、劳倦内伤、久病缠绵，都可导致脾胃虚弱，不能受纳水谷，水谷停滞，清浊不分，混杂而下，遂成泄泻。外感六淫可以影响脾胃功能而引发泄泻，暴食暴饮更直接影响脾胃消化功能。正如李东垣所说的“若饮食失节，起居不时，以致脾胃受伤，则水反为湿，谷反为滞，精华之气不能输布，乃致合污下降，并走大肠，而为泄利矣”。

2. 泄泻与肝　肝主藏血、主疏泄。《医经精义·脏腑通治》载：“肝与大肠通，肝病宜疏通大肠，大肠病宜平肝为主。”若肝藏血不足，则肝失所养，影响其疏泄功能，导致大肠传导功能失司。肝的生理特性在于疏泄，肝气条达则气机顺畅。脾虚肝盛易致泄泻。病机变化为患者平素脾胃虚弱，复因情志影响，忧思恼怒，精神紧张，以致肝气郁结，横逆犯脾，运化失常，而成泄泻。当肝血充足，肝有所藏则性柔和条达，方能助脾运化。泄泻之由肝者必以脾虚为前提。《景岳全书·泄泻》载“凡遇怒气便作泄泻者，必先以怒时夹食，致伤脾胃，故但有所犯，即随触而发，此肝脾二脏之病也。盖以肝木克土，脾气受伤而然。”

3. 泄泻与肾　久病劳伤脾肾，致脾阳不振，造成清浊不分、命门火衰或者滑脱不禁，引起虚性泄。《仁斋直指方论》载“人皆以泄为脾恙，而不知肾病有泄焉。”肾阳虚常常引起五更泻及久泻，五更泻又叫肾泻。《医碥·泄泻》载“每天明时泻一两次，名肾泻。”这是阳气不足、命门火衰，不能助脾脏腐熟水谷，水谷不化所致。《景岳全书·泄泻》载：“久泻无火，多因脾肾之虚寒也。”当肾气虚，固摄无权，可导致泄泻；肾阴亏虚、肾精不足亦可导致泄泻。肾阴是人体阴液的根本，无阴则不能化阳。肾阴亏虚肾精不足，不能滋补脾胃，使脾失运化，不能封藏固摄，则造成大便滑泄，且阴愈伤则泄加重，二者相互影响，缠绵难愈。

（三）辨证论治

根据寒热虚实的病机特点，可以将泄泻分为七型，暴泻：寒湿泄泻，方用藿香正气散加减；湿热泄泻，方用葛根芩连汤加减；暑湿泄泻，方用黄连香薷饮加减；食滞肠胃证，方以保和丸化裁；久泻：脾胃虚弱证，方用参苓白术散加减；肾阳虚衰证，方以四神丸加减；肝气乘脾证，方用痛泻要方化裁。

1. 寒湿泄泻

（1）主要症状：泄泻清稀，甚则如水样，脘闷食少，腹痛肠鸣，或兼外感风寒，则恶寒，发热，头痛，肢体酸痛，舌苔白或白腻，脉濡缓。

外感寒湿之邪，侵袭肠胃，或内伤饮食，脾失健运，升降失调，水谷不化，清浊不分，肠腑传导失司，所以大便清稀，便如鹜溏，严重者会泻下如水样。寒湿内盛，肠胃气机受阻，出现腹痛肠鸣。寒湿困脾，则脘闷食少。如果兼有风寒之邪袭表，可能出现恶寒发热，鼻塞头痛，苔白腻，脉濡缓，为寒湿内盛之象。

（2）治疗原则：针对寒湿泄泻，《金匮要略》提出的治疗原则是“下利气者，当利其小便”。后人解释为“急开支河”，指的是利小便所以实大便。认为凡是大便夹水的患者小便特别短少，应利小便使水从小便出，大便因此而不泻。湿者，水也，除湿不利小便非其治也。

（3）处方：治疗寒湿泄泻的主方是张仲景的五苓散，治疗外感寒湿的泄泻用藿香正气散加减以芳香化湿，疏表散邪。五苓散基础方组成中以泽泻为君，量大力强，为“利水第一良品”；白术、茯苓为胜湿止泻的常用配伍，白术健脾以运化水湿，传输津液，使水精四布，而茯苓利水渗湿，健脾化湿，配伍合用则增强疗效。藿香正气散中有藿香量大为君，取其辛温而散在表之风寒，又以其芳香而化在里之湿浊，辟秽和中，为治霍乱泄泻的主药，即“其气芳香，善行胃气，以此调中，治呕吐霍乱”。此方中的白术、茯苓合用，可以健脾化湿、和中止泻。

2. 湿热泄泻

（1）主要症状：泄泻腹痛，泻下急迫或泻而不爽，粪色黄褐，气味臭秽，肛门灼热，烦热口渴，小便短黄，舌质红，苔黄腻，脉滑数或濡数。

感受湿热之邪，肠腑传化失常，而发生泄泻；肠中有热，热邪类火，火性急迫，故泻下急迫，即《素问·至真要大论》中所述的“暴注下迫，皆属于热”，湿热互结，肠腑不畅，则泻而不爽。湿热下注，故肛门灼热，粪便色黄褐而臭，小便短黄。烦热口渴，舌苔黄腻，脉濡数或滑数，皆为湿热内盛之征。

（2）治疗原则：清利湿热。湿淫于内，治以苦热，佐以酸淡，以苦燥之泄泻，以淡渗之。

（3）处方：葛根芩连汤加减。此方出自《伤寒论》，方中用葛根解肌退热升发脾胃清阳而止泻。黄芩、黄连既能够清肠胃之热，也能够燥肠胃之湿，是治湿热泄泻的常用药物。

3. 暑湿泄泻

（1）主要症状：夏季暑盛之时腹痛泄泻，泻下如水，暴急量多，粪色黄褐，兼见发热，心烦，胸闷脘痞，烦恶纳呆，自汗面垢，口渴尿赤，舌质红，苔黄厚而腻。

暑湿之邪下迫肠道，分泌清浊失职，水谷糟粕混杂而下，发为泄泻。暑湿困遏于脾，滞留于肠，脾失健运，腑失通降，水谷不化，传导失司，故腹痛，泻下如水。古代医家认为“暑为火邪，其性急迫冲逆”，故泻下暴急量多，粪色黄褐。暑热夹湿伤于气分，故见发热心烦，自汗面垢，口渴尿赤。湿邪郁于中焦，气机不畅，胃失和降，则胸闷脘痞，泛恶纳呆。舌质红，苔黄厚而腻，脉象濡数，均为暑湿内蕴之象。

（2）治疗原则：清暑化湿。

（3）处方：黄连香薷饮加减。方中用善祛暑化湿浊的香薷为主药，配伍清热的黄连和燥湿利气的厚朴，内调津气，三药合用，共奏清热祛暑、化湿和中的功效。香薷和厚朴为此方加减变化的基础，暑多夹湿须苦温芳化，香薷得苦温的厚朴相助，长于理气化湿。香薷、厚朴之温，正合“湿为阴邪，非温不化”的目的。

4. 食滞胃肠证

（1）主要症状：腹痛肠鸣，泻下粪便臭如败卵，泻后痛减，脘腹胀满，嗳腐酸臭，不思饮食，舌苔垢浊或厚腻，脉滑。

“饮食自倍，肠胃乃伤”，饮食不节，宿食内停，阻滞肠道，中焦气机受阻，传化失职，故腹痛肠鸣，脘腹痞满。宿食不化，则浊气上逆，故嗳腐酸臭。宿食下注，则泻下如败卵。泻后腐浊之邪得以外出，故腹痛减轻。舌苔厚腻、脉滑是宿食内停之象。治法：消食导滞。《医宗金鉴·泄泻》载“痰凝气滞，食积水停，皆令人泻，随证祛逐，勿使稽留”，此谓“实者泻之，通因通用”。

（2）治疗原则：疏利，包括消导和疏肝理气。

（3）处方：保和丸加减。方中用山楂、神曲、莱菔子消积化滞，佐以陈皮、半夏疏理气机，使肠道顺畅而助止泻之功。再加泄泻常用药茯苓健脾利湿，和中止泻。若食滞较重，脘腹胀满，泻下不爽者，可因势利导，采用“通因通用”之法，用枳实导滞丸加减以消导积滞，清利湿热。此方较之保和丸侧重于消导一面，故以大黄为君，攻积泻热，使湿热积滞从大便而下；枳实为臣，化气行滞；再酌加茯苓、白术、泽泻等泄泻常用药既防大黄、枳实攻积伤正，又抑芩、连之苦寒败胃。

5. 脾胃虚弱证

（1）主要症状：大便时溏时泻，迁延反复，食少，食后脘闷不舒，稍进油腻食物则大便次数增加，面色萎黄，神疲倦怠，舌质淡，苔白，脉细弱。脾胃虚弱，运化无权，水谷不化，清浊不分，故大便溏泻。脾阳不振，运化失常，脾虚湿滞，则饮食减少，脘腹胀闷不舒，稍进油腻之物，则大便次数增多。久泻不止，脾胃虚弱，气血来源不足，故面色萎黄，肢倦乏力。舌质淡，苔白，脉细弱，乃脾胃虚弱之象。

（2）治疗原则：健脾益胃，胜湿止泻。

（3）处方：参苓白术散加减。治疗脾胃，应当补其虚，除其湿，导其滞，调其气。本方调理脾胃所用健脾益气之人参（现多用党参），合行气的砂仁（亦可加化湿利气的陈皮），使其补中有行而不滞；再加常用的苓、术配伍，健脾除湿之功更强，并促脾胃运化。

6. 肾阳虚衰证

（1）主要症状：黎明前常脐腹作痛，肠鸣即泻，完谷不化，腹部喜按，泻后稍安，形寒肢冷，腰膝酸软，舌淡，苔白，脉沉细。

肾阳虚衰证又名“肾泻”，《医方集解》载：“盖久泻皆由肾命火衰，不能专责脾胃。”泄泻日久，肾阳虚衰，釜底抽薪，不能温养脾胃，运化失常，水谷下趋肠道而泻。黎明之前阴寒较盛，阳气未振，故见脐腹作痛，肠鸣即泻，又名“五更泻”。然五脏皆能令人五更泻，非独肾也；虚实皆可令人五更泻，非独虚也。泻后则腑气通利，故泻后则安，腹痛得止。阳虚不能腐熟水谷，故泻下完谷不化。肾阳虚衰，失于温煦，故形寒肢冷。腰为肾之外府，肾阳衰惫，故腰膝酸软。舌质淡，苔白，脉沉细，为脾肾阳气不足之征。

（2）治疗原则：温肾健脾，固涩止泻。

（3）处方：四神丸加减。四神丸针对脾肾阳虚所致的五更泻，能振奋阳气，条达肝木，固涩肠道，三脏合治，恰合此证。方中肉豆蔻、补骨脂，有温补脾肾、涩肠止泻之功，故临床常用于肾阳虚衰的泄泻；吴茱萸、五味子温肝涩肠，吴茱萸显然是为疏肝止痛而设，因此证型泄泻有肝木侮土的病机存在。至于肠胃湿热、下痢以及肠胃积滞未清的泄泻则禁用此方。

7. 肝气乘脾证

（1）主要症状：泄泻肠鸣、腹痛攻窜、矢气频作，伴有胸胁胀闷嗳气食少，每因抑郁恼怒，或情绪紧张而发，舌质淡，脉弦。

忧思恼怒或情绪紧张之时，气机不利，肝失条达，横逆犯脾，气滞于中则腹痛。《内经》载“木强则侮土，故善泻也”，脾运无权，水谷下趋则泄泻。先贤有“诸病多生于肝，肝为五脏之贼，如人中之小人”之说，亦认为肝血易不足，肝气多有余，肝木极易戕害脾土。肝失疏泄，脾虚不运，脾的升清和运化功能失职，故胸胁胀闷，嗳气食少。舌苔薄白或薄腻，脉弦，是为肝旺脾虚夹湿之象。

（2）治疗原则：抑肝扶脾。

（3）处方：痛泻要方加减。芍药和白术二药亦是治疗泄泻的常用药，特别适合此类证型，一能缓急柔肝止痛，一能健脾除湿，恢复脾运，故合用能调和肝脾，抑木扶土，止痛止泻。陈皮辛可舒畅气机，炒香更能燥湿醒脾，协助白术恢复脾胃功能。防风能协助芍药调理肝的疏泄，恢复肝的功能。改方以腹痛即泻为主证，如大便呈水样，可以考虑酌情加车前子、茯苓、干姜温中分利。

（四）病案

患者，男，5岁，泻黄色水样大便1周。曾先后服藿香正气液、庆大颗粒等，效不显，遂改用静脉输液以消炎、补液，仍泄泻不止。证见泄泻如水注，粪色深黄而臭，日十余次，口渴，纳呆，精神疲倦，无泪多啼，舌光绛无苔，脉弦细数。查血象、大便均正常。本证多起于湿热泄泻，由于泻下无度，水液耗损，阴津受劫，津伤液脱，故精神疲倦，无泪多啼，胃阴伤则口渴引饮，阴亏津竭故见舌光绛无苔。细参脉证，揆度病机，为水热互结，下渗于大肠。证属湿热泄泻伤阴，治宜清热除湿，育阴止泻。乃效仲圣养阴清热利水之猪苓汤方立法。使利水不伤阴，滋阴不助邪，邪正兼顾，庶无差戒。处方：猪苓15g，阿胶13g（烊化），茯苓12g，泽泻12g，滑石20g，牡蛎20g，1剂后泻减，舌上津回。守方加麦冬12g，五味子3g，太子参12g。连服3剂，诸症俱除。

按：《伤寒论》云：“少阴病，下利六七日，咳而呕渴，心烦不得眠者，猪苓汤主之。”此即阴虚有热水气不利的证治。

该患儿泄泻不止，观精神困倦，无泪多啼，舌绛无苔等，此乃湿热泄泻伤阴之特点。急宜用扶阴化气，分利小便的猪苓汤。猪苓汤用于阳明余热尚存、热客下焦、阴伤水热互结，心烦不得眠，舌红少苔等阴虚热证。其治在利水基础上加滑石、阿胶育阴清热。方中猪苓、茯苓淡渗利水，阿胶味甘性平为血肉有情之品，与利水之猪苓、茯苓、泽泻合用，则功在滋阴润燥。今患儿泄泻伤阴，特用阿胶以滋之，是滋养无形以行有形也，使水去则热无所附，津复则口渴亦止。滑石、泽泻利水清热且不伤阴。加牡蛎以摄阴气，麦冬、五味子、太子参以增强滋阴固涩之功。阴亏而利小便，是根据气化的关系而设。阴伤则不化，致水湿潴留，真阴不生，而扶阴利水则能祛其水湿，使气化得复，津液得回，则泄泻自止。

六、肾病综合征

（一）概述

肾病综合征（nephritic syndrome，NS）是一组由多种原因引起的肾小球基底膜通透性增加，导致大量血浆蛋白从尿中丢失引起的临床综合征。临床上有四大特点：大量蛋白尿、低蛋白血症、高脂血症、明显水肿。西医诊断肾病综合征标准：①24小时尿蛋白定量大于3.5g；②血浆蛋白低于30g/L；③水肿；④血脂升高。其中①②两项为诊断所必须，并排除继发性肾病综合征，且肾功能正常者。

本病归属中医学“水肿”范畴。

（二）辨证论治

该病病程长，西医治疗常规选用糖皮质激素，而长期使用大剂量的皮质激素，可出现向心型肥胖、满月面容、多毛、无力、低血钾、水肿等副作用，可诱发高血压、糖尿病等疾病。

糖皮质激素泼尼松从中医理论来说系纯阳之品，服用日久伤阴。大量激素治疗后出现水热互结，湿热阴虚，水肿不消，反而伤阴，成阴虚兼水湿之证。表现为颜面或双下肢水肿，皮肤绷急，口咽干燥，面色潮红，面部痤疮，烦热口渴，大便干结，小便短赤，五心烦热，舌红少苔或苔黄腻，脉滑。当此之时，滋阴有助水邪之弊，利水又虑伤阴。临床运用中西医结合法治疗肾病综合征疗效比较满意。

（三）治疗方法

激素治疗：泼尼松 1mg/kg，晨起 1 次顿服，疗程 8～12 周；缓慢减药阶段：2～3 周，减少原用药量的 10%，当减至 20mg/d 左右时，更缓慢减药；维持阶段：以最低有效剂量（10mg/d）再维持半年左右为宜。同时给予对症支持治疗，保护肾功利尿、降压、降脂、改善微循环，控制感染等。注意休息并预防感冒，予低盐低精蛋白饮食。

中医治疗以养阴清热，健脾益肾利水为法。选用猪苓汤加味：猪苓 15g，茯苓 15g，泽泻 15g，滑石 20g，阿胶 12g（烊化），芡实 10g，金樱子 10g。脾虚水湿明显者，去滋腻寒凉之滑石、阿胶，加黄芪、白术、桂枝等温阳健脾利水之品；阴虚内热者加竹茹、生地等；有瘀血者加丹参、牛膝、丹皮、赤芍等益肾活血之药；呕吐者加半夏、吴茱萸、黄连等；气血亏虚者加党参、熟地黄、山药、黄芪等益气养血之品。

（四）病案

1. 朱某，男，41 岁，2006 年 11 月 4 日以无明显原因出现全身水肿就诊于我院门诊，查尿常规：蛋白（+++）收住院。住院查 24 小时尿蛋白定量 4.6g，肾功正常，胆固醇 16.3mmol/L，血小板计数 507×10^9/L。肾脏穿刺活检为微小病变肾病。西药给予泼尼松、保护肾功、利尿、降血脂、改善微循环等对症支持治疗，中药给予猪苓汤加味：猪苓 15g，泽泻 15g，滑石 20g，阿胶 12g（烊化），芡实 10g，金樱子 10g，黄芩 30g，白术 10g，土茯苓 10g。7 剂，水煎服，早晚温服。以后随症加减变化，住院治疗 34 日后，尿常规（－），24 小时尿蛋白定量 0.13g，水肿消失，患者无任何不适出院。出院后继续口服泼尼松等西药和猪苓汤治疗，定期复查。2007 年 7 月 13 日门诊查尿常规（－）。嘱缓停泼尼松，继续服用中药。

2. 患者，胡某，男，16 岁，因下肢浮肿 1 个月，加重 1 周。于 2010 年 4 月 19 日收入住院。患者于 1 个月前感冒后出现下肢浮肿，至南昌大学第一附属医院治疗。化验尿蛋白（++++），诊断为肾病综合征。予泼尼松 55mg/d 口服治疗后浮肿消退，小便转阴。但患者出院后未遵医嘱，口服泼尼松 20 余日后自行减量（具体用量不详）出现下肢浮肿进行性加重，颜面浮肿，腹水，小便减少，化验尿蛋白（+++），故于今日来我院就诊而收入住院。入院查体：T 36.3℃，R 18 次/分，P 91 次/分，BP 110/85mmHg，精神差，眼睑浮肿，面色苍白，两下肺呼吸音减弱，叩诊实音，心率 91 次/分，律齐，各瓣膜未闻及病理性杂音，腹部膨隆，无腹壁静脉曲张，腹软，无压痛、反跳痛，移动性浊音阳性，液波震颤阳性，双肾叩击痛阴性，双下肢高度凹陷性水肿。舌暗苔白腻，脉细涩沉取无力。辅助检查：尿常规示尿蛋白（+++），潜血（++）；血常规示：RBC 3.32×10^{12}/L，Hb 90g/L，WBC 11.28×10^9/L，N 82.1%，

L 11.1%，PLT 344 $\times 10^9$/L；血沉 60mm/h；凝血系列示：纤维蛋白原（Fib）5.51g/L，血浆凝血酶原时间（Pt）14.1 秒；生化全项示：血浆白蛋白 26.85g/L，胆固醇 16.0mmol/L，甘油三酯 5.83mmol/L；24 小时尿蛋白 3.6g；胸部 X 线片示：两膈面粗糙，肋膈角变钝；泌尿系 B 超示：左肾：101mm × 54mm × 44mm，右肾：98mm × 53mm × 43mm，双肾内部结构欠清晰，大量腹水。入院后予以泼尼松 65mg，口服，每天 1 次；钙尔奇 1 片，口服，每天 1 次；肠溶片 30mg 口服，每天 1 次；潘生丁 100mg，口服，每天 1 次；黄葵胶囊 5 片，口服，每天 3 次；正清风痛宁缓释片 2 片，口服，每天 3 次；苯扎贝特分散片 0.2g，口服，每天 2 次；低分子肝素钙 4100U 皮下注射，每天 1 次，与尿激酶 80000U 静滴，每天 1 次交替使用，间断使用人血白蛋白以补充血浆白蛋白及托拉塞米 40mg 静推利尿消肿，以灯盏花素 100mg 静滴，每天 1 次。中药以健脾益肾、活血利水为法，方用六味地黄汤加党参 15g、黄芪 30g。在此住院期间患者出现一次肺部感染，予以头孢甲肟 2g 静脉滴注，每天两次，治疗 1 周，肺部感染控制。上述治疗 8 周后患者仍感胸闷乏力，腰酸腹胀，纳减，下肢浮肿，小便量偏少，浑浊，泡沫多，大便不实，大量腹水，胸腔积液消失。化验：血浆白蛋白 18g/L；尿常规示：尿蛋白（+++）；肾功能示：BUN 19.1mmol/L；血常规示：RBC 3.15 $\times 10^{12}$/L，HGB 84g/L，PLT 273 $\times 10^9$/L。患者激素治疗 8 周无效，继续上述治疗方案。12 周后患者各项症状均未缓解，各项化验示血浆白蛋白 22.96g/L；尿常规示尿蛋白（+++）；肾功能示 BUN 18.6mmol/L；血常规示 RBC 3.26 $\times 10^{12}$/L，HGB 96g/L，PLT 272 $\times 10^9$/L；24 小时尿蛋白 3.0g。患者使用泼尼松治疗 12 周查尿蛋白（+++），据此西医诊断为：难治性肾病综合征（血尿素氮升高）。患者水肿迁延不愈，症见颜面及下肢浮肿，胸闷乏力，腰酸，腰部刺痛，腹胀，纳减，夜寐欠佳，小便少，大便不实，舌紫黯、苔白腻，脉细涩沉取无力。中医辨为水肿。证属气阴两虚，湿热蕴结，兼有瘀象。治宜益气养阴，清利湿热，活血通络。拟猪苓汤合补阳还五汤加减。口服30剂后患者精神好转，食欲增加，浮肿减轻，腹胀腰部刺痛感缓解，小便量正常，大便平。各项化验示尿常规：尿蛋白（+）；24小时尿蛋白1.6g；血浆白蛋白32g/L。患者出院后坚持门诊治疗，治疗仍以上方为主略做调整。半年后复查小便转阴，血浆白蛋白正常范围，随诊1年未再复发。

（五）讨论

肾病综合征（NS）是一个多病因、病情复杂、病程长的证候群。中医学认为主要是由于内外因素综合作用的结果。《素问·经脉别论》曰："饮入于胃，游溢精气，上输于脾，脾气散精，上归于肺，通调水道，下输膀胱，水精四布，五经并行。"这是对正常津液代谢过程的概括，代谢过程涉及肺、脾、肾与三焦。肺、脾、肾三脏功能衰弱，三焦通道不利，则津液运行停滞，必然会发生水肿。蛋白尿是肾病合征的重要特征之一，"夫精者，身之本也"（《素问·金匮真言论》），"阳化气，阴成形"（《素问·阴阳应象大论》）。长期蛋白尿使精微物质进一步减少，又加重肾阴不足，因此肾病综合征的本质应是阳本不足而致阴亦无余。阴亏因阳虚而成，是由阳虚及阴；在机体内行使一部分功能的精微物质丢失及机体各脏腑失去津液的濡润，必然会导致体内阳气更虚，是由阴虚及阳。在NS的整个病程是本虚标实，虚实夹杂，在治疗中只顾及一方面很难有效治疗本病。

糖皮质激素及细胞毒物是目前治疗各种病理类型的肾病综合征使用最为广泛，疗效最为确切的西药，其副作用也是大家公认的，在临床上，众多患者在大剂量、长期使用激素及细胞毒物的过程中，出现满月脸、水牛背、头晕、头痛、心烦易怒、失眠、手足心热，甚至精神失常等症状。此时患者多有舌质红绛、苔黄、脉来弦数躁动。此乃机体真阴亏耗，真阳受制，阴阳失调之证。此时配合使用中药，治疗以滋阴清热，健脾益肾利水为法，方选猪苓汤加减化裁，调和阴阳，使机体阴阳协调，脏腑状态得以调整，减轻激素、细胞毒药物的副作用，使激素、细胞毒药物充分发挥疗效。猪苓汤适用于在激素治疗、撤减阶段，或使用激素后仍然反复发作或激素抵抗的患者。现代研究证明，猪苓汤具有利尿作用，能降低尿蛋白、尿潜血、肌酐、尿素氮，有保护肾功的作用。

宗《金匮要略》猪苓汤之旨，本病从肾论治，以滋阴润燥、利水除热，有助于提高和巩固疗效，减轻和消除激素的副作用。其中猪苓入肾、膀胱二经，猪苓甘淡微苦，苦能下降直达少阴，甘淡能渗利水湿。茯苓淡渗利水。泽泻宣泄肾浊。滑石甘寒而滑，善清下焦之邪热而利小便。阿胶甘、平，滋阴润燥，对低蛋白血症、水肿甚者，可重用阿胶至3包。《医学衷中参西录》有重用阿胶治阴虚水肿的记载。现代药理研究证实，猪苓除有利尿作用外，还能提高细胞的免疫功能；茯苓醇提取物有明显的利尿作用，茯苓多糖能显著提高实验动物腹腔巨噬细胞吞噬能力，能激活T淋巴细胞和B淋巴细胞，并具有一定的增强免疫功能的作用。诸药合用，使水气去，邪热清，阴液生，诸症自解。现代药理研究证实：本方具有利尿、调整机体内水液代谢、改善肾功能及免疫功能等功效。在治疗肾病综合征中，出现阴虚火旺兼水湿之证，使用猪苓汤能取得较为满意的临床疗效。

综上所述，猪苓汤在治疗肾病综合征过程中可抑制激素的副作用，减轻患者的痛苦，改善症状，提高疗效。既可使中西药二者所产生的治疗作用加强，起到协同治疗的作用，又可抑制某些药物（激素）的副作用，二者相得益彰，取长补短，从而提高临床疗效，值得推广。

七、肉眼血尿

（一）概述

肉眼血尿，是指肉眼看到血样或呈洗肉水样尿。尿液中含有一定量的红细胞时称为血尿。仅在显微镜下才能发现红细胞者称为“显微镜血尿”。一般 1000mL 尿液中含 1mL 以下的血，肉眼不能辨认，仅微浑；含 2mL 血尿呈轻微红色；含 4mL 血时则有明显血色。经离心尿每高倍视野中有 3 个以上红细胞有病理意义。

（二）分类

根据肉眼血尿的定义大致可归为以下四类：

1. 泌尿系统本身病变　如肾盂肾炎、膀胱炎、肾结核等；免疫反应性疾患：如肾小球肾炎、肾病综合征等，泌尿系结石、如输尿管结石、肾结石等，泌尿系肿瘤：如膀胱癌、肾癌等，外伤、肾梗塞、肾下垂、药物和毒物（如磺胺药、庆大霉素、卡那霉素、四氯化碳中毒）等。这种血尿主要由肾脏血管破裂或毛细血管壁通透性增高引起。

2. 泌尿系统邻近器官的病变　如前列腺炎、精囊炎、急性输卵管炎等；子宫或直肠肿瘤等，这种血尿大多是炎症波及到泌尿系统，引起尿路系统毛细血管通透性增高的结果。

3. 全身性疾病　如败血症、急性细菌性心内膜炎、钩端螺旋体病、流行性出血热等感染；血液系统疾患如白血病，再生障碍性贫血、血友病、过敏性紫癜、血小板减少症；心血管疾患而来血尿，如充血性心力衰竭、肾动脉硬化症、结缔组织疾病如全身性红斑性狼疮、结节性多动脉炎等。根据临床观察，肉眼血尿以泌尿系统的肿瘤、结核和结石最为多见。遇到血尿患者应结合临床情况，确定出血部位、明确出血原因。

4. 运动性血尿　系指健康人在剧烈运动后骤然出现的一过性血尿。它与运动强度过大，运动量增加过快，身体机能情况下降关系密切。经临床检查，化验检查及特殊检查找不到其他异常的变化及原因。运动性血尿多数表现为镜下血尿，少数呈肉眼血尿，一般运动后不伴随其他异常症状和体征，仅感疲劳乏力。运动中止后，血尿迅速消失，一般不超过 3 天，预后良好，对身体健康无影响。出现运动性血尿，可作为不适应运动负荷或身体机能情况下降的信号。对于运动性血尿的诊断与处理十分重要。任何一例运动后血尿，均应作仔细问诊及检查。一过性血尿只有除外因全身性疾患、泌尿系病变、泌尿系附近器官的疾病引起的病理性血尿后，又符合运动性血尿的特点者才能诊断为运动性血尿。切忌把具有病理改变的运动后诱发的血尿当作运动性血尿，延误治疗。

（三）鉴别诊断

1. 肾肿瘤　多见于 40 岁以上的患者，为无痛全程血尿、当血块通过输尿管时，可发生疼痛。

2. *膀胱肿瘤*　为无痛全程间歇肉眼为主血尿，伴感染有膀胱刺激症状。

3. *肾结核*　为终末血尿，伴顽固的膀胱刺激征。

4. *泌尿系结石*　具有劳动后绞痛和血尿相继出现的特点。血尿应与血红蛋白相区别，血红蛋白尿在镜下见不到红细胞或见少许红细胞，大量红细胞破坏溶血，尿的颜色不呈红色而呈酱油色，但潜血试验为阳性。

5. *运动性血尿*　多见于运动员及军人高强度训练后。

（四）病案

崔某，女，84 岁，退休教师，2012 年 10 月 12 日初诊。患者 2008 年 4 月 10 日因“慢性肾功能衰竭”于天津中医药大学第一附属医院行腹膜透析置管术，规律腹膜透析，近 1 个月来无明显诱因出现肉眼血尿，伴腰酸、乏力，无尿频、尿急、尿痛。刻下：肉眼血尿，腰酸、乏力，舌光红无苔、舌边瘀斑，脉弦细涩。尿常规：尿白细胞（ - ），尿蛋白（ + ），尿潜血（ + + + ），尿红细胞计数 2243.40 个/μL；尿相差镜检示白细胞 3000 个/mL，红细胞 120000 个/mL，肾小球性红细胞 60.0%；泌尿系彩超：双肾实质回声增强，实质损害；尿肿瘤细胞：血性背景中未见癌细胞；全腹 CT 示：双肾萎缩，腹主动脉及双侧髂动脉硬化。每天用血凝酶 0.500U 静脉注射，对症治疗 1 周余，未见好转。遂予中医辨证施治。病属血证，证属湿热内蕴，阴虚血亏，虚实夹杂。治拟清热利水养阴，收敛化瘀止血。以猪苓汤合花蕊石散加味。处方：猪苓 15g，茯苓 15g，阿胶 30g（烊化），泽泻 15g，滑石 15g，煅花蕊石 10g，三七（冲）3g，血余炭10g，3剂。用法：每日1剂，水煎服，早晚饭后服。二诊：肉眼血尿稍减轻，腰酸、乏力明显减轻，舌红无苔，边有瘀斑，脉弦细涩。复查尿常规：尿白细胞（-），尿蛋白（-），尿潜血（++），尿红细胞计数80个/μL。上方煅花蕊石加为15g，血余炭加为15g，继服4剂。三诊：肉眼血尿消失，小便色黄，大便调，腰酸、乏力愈，舌红苔少，舌边痕斑，脉细涩。再查尿常规：白细胞（-），尿蛋白（-），尿潜血（++），尿红细胞计数5个/μL，未予调整方药，按上方继服5剂，后患者出院未再复诊。

按：肉眼血尿为急慢性肾脏病常见的表现，中医诊疗中需分清“证”与“病”，应注重辨证与辨病的结合。“证”是“病”的外在表现形式，“病”是“证”产生、发展、变化的基础，“证”和“病”是一种因果关系，有着密不可分的联系。临床主张借用西医诊断，运用西医各项理、化检查等手段，确定西医疾病，明确疾病或症状的机制，特别强调在无证可辨，无证可求之时，需通过病理诊断，明确病因，辨病施治，在此基础上不可忽视舌脉的变化，以做到见微知著，知常达变。如西医诊断不明确或未见明显异常，需要重视患者症状、体征的转变，主张舌象和脉象的灵活辨析，以及洞察二便的内在机制。

本案湿热为患，迁延日久，水热互结，伤及下焦血络而尿血。西医在早期治疗中未予病因及病性的针对性诊断，在对症治疗中也未显效。本案重视舌、脉的变化，辨证为湿热内蕴、阴虚血亏、虚实夹杂，辨病为血证，结合西医客观检查的动态变化，治以清热利水养阴、收敛化瘀止血，拟猪苓汤合花蕊石散加味。方中茯苓甘淡，健运中焦，交通心肾；猪苓导热下行，功专清热利水而不伤阴；泽泻咸寒，行水滋阴，泄膀胱湿热；

滑石清热降火，利水通淋，交通水火；阿胶为血肉有情之品，味厚而甘，滋真阴，济心火，止妄血；加《十药神书》之花蕊石散，急则治其标，以酸涩固摄血液；加用血余炭、三七，一是增强阿胶、花蕊石收敛之功，二是祛除离经之血以止血。且三七止血不留瘀、祛瘀不伤正，于尿血尤为适宜。全方共奏清热育阴止血之功，补而不滞，利而不伤，敛中有散，散中有补，攻补兼施，散敛并行。

八、2 型糖尿病合并泌尿系感染

（一）概述

2 型糖尿病可引起神经病变、小血管形态及功能异常、机体防御机能减弱等病理变化，从而导致感染发生，并且不易治愈。而感染又可使机体处于应激状态，成为血糖居高不降，控制不稳的诱因。2 型糖尿病（相当于中医学的“消渴”）合并感染性疾病中，以泌尿系感染（相当于中医学的“淋证”）最为常见，且多反复发作，缠绵不愈。

《伤寒论》云：“若脉浮，发热，渴欲饮水，小便不利者，猪苓汤主之”“少阴病，下利六七日，咳而呕渴，心烦不得眠者，猪苓汤主之”。从方证条文分析，猪苓汤亦是治疗消渴合并淋证的首选最佳方药。

（二）临床表现

尿频、尿短、尿急、尿痛，尿道有灼热感，或偶伴发热，但不恶寒及身痛，或伴腰部酸痛，或便秘，或口渴，或小腹部痛，舌质红苔黄腻，脉细滑数或弦数。

（三）治疗方法

患者常规口服降糖药，并用猪苓汤加味治疗。

猪苓汤药物组成：猪苓、阿胶各 20g，泽泻、茯苓、滑石各 15g，生地榆、生槐角各 10g。伴大便秘结或尿道灼热痛者加生大黄 7g，薏苡仁 15g；伴发热者加金银花 15g；口渴甚者加天花粉 20g，生地 10g；腰部酸痛者加牛膝 20g。每日 1 剂，水煎，分 2 次口服。

（四）讨论

2 型糖尿病可引起神经病变、小血管形态及功能异常、机体防御机能减弱等病理变化，从而导致感染发生，并且不易治愈，而感染又可使机体处于应激状态，成为血糖居高不降、控制不稳的诱因。

中医学认为，消渴病机以阴虚为本，而淋证病机为湿热邪实。阴虚加之湿热下注，虚实夹杂，如治疗上一味养阴，可能助湿；而一味清热利湿又会加重阴液耗伤。故治疗本病必须二者兼顾，用方精当。在邪实阶段，以祛邪为主，治病防变。《伤寒论》中云："若脉浮，发热，渴欲饮水，小便不利者，猪苓汤主之""少阴病，下利六七日，咳而呕渴，心烦不得眠者，猪苓汤主之"。从方证条文分析，猪苓汤亦是治疗消渴合并淋证的首选最佳方药。本方养阴不助湿邪，清热利湿而不伤正，正与本病病机相符。随症加入生地榆、生槐角，同为治淋证要品：地榆生用，凉血清热力专，直入下焦，泄热而除疾；生槐角入肝经血分，可泄血分湿热。现代药理研究证明，地榆、生槐角具有解毒、抗菌、消炎作用。由于临床注重辨证与辨病相结合，故取得较好临床疗效。

九、难治性肝硬化腹水

（一）概述

难治性肝硬化腹水，主要表现对利尿剂抵抗，常由门脉高压、低蛋白血症、淋巴液外渗、内毒素血症及各种体液因子失调等交杂引起。本病属于中医学“鼓胀”范畴。中医学认为，本病属于湿热蕴结、肝肾阴虚，常因病机寒热矛盾，清热滋阴则助湿，温阳利水则助热，临床治疗困难。

（二）临床应用

1. *一般资料*　选取肝硬化难治性腹水患者23 例，男16 例，女7 例；平均年龄（47 ±2.6）岁；平均病程（15 ±1.8）年；其中慢性乙型病毒性肝病14 例，血吸虫肝病6 例，酒精性肝病3 例。所有患者均经B 超、生化等检查确诊，并排除癌性腹水、自发性腹膜炎，所有患者均多次住院治疗，符合难治性腹水的诊断标准。

2. *治疗方法*　所有患者入院后予肝、肾功能检查，测体重、腹围、24 小时尿量及24 小时尿钠，严格限钠饮食及猪苓汤加减治疗，7 日为1 个疗程，疗程结束后同时检测肝、肾功能、体重、腹围、24 小时尿量及24 小时尿钠并行自身前后对比。

猪苓汤辨证加减：腹大坚满，烦热口苦，便秘，舌红苔黄腻或兼灰黑，脉弦数者重用黄连；腹大胀满，青筋暴露，面色晦滞，唇紫，口燥，心烦，牙龈出血，鼻出血，舌质红绛少津，脉弦细数，加六味地黄丸；少津者加玄参、石斛、麦冬；腹大坚满，脉络怒张，胁腹刺痛，面色黯黑，面颈胸臂有血痣，手掌赤痕，大便色黑，口渴，饮水不能下，舌质紫红，或有紫斑，脉细或濡者，加用血府逐瘀汤。

3. 治疗结果　腹围下降 5cm 为显效；腹围下降大于 1cm、小于 5cm 为有效；腹围下降小于 1cm 或不变，或增加者为无效。结果治疗 7 日，显效 5 例（21.74%）；有效 11 例（47.83%）；无效 6 例（26.09%），有 4 例改用腹水浓缩回输术，2 例改用排放腹水治疗；死亡 1 例，死于急性上消化道大出血。总有效率 69.57%（$P<0.01$），全部接受疗程治疗的 22 例，均取得了明显的疗效，24 小时尿量及 24 小时尿钠排出量明显增加（$P<0.01$）。体重、腹围前后对比下降明显（$P<0.05$），肾功能无明显差异。

（三）讨论

难治性肝腹水病机错综复杂，但本虚标实为其根本，因肝、脾、肾三脏受损，气血水瘀积腹内，而致鼓胀至晚期肝病者，皆以本虚邪盛为多见，则非脾肾阳虚，即肝肾阴虚，且以阴虚血瘀为多见，常夹湿热，寒热矛盾，虚实相兼，治疗极为困难。猪苓汤出于《伤寒论》，本以治阳明、少阴二经水热，但实为益阴，正如《古今名医方论》赵羽皇点评：“仲景制猪苓汤，以行阳明、少阴二经水热，然其旨全在益阴，不专利水……方中阿胶养阴，生新祛瘀，于肾中利水，即于肾中养阴；滑石甘滑而寒，于胃中去热，亦于胃中养阴；佐以二苓之淡渗者行之，既疏浊热而不留其瘀壅，亦润真阴而不苦其枯燥，源清而流有不清者乎？”可见，其方旨在养阴，兼有清热，利水，除瘀，故符合鼓胀之证。

现代药理研究证实，茯苓、猪苓及泽泻，三者皆有利尿作用，能促进 Na^+、K^+、Cl^- 的排泄功能，尤以猪苓、泽泻为甚，且有增加免疫功能，增强单核吞噬系统吞噬功能，具有保肝、抗炎作用。猪苓汤加减具有很好利尿作用，且治疗效果明确，有效率达到69. 57%，故不失为良好的治疗方法。

十、肝癌癌性腹泻

（一）概述

癌性腹泻是指恶性肿瘤引起的腹泻，主要表现为排便水分及排便次数的异常增多，严重或不可控制的腹泻可引起脱水、电解质紊乱和肾功能不全而使病情恶化，是引起癌症患者恶液质的主要原因之一。

《伤寒论》中将泄泻、痢疾统称为下利。

319条猪苓汤证："少阴病，下利六七日，咳而呕渴，心烦不得眠者，猪苓汤主之"。其病机为少阴热化，阴虚水热互结，水热互结下焦，因水性变动不居，若水气偏渗大肠则下利，治以扶正祛邪，育阴利水之猪苓汤。水属阴邪，非阳莫化，所以少阴水气证多见于阳虚寒证，如真武汤证，但少阴真阴虚衰，邪热与水气互结，亦可导致水气证，只是临床阴虚水气证较阳虚水气证少见而已。

（二）辨证论治

仲景指出下利病因众多，病机不同，证候复杂，兼症各异，除六经下利之外，寒热虚实有之，病证夹杂者亦有之，临证时须详审病机，因证立法，依法组方，断不可刻守一方，以应万变。

癌性腹泻主要与邪毒内蕴、脾胃虚弱、脾肾阳虚、湿毒内攻诸因素有关，根据临床表现将癌性腹泻分为以下五型：

1. 脾胃虚弱型　治以益气健脾止泻，方选参苓白术散加减。

2. 癌毒内侵型　治以清热利湿，方选葛根芩连汤加减。

3. 脾肾阳虚型　治以温补脾肾，固涩止泻，方选真人养脏汤加减。

4. 肝郁脾虚型　治以疏肝行气，健脾止泻，方选痛泻要方加减。

5. 肾阴虚下利型　目前，对癌性腹泻的中医中药研究中尚未见有肾阴虚下利型的报道，但通过对肝癌癌性腹泻的临证观察看来，部分患者确属此型，以猪苓汤加减治疗往往可获佳效。

（三）病案

1. 患者，男，55岁，农民。2009年9月13日就诊。该患者有乙肝、肝硬化病史21年。2个月前因低热、肝区痛在当地医院行肝脏增强CT检查，确诊为原发性肝癌。口服复方斑蝥胶囊，未做手术、介入治疗及放化疗。近10余天出现腹泻，少则3~4次/日，多则7~8次/日，口服易蒙停腹泻减轻，停药后腹泻加重，故来我院要求服中药治疗。刻诊：精神萎靡，午后自觉发热，右肋隐痛，按之痛减，口渴，纳差食少，时时欲呕，心烦，夜寐不佳，尿少色黄，大便质稀，泻下如注，粪色深黄而臭，舌光绛无苔，脉弦细数。查血常规、便常规无感染征象。参其脉证，考虑为水热互结，下渗于大肠所致。治宜清热除湿，育阴止泻。效仲景之猪苓汤养阴清热利水，使利水不伤阴，滋阴不助邪，邪正兼顾。处方：猪苓15g，茯苓12g，阿胶10g（烊化），泽泻12g，滑石20g（包煎）。1剂后泻减，守方加太子参12g，五味子5g，白芍5g，佛手9g。连服3剂，泻止，诸症俱减。

按：肝癌一般都是在长期慢性肝病的基础上发生的，主要是肝硬化。在我国，主要是乙型和丙型肝炎病毒感染所致的肝炎后肝硬化。日久及肾，终致肝肾阴虚，余毒未去，少阴热化，阴虚水热互结下焦，形成阴虚水气证。加太子参、五味子、白芍以增强滋阴固涩之功，且酸以入肝，能够同时养阴柔肝，补肝体，加入佛手能疏肝行气，助肝用，使滋而不腻。

2. 患者，女，42 岁，于2009 年11 月2 日来诊。症见：面色萎黄，面目浮肿，乏力，食纳欠佳，胃部不适，胃胀，时有干呕，月经量多，经期延长，经色黯淡。查血压 130/80mmHg，心肺（－）。双下肢浮肿，压陷（＋＋），舌质红、有裂纹、无苔，脉沉细弱。实验室检查：五项酶标：正常。丙肝抗体（－）。肝功 AST 16U/L，ALT 24U/L，总蛋白 55g/L，白蛋白 30g/L，球蛋白 24g/L。尿化验：正常。肾功：正常。彩超：肝、胆、脾、泌尿系统、子宫、附件均未见异常。胃镜：慢性浅表性胃炎。患者自诉一向食素，近 2 年由于慢性胃炎所致食欲欠佳，体质越来越虚，出现水肿。考虑脾胃素虚，脾虚日久不能健运，以致气不化水，水邪泛滥，故全身浮肿。脾虚气血生化乏源，阳不温煦，故面色萎黄。脾虚运化无力，故脘胀纳减。脾虚不能统血，故月经量多，经期延长。给予健脾利湿，方用参苓白术散和五苓散加减，组方如下：白术 15g，泽泻 20g，猪苓 20g，茯苓 20g，桂枝 15g，党参 20g，陈皮 20g，扁豆 15g，山药 20g，甘草 15g，砂仁 15g（后下），薏苡仁 30g。水煎，日 1 剂早晚分服，服药 5 剂后，浮肿略消。二诊效不更方，继服前方 5 剂，患者自诉食量略增，胃胀减轻，但仍浮肿，效果不甚理想。自忖患者舌质红、有裂纹、无苔，一派阴虚之象，应属阴虚水肿，与《金匮要略》中猪苓汤证病机相符。猪苓汤证病机为阴虚，水热互结，故改用猪苓汤加减：猪苓 20g，泽泻 20g，茯苓 20g，滑石 20g（包煎），阿胶 20g（烊化），山药 25g，薏苡仁 25g，党参 20g，黄芪 30g，白术 15g，陈皮 15g，砂仁 15g（后下），麦门冬 20g，熟地黄 20g，石斛 20g，当归 20g。水煎，日 1 剂，早晚分服。服药 5 剂后，患者自觉病症明显改善，浮肿已消大半，食量增加。时值经期，月经量亦明显减少。继服 7 剂调理而痊愈。

按：猪苓汤出自《金匮要略·消渴小便不利淋病脉证并治第十三》，原文：脉浮发热，渴欲饮水，小便不利者，猪苓汤主之。猪苓汤方：猪苓（去皮）、茯苓、阿胶、滑石、泽泻各一两。上五味，以水煎服，先煎四味，取二升，去滓，纳胶烊消，温服七合，日三服。主治水热互结，郁热伤阴的小便不利，虽然证候与本例患者不相符，但病机相似，故用后效果立竿见影。看来运用经方不应只背诵原文，更应参透病机，才能灵活运用，取得良好效果。

十一、导尿管相关性尿路感染

（一）概述

在重症监护科抢救危重患者时，留置导尿管是比较常见的临床措施，但因此而产生的导尿管相关性尿路感染（CAUTI）已成为最重要的医院感染类型之一。因 ICU 患者病情危重、基础疾病复杂，长期应用广谱抗生素、机械通气、留置导尿管时间较长等因素，极易发生 CAUTI。感染菌株多为多重耐药菌株或泛耐药菌株。在美国卫生保健相关感染体系中，导尿管相关性尿路感染率高达 34%，导致了大约 2.3% 的病死率，其中有 25%～60% 的人死于尿毒症。目前，西医的治疗主要在于抗感染。

尿路感染在中医学中属淋证范畴，其主要病机在于湿热下注、膀胱气化不利。治疗法则主要为清热利尿。

（二）临床表现

1. CAUTI 诊断标准　根据 2009 年美国感染病学会国际临床实践指南制定的《成人导管相关尿路感染的诊断、预防和治疗》指出 CAUTI 诊断标准为：留置导管、耻骨上方导尿管或间歇导尿管的患者出现尿路感染中 UTI 相应的症状、体征，且无其他原因可以解释，同时导尿管留取标本或拔除导尿管、耻骨上方导尿管或安全套导尿管后 48 小时内留取的清洁中段尿标本细菌培养菌落计数 >103cFu/mL。

2. CAUTI 临床表现　发热、寒战、意识改变、不适、无诱因昏睡、腰痛、肋脊角痛、急性血尿、盆腔不适，已拔除导尿管的患者可有排尿困难、尿频、耻骨上方疼痛或压痛。脊髓损伤的患者 CAUTI 的相应症状为持续痉挛、自主反射障碍或不安。

（三）治疗方法

在采用西医常规治疗、专科护理的基础上，按照常见病原菌经验性给予抗生素治疗，随后按尿培养结果给予目标性治疗。在上述方案的基础上加用猪苓汤治疗。处方：猪苓、茯苓、泽泻、滑石、当归各 15g，阿胶 10g（烊化），生薏苡仁 30g。每天 1 剂，水煎服，取汁 200mL，分早、晚 2 次，鼻饲。

方中以猪苓为君，故冠以方名。猪苓、茯苓、泽泻皆淡渗利湿之品，而茯苓又能健脾崇土；滑石利窍通淋，导热泻热；阿胶为血肉有情之品，滋阴养血；加生薏苡仁解毒排脓、利尿消肿，可加强猪苓汤清热利水的作用；当归联合阿胶养血活血止血，扶正祛邪。诸药配伍，共奏清热利水养阴之效。药理研究显示，茯苓有显著利尿作用，对大肠杆菌、金黄色葡萄球菌、变形杆菌等有抑制作用，还能提高小鼠腹腔单核细胞的吞噬功能，对小鼠体液免疫功能有促进作用；猪苓利尿作用较茯苓更强，对金黄色葡萄球菌、大肠杆菌亦有抑制作用；动物实验表明，阿胶可将机体单核吞噬细胞功能提升，且与氢化可的松诱发的细胞免疫抑制作用进行对抗；滑石利尿作用显著，对大肠杆菌和葡萄球菌均有抑制作用。且阿胶、滑石其性黏滑，对膀胱尿道炎性黏膜面均有黏附作用，能缓解炎症。

（四）讨论

猪苓汤首见于《伤寒论》，第223条曰：“若脉浮，发热，渴欲饮水，小便不利者，猪苓汤主之。”该方由猪苓、茯苓、泽泻、滑石、阿胶五药组成。

邓伟巨采用加味猪苓汤治疗泌尿系感染100例，发现治疗组和对照组总有效率差异无统计学意义，但治疗组的副反应和复发率明显低于对照组，本研究从实验室角度进一步明确了该方治疗尿路感染的优势。

综上所述，猪苓汤具有杀菌、抑菌、提高免疫力等作用，不良反应少，在CAUTI中可作为辅助用药，能提高疗效，减轻抗生素的选择压力，减少耐药菌株的产生。

十二、癌性腹水

（一）概述

癌性腹水是恶性肿瘤晚期患者常见的并发症，归属中医学“鼓胀”范畴。

目前西医治疗手段以腹腔化疗为主，配合反复穿刺抽液，长期置管引流，限制水盐摄入、输注白蛋白、利尿等，但效果不佳，且腹腔内灌注大量化疗药物，会产生诸多不良反应。而中医药在治疗癌性腹水上，具有较明显的优势，作用较持久。

张仲景在《伤寒论》中也提道：“若脉浮，发热，渴欲饮水，小便不利者，猪苓汤主之”。《本草纲目》云：“猪苓淡渗，气升而又能降，故能开腠理，利小便。”《药性论》也记载说：“（猪苓）解伤寒温疫大热，发汗。”猪苓为传统利水渗湿的常用中药，药用已有2000年历史。

（二）临床应用

1. 一般资料　选取恶性肿瘤伴腹水的患者60例为研究对象。随机分为治疗组和对照组，各30例。其中治疗组男性18例，女性12例；年龄38～76岁，平均（56±10.88）岁。对照组30例，男性16例，女性14例；年龄40～74岁，平均（54.5±11.6）岁。两组患者性别、年龄、原发肿瘤等一般资料比较，无统计学差异（$P>0.05$），具有可比性。

中医辨证标准（水热互结证）：渴欲饮水、小便不利、发热、心烦不得眠，或咳，或呕，或下利，舌红苔少，脉浮。

纳入标准：①经病理组织和/或细胞学检查证实为恶性肿瘤；②经B超或CT检查证实腹腔内有中或大量腹水且腹腔穿

刺液证实为癌性腹水；③病情发展迅速，1 周内需再次抽取积液者；④预计生存期 > 2 个月；⑤KPS ≥ 50 分；⑥符合上述中医辨证标准。

排除标准：①严重脏器功能损害者；②KPS < 50 分；③入组前 1 个月内接受化疗者；④依从性差，不能坚持完成治疗者；⑤同时采用其他治疗手段者。

2. *治疗方法*　对照组患者采取腹腔穿刺置管引流放液，将腹水排尽后，确认患者无明显不良反应后，依次向腹腔内注入白细胞介素 -2（IL -2）100 万 U 加生理盐水 20mL、地塞米松 5mg、利多卡因 100mg。嘱患者平卧，变换体位，并用手适当推拿腹部，以利于药物均匀地分布在腹腔各部。每周 1 次，共 4 次。

治疗组患者在上述治疗基础上，口服猪苓汤加味中药煎剂进行治疗。处方组成：猪苓 30g，茯苓 15g，泽泻 15g，阿胶 15g，滑石 10g，苦参 10g，黄芪 50g，葶苈子 10g，龙葵 20g。制成每袋 150mL 的煎剂，每次服用 1 袋，每日 2 次，连续服用 4 周，与上述治疗同步进行。所有患者经上述治疗 4 周后进行疗效评定。

3. *疗效评定*

（1）观察指标：根据 B 超检查评价两组患者治疗后腹水消退情况；同时观察患者有无发热、恶心、呕吐、腹痛等不良反应及肝肾功能、电解质的变化情况。

（2）评定标准：腹水消退情况参照 WHO 标准：完全缓解（CR）：腹腔积液完全消失且持续 4 周以上；部分缓解（PR）：腹腔积液深度减少 1/2 以上，且持续 4 周以上；无变化（NC）：腹腔积液深度减少 1/2 以下或无变化；进展（PD）：腹腔积液深度增加。有效（RR）＝CR＋PR。

4. 结果　统计学方法采用 SPSS 15.0 软件进行统计学分析，计数资料采用χ^2检验，$P<0.05$ 认为有统计学意义。

治疗组患者有效为20例，总有效率为66.7%；对照组有效为11例，总有效率为36.7%，两组比较，有统计学意义（$P<0.05$）。

（三）讨论

癌性腹水归属中医学“鼓胀”范畴，鉴于癌性腹水出现于肿瘤晚期，久病必虚，又有水湿停于腹中的表现，为本虚标实之证，治疗应标本兼顾。津液不行，积聚于腹，则机体处于津伤状态，气滞、血瘀、水停之邪实，郁久又可化热。着眼于水、热、阴伤三方面，应用猪苓汤利水渗湿、清热育阴，同时加入黄芪扶正培本、祛邪利水；苦参清热燥湿利尿；葶苈子泻肺化饮，利水消肿。现代药理研究表明，猪苓汤除有利尿消肿作用外，还有抑癌和对抗抗癌药物毒副反应的作用；苦参具有抗癌及改善机体免疫功能的作用；黄芪能改善患者免疫功能，促进造血；葶苈子具有抗癌作用。

腹腔内灌注治疗已成为治疗恶性腹腔积液的主要方法，且有一定的疗效。白介素－2（IL－2）是细胞中最重要的细胞因子之一，也是当前比较成熟的临床生物治疗药物。IL－2 能支持 T 细胞的生长，通过 T 细胞、B 细胞、NK 细胞、巨噬细胞表面受体激活、诱导其他细胞因子的活性。而且，它还具有多种生物学功能，包括诱导抗原刺激的 T 细胞增殖，增强 MHC 限制性的抗原特异 T 细胞的细胞毒作用，诱导大颗粒淋巴细胞、NK 细胞的 MHC 的非限制性 LAK 活性等。此外，IL－2 可增强血管通透性，有助于肿瘤区进一步摄取超抗原及效应细胞，通过改变膜的通透性消退腹水。

临床采用腹腔内灌注结合中药猪苓汤加味治疗晚期癌症所致腹水，结果显示：腹水消退情况治疗组患者有效为20例，总有效率为66.7%；对照组有效为11例，总有效率为36.7%，两组比较，有统计学意义（$P<0.05$）。

十三、湿热型IgA肾病

（一）概述

湿热型IgA肾病是肾内科常见疾病类型，其主要病理改变为原发性肾小球病变，因多种因素造成肾小球基底膜有免疫复合物沉积，蛋白质漏出，如果蛋白质漏出不能进行纠正，可能继发性地出现水肿、血液高凝。中医学认为，产生湿热型IgA肾病的根本原因是肾虚，湿热内蓄，瘀血居多，肾脏毛细血管容易受到损伤，气血不畅、血脉瘀滞。

（二）临床应用

1. 一般资料　选取120例湿热型IgA肾病患者的临床资料进行分析，依据治疗措施不同进行临床分组，对照组60例，男26例，女34例；年龄27～48岁，平均（42.3±5.0）岁；平均病程（3.5±1.4）年。观察组60例，男25例，女35例；年龄29～49岁，平均（41.5±5.4）岁；平均病程（3.7±1.6）年。两组患者性别、年龄、病程等一般资料比较差异无统计学意义（$P>0.05$），具有可比性。

2. 方法

（1）对照组：泼尼松（天津天药药业股份有限公司，生产批号：H20130125）1mg/(kg/d)；潘生丁（山西亚宝药业有限公司，生产批号：H20130212）口服5mg/kg，3次/日；贝那普利（北京诺华制药有限公司，生产批号：H20130506）每次10mg，1次/日，连续治疗3个月。

（2）观察组：在对照组的基础上加用猪苓汤、小蓟饮子联合治疗，两种药物分开应用，两种药物间隔2小时以上。

猪苓汤：猪苓9g、茯苓9g、泽泻9g、滑石9g、阿胶9g、穿心莲15g、白花蛇舌草15g、益母草15g、三七10g，温水煎服，2次/日。

小蓟饮子：小蓟15g、生地15g、藕节10g、滑石10g、山栀（炒）9g、当归尾8g、蒲黄8g、淡竹茹8g、甘草6g、通草5g。小蓟饮子随症加减：气血虚者，加用太子参12g、黄芪15g；血尿严重患者，加用仙鹤草15g、白茅根15g；血热明显者加槐花15g、地榆15g。温水煎服，2次/日。

3. 观察指标　肾功能观察两组治疗前后24小时尿蛋白定量、内生肌酐清除率（Ccr）、尿素氮（BUN）、肌酐（SCr）情况。肾小球损伤观察两组治疗前后α_1-微球蛋白（α_1-MG）、视黄醇结合蛋白（RBP），β_2-微球蛋白（β_2-MG）。

4. 疗效　依据病情分为痊愈、显效、有效、无效。

痊愈：临床表现和临床体征完全消失，蛋白尿、血尿持续性阴性，SCr有所降低。

显效：临床表现和临床体征明显缓解，蛋白尿持续减少大于50%，尿中红细胞恢复正常状态，SCr比基础值无明显变化或者升高比例小于50%。

有效：临床表现和临床体征明显改善，蛋白尿减少大于25%，尿中红细胞减少大于25%，SCr比基础值升高比例小于100%。

无效：上述指标均未达到者。总有效＝痊愈＋显效＋有效。

5. 结果

（1）肾功能情况比较：两组治疗前24小时尿蛋白定量、Ccr、BUN、SCr比较差异均无统计学意义（$P>0.05$）。两组治疗后24小时尿蛋白定量均显著低于治疗前（$P<0.05$），Ccr、BUN、SCr与治疗前比较差异均无统计学意义（$P>0.05$）。观察组治疗后24小时尿蛋白定量显著低于对照组（$P<0.05$），两组治疗后Ccr、BUN、SCr比较差异均无统计学意义（$P>0.05$）。

（2）肾小球损伤情况比较：两组治疗前，α_1－MG、RBP、β_2－MG比较差异均无统计学意义（$P>0.05$），两组治疗后，α_1－MG、RBP、β_2－MG均显著低于治疗前（$P<0.05$），且观察组治疗后。α_1－MG、RBP、β_2－MG均显著低于对照组（$P<0.05$）。

（3）临床疗效比较：观察组总有效率显著高于对照组，差异有统计学意义（$P<0.05$）。

（三）讨论

湿热型IgA肾病患者的肾小球基底膜往往沉积大量的免疫复合物，机体补体系统被激活，从而造成肾小球、肾小管出现免疫性损伤，毛细血管通透性增加，发生红细胞外漏。湿热型IgA肾病属于系膜增生性肾病，其发生机制尚不十分明确，基本上可以分为免疫性发病机制和非免疫性发病机制。其中免疫性发病机制是免疫反应引起免疫复合物和补体直接作用于系膜细胞，炎性反应诱发淋巴细胞激活、细胞因子异常性分泌，从而导致系膜细胞和细胞因子相互作用。非免疫性机制主要是高灌注血流、血小板功能异常等改变，诱发系膜病理变化。系膜细胞不仅具有单核巨噬细胞吞噬效果，同时还有一定的分泌功能，多种因素共同作用，造成 B 淋巴细胞活跃，分泌出各种不同细胞因子，从而促进系膜细胞异常增生，湿热型 IgA 肾病会导致肾小球硬化和纤维化，从而最终出现肾功能衰竭。

猪苓汤首次见于《伤寒论》："阳明病……若脉浮，发热，渴欲饮水，小便不利，猪苓汤主之。""……以汗多胃中燥，猪苓汤复利其小便故也。"猪苓汤主治阴虚水热互结，临床症状主要是发热、渴欲饮水、心烦失眠、小便不利。方中猪苓淡渗利水，水湿沿着小便排出，茯苓、泽泻可以有效辅助猪苓发挥利水渗湿功效，滑石可祛湿热，阿胶则滋阴润燥，诸药合用可利水清热、滋阴养阴。另外，方中还加入了益母草、三七、穿心莲等。益母草中的主要成分是益母草碱、水苏碱、益母草定等生物碱，可以显著降低血浆黏稠度。小蓟饮子，中医方剂名，为理血剂，具有凉血止血、利水通淋之功效，主治热结下焦之血淋、尿血。临床表现为尿中带血、小便频数、赤涩热痛、舌红，脉数，常用于治疗急性泌尿系感染、泌尿系结石等属下焦瘀热、蓄聚膀胱者。

本研究通过分析 120 例湿热型 IgA 肾病患者的临床资料，依据治疗措施不同进行临床分组，对照组采用泼尼松基础治疗，观察组采用基础治疗 + 猪苓汤、小蓟饮子联合治疗，结果表明，两组治疗后 24h 尿蛋白定量均显著低于治疗前，两组治疗后 Ccr、BUN、SCr 与治疗前比较均无明显差异，观察组治疗后 24h 尿蛋白定量低于对照组，两组治疗后 Ccr、BUN、SCr 比较均无明显差异，提示两组患者治疗过程中，药物对于肾功能的影响无明显差异。两组患者治疗前。α_1 - MG、RBP、β_2 - MG均无明显差异，两组治疗后。α_1 - MG、RBP、β_2 - MG均低于治疗前，且观察组治疗后α_1 - MG、RBP、β_2 - MG均低于对照组，观察组总有效率高于对照组，提示猪苓汤联合小蓟饮子治疗湿热型IgA肾病可以有效抑制系膜细胞增生，降低BUN、SCr水平，改善血尿、蛋白尿的临床表现，缓解肾功能的损伤，在一定程度上保护肾脏功能，提高肾小球滤过水平，抑制系膜基质分泌，减少肾小球硬化。

十四、急性肾小球肾炎

（一）概述

急性肾小球肾炎也称急性肾炎和急性肾炎综合征，其主要的临床表现有血尿、蛋白尿、水肿、高血压等。轻者可自愈，重者一般存在心力衰竭、呼吸衰竭等多种并发症，若无法及时采取有效措施予以治疗，对患者的身体健康及生命安全构成极大的威胁。

急性肾小球肾炎属中医学“风水”或“阳水”范畴。多由外感风邪，肺失宣发、肃降；或因湿热由表及里，陷于血分，伤及脉络所致。

（二）诊断及临床表现

1. 诊断标准　病前1～4周有前驱感染，临床表现有浮肿、高血压、少尿、血尿，尿检查可见蛋白、红细胞及管形。

2. 临床表现　为浮肿，尿少短赤甚或血尿，血压增高，大便正常或秘结，舌质红苔薄白或黄腻，脉浮或滑。发病前多伴有咽喉肿痛，或发疮疡脓肿，或肢节疼痛等。

（三）治疗方法

猪苓汤：茯苓 10g，泽泻 10g，猪苓 10g，滑石 15g，阿胶 15g。初期兼有表邪者，加麻黄 10g，白术 10g，生姜 6g；肉眼血尿或尿如浓茶、尿检红细胞（++）以上者，加小蓟 10g，侧柏炭 10g，茜草 10g；咽喉溃烂者，加紫草 10g，赤芍 10g，大青叶 10g；头晕目眩，血压升高者，加女贞子 15g，黄柏 10g，牛膝 10g，菊花 10g，石决明 15g；兼有疮疡者，加蒲公英 15g，金银花 15g；便秘者，加大黄 10g；后期兼滋肾养肝，加山茱萸 10g，山药 10g，丹皮 10g。每日 1 剂，加水 350mL 煎至 150mL，早、晚各煎服 1 次。

（四）病案

张某，女，26 岁，2003 年 11 月 2 日诊治。发病已 30 天，开始为咽喉疼痛，后渐见颜面及全身浮肿，小便肉眼血尿。先后在本院及市中医院等诊治，注射青霉素及服用皮质激素、肾炎四味片、中药等，疗效不佳。诊见全身浮肿，精神差，舌苔薄黄，脉滑。血压高；尿蛋白（++++）、红细胞（+++）、管型 0～2。证属湿热内郁，热伤血络。治拟清热凉血止血，疏利通达。方用猪苓汤加减。茯苓 10g、泽泻 10g、猪苓 10g、滑石 15g、阿胶 10g、栀子 10g、小蓟 10g、侧柏炭 10g、茜草 10g、服 12 剂后全身浮肿消退，无肉眼血尿，但尿色如浓茶。尿液检查蛋白（+），红细胞（++）。守方加减再服药 18 剂，诸症消失。后复查尿液检查无蛋白、红细胞及管形，红细胞（+）。改用六味地黄汤加减。阿胶 15g，小蓟 10g，蒲黄炭 10g，炒栀仁 10g，白茅根 15g，山茱萸 10g，茯苓 15g，泽泻 10g，丹皮 10g。续服 20 剂痊愈，1 年后随访，尿液检查未见异常。

方中茯苓、泽泻、猪苓清热利水，阿胶滋润养阴、凉血止血，可防利尿伤阴之弊。加栀子导热下行，加小蓟、侧柏炭、茜草，凉血止血。诸药合用，切中病机，故疗效满意。

附一：急性肾小球肾炎的临床治疗分析

对症支持治疗：在急性期，嘱患者卧床休息 2 周，若水肿、血压、血尿的症状得到缓解，患者可进行下床活动。3 个月内，嘱患者勿从事重体力劳动，疾病早期应严格控制水、蛋白质以及盐分的摄入量，补充水分的具体数量应按照患者具体的尿量来确定，蛋白质和盐分的摄入应在保证人机体能量补充的同时，不影响患者的身体健康。

利尿治疗：予患者氢氯噻嗪，用量为 25～50mg/d。若症状无好转可改用呋塞米，用量为 20～200mg/d，此外还应重视血管张力的控制，增加肾脏血流量，进而达到利尿的目的。治疗中切忌使用渗透性利尿剂，避免血流量的增加加重心脏的负担。

降压治疗：在降压治疗中应首先考虑使用硝苯地平，该药物对 1 级高血压有较强的控制作用，若患者为高血压伴水肿，则应联合使用呋塞米；若患者出现体位性高血压症状，则应使用卡托普利改善临床症状。其用量为 0.2～1.5mg/(kg·d)。但在治疗中需要注意此类药物易引起高钾血症，因此对高钾血症的预防和控制也尤为重要。

高钾血症治疗：减少高钾食物的摄入，治疗中可使用袢利尿剂，若患者症状较为严重，可采用葡萄糖联合胰岛素进行治疗，但使用药物时应严格控制药物用量，避免对血容量产生较大的影响。

抗感染治疗：若患者有前驱感染或病灶细菌培养呈阳性，应对患者开展积极的抗生素治疗，通常治疗中选择青霉素或大环内酯类抗生素，对于病情经常反复或扁桃体病灶明显的患者，应采取扁桃体摘除手术。手术时应确认患者病情稳定，且无临床症状，手术后应持续2周使用抗生素药物。

心衰控制治疗：若患者出现心力衰竭，要采取有效措施及时为患者行利尿、强心以及扩血管治疗，从而达到减轻患者心脏负荷的目的，严格控制钠的摄入，若上述治疗无法改善患者的临床症状，可考虑开展血液滤过治疗。

透析治疗：若患者为急性肾衰竭且伴有高血钾症，透析是最佳的治疗方式，若患者有较重的水钠潴留症状且伴有心衰，透析也是一种较好的治疗方法。

按：急性肾小球肾炎常出现于感染后，特别是链球菌感染后。对于急性肾小球肾炎，采取有效的预防措施十分关键，由于急性肾小球肾炎大多是由溶血性链球菌感染引发，因此在临床治疗中应积极治疗易引发感染的病症，若患者出现皮肤感染，应采取有效措施处理感染病灶，从而确保治疗效果。患者应在日常生活中加强体育锻炼，增强对细菌等微生物的抵抗能力，根据大气变化随时增减衣物，避免受寒。治疗中应保持乐观的情绪和态度，采取积极措施治疗病证，准确诊断，及早治疗，促进疾病的恢复。在用药时，应慎重选择药物类型，避免使用副作用大的药物。

典型急性肾炎患者应卧床休息，经过2～3周的治疗，如水肿、血尿等症状改善，方可下床进行小范围散步活动，待症状完全消失，可逐渐增加运动量。若尿检正常，患者可卧床6～12个月，期间可进食水溶性低盐的食物，直至开展利尿治疗。

对于少尿和水肿较为明显的患者，应严格控制其饮水量。蛋白质应保持每日 1g/kg，控制蛋白质摄入量可保证肾功能恢复的效果。若蛋白质摄入量过多，则肾脏负担加重，易出现肾功能不全等症状，因此患者的日常饮食应以摄入优质蛋白为主。一方面减轻肾脏的负担，一方面也保证营养及能量的补充。此外还可有效促进非蛋白氮的利用，从而达到缓解氮质血症的目的。另外，针对此类患者还应控制钾的摄入量。

综上，急性肾小球肾炎的患者在治疗中应从多角度入手，采取多种措施进行治疗，防止并发症出现，从而控制并发症发生率，缓解患者的病痛，改善患者的预后，提高患者日后的生活质量。

附二：急性肾小球肾炎的循证诊治指南

原发性急性肾小球肾炎（AGN）是一组急性起病，是以两侧肾脏弥漫性肾小球非化脓性炎症为主要病理特征的疾病，常为感染后免疫反应引起。原发性急性肾小球肾炎根据致病的病原菌不同，可分为急性链球菌感染后肾小球肾炎（APSGN）和非链球菌感染后急性性肾小球肾炎，其中以 β 溶血性链球菌感染后引起者在儿童期最常见，称为急性链球菌感染后肾炎。APSGN 可以散发或流行的形式出现，2005 年发展中国家儿童 APSGN 年发病率为万分之 2.43，发达国家为万分之 0.6。通常认为儿童患者预后良好，但也有报道 APSGN 患儿长期随访尿检异常、高血压和肾功能不全的患病风险显著增加。以下主要讨论 APSGN 型的诊断和治疗。

1. 证据来源

（1）检索文献数据库：①外文：EMBASE、MEDLINE、Cochrane Library、BMJ、Ovid 循证医学数据库；②中文：CHKD（中文全文数据库）、CBMDisc（中国生物医学文献数据库）、CMCC（中文生物医学期刊数据库）、万方数据资源系统、中文科技期刊全文数据库（vlP）cEBwcCD（中国循证医学/Cochrane 中心数据库）；③手工检索：已出版的国内、国外急性肾小球肾炎/急性链球菌感染后肾小球肾炎诊断与治疗指南，截止时间为2012年8月。

（2）检索关键词：急性肾小球肾炎或急性链球菌感染后肾小球肾炎和分类或病理或治疗或分析或随机临床试验（RCT）或儿童。

（3）检索结果：共检索到诊治相关文献25篇，RCT8篇，系统综述1篇、meta分析1篇，未检索到急性肾小球肾炎/急性链球菌感染后肾小球肾炎分型、病理、诊治指南。

2. 证据评价　证据水平及推荐等级根据中华医学会儿科学分会肾脏病学组的建议，参照欧洲心血管病学会提出的证据水平和推荐等级分级，其中证据水平分为A、B、C 3个级别，推荐等级分为Ⅰ、Ⅱa、Ⅱb级和Ⅲ共4个等级。

3. APSGN的临床表现　APSGN常表现为水肿、血尿、少尿或无尿、高血压，也可出现一系列少见复杂的临床如呼吸窘迫、肺水肿和脑病可作为APSGN首发临床表现，先于尿检异常出现。Chiu等报道6例APSGN患儿表现为呼吸窘迫，被拟诊为肺炎，其中2例因延误治疗发展至呼吸衰竭。Bircan等报道44例APSGN伴肺水肿患儿，被当地医院误诊为肺炎或心力衰竭。APSGN亦有并发脑病的报道，这些患儿出现可逆性后白质脑病，除磁共振成像（MRI）特征性的顶枕叶长T1、长T2信号，Flaire加权显示高信号外，亦可出现视力减退、病理反射、惊厥等体征。

4. APSGN 的诊断　PSGN 满足以下第①、④、⑤三条即可诊断，如伴有②、③、⑥的任一条或多条则诊断依据更加充分：①血尿伴（或不伴）蛋白尿伴（或不伴）管型尿；②水肿，70% 患儿有水肿，一般先累及眼睑及颜面部，继呈下行性累及躯干和双下肢，呈非凹陷性；③高血压，30% ~80% 患儿出现血压增高；④血清 C3 短暂性降低，到病程第 8 周 94% 的患者恢复正常；⑤3 个月内链球菌感染证据（感染部位细菌培养）或链球菌感染后的血清学证据（抗链球菌溶血素 O，或抗双磷酸吡啶核苷酸酶，或抗脱氧核糖核酸酶 B，或抗透明质酸酶滴度增加），疑似 APSGN 的患儿应该完善链球菌血清学检查（敏感性 94.6%），其敏感性高于有明确的感染史（敏感性 75.7%）和链球菌培养阳性（24.3%）者；⑥临床考虑不典型的急性肾炎，或临床表现或检验不典型，或病情迁延者应考虑行肾组织病理检查，典型病理表现为毛细血管内增生性肾小球肾炎。

5. APSGN 的治疗

（1）一般治疗：休息患儿病初 2 周应卧床休息，待浮肿消退、血压正常、肉眼血尿及循环充血症状消失后，可以下床轻微活动并逐渐增加活动量；但 3 个月内仍应避免重体力活动，血沉正常才可上学。

饮食：一般患儿在水肿、少尿、高血压期间，应适当限制水、盐、蛋白质摄入。水分一般以不显性失水加尿量计算供给，同时给予易消化的高糖、低盐、低蛋白饮食，食盐以 60mg/(kg · d)，蛋白质 0.5g/(kg · d)，尽量满足热能需要。尿量增多、氮质血症消除后应尽早恢复蛋白质供应，以保证小儿生长发育的需要。

清除感染灶：存在感染灶时应给予青霉素或其他敏感抗生素治疗。经常反复发生炎症的慢性感染灶如扁桃体炎、龋齿等应予以清除，但须在肾炎基本恢复后进行。本病不同于风湿热，不需要长期药物预防链球菌感染。

（2）对症治疗

水肿、少尿、循环充血：适当限制钠盐摄入，应用利尿剂，轻症患者可口服氢氯噻嗪，每次 1～2mg/kg，每日 1～2 次，有利尿降压作用。重症患者如少尿及有明显循环充血者可静脉给予呋塞米强力利尿剂，每次 1～2mg/kg，每日 1～2 次，再视情况酌增。

高血压：硝苯地平 0.25～0.50mg/kg，能有效控制患儿的高血压（A，Ⅰ级）；治疗高血压伴有水肿时呋塞米［1～8.5mg/(kg·d)］效果优于利血平［每次 0.07mg/kg，每天 2～3 次（A，Ⅰ级）］。ACEI 如卡托普利［0.2～1.5mg/(kg·d)］较呋塞米［2mg/(kg·d)］联合利血平（0.02mg/kg），能更好地控制仰卧位和站立位的高血压（A，Ⅰ级）。Jankauskiene 等报告，依那普利 5～10mg/d，6 日，控制超声心动图参数改变和高血压的效果比 β 受体阻滞剂、血管扩张剂、利尿剂效果好（B，Ⅰ级）。ACEI 有降低肾小球滤过率和引起高钾血症的不良反应。

高血压脑病：出现脑病征象应快速给予镇静、扩血管、降压等治疗，可选择以下药物：①硝普钠，可直接作用于血管平滑肌使血管扩张，血压在 1～2 分钟内迅速下降，同时能扩张冠状动脉及肾血管，增加肾血流量。开始以每分钟 1μg/kg 速度静脉滴注，严密监测血压，随时调节药物滴入速度（每分钟不宜超过 8μg/kg)，防止发生低血压。本品曝光后药物分解变成蓝色时即不能使用，故必须新鲜配置，输液瓶及输液管均用不透光的纸包裹以避光。②肼苯哒嗪，肌肉或缓慢静脉注射，每次 0.1～0.25mg/kg，4～6 小时可重复注射。有研究报告，一名 15 岁男孩因昏迷、惊厥 3 日入院，明确诊断为 APSGN 继发可逆性后白质脑病，经单倍剂量呋塞米、拉贝洛尔和甲基泼尼松冲击(500mg/d，2d）治疗，神经系统症状 4 日后消失，MRI、补体、尿蛋白 4 个月后恢复正常（C，Ⅰ级）。

严重循环充血及肺水肿：应卧床休息，严格限制水、钠摄入及降压。尽快利尿，可静脉注射呋塞米。烦躁不安时给予血管扩张剂如杜冷丁 1mg/kg、吗啡 0.1～0.2mg/kg 皮下注射。明显肺水肿者可给予血管扩张剂如硝普钠（用法同高血压脑病)、酚妥拉明（0.1～0.2mg/kg 加入葡萄糖 10～20mL 中静脉缓慢注射）可降低及减轻肺水肿。上述处理无效者尽早进行持续性血液净化治疗。目前认为洋地黄制剂易引起中毒，故多不主张应用。

肾功能不全和肾病水平的蛋白尿：急性（急进性）肾功能不全、严重的体液潴留（对利尿剂反应差)、难以纠正的高钾血症，应予以持续性血液净化治疗；APSGN 表现为肾病综合征或肾病水平的蛋白尿，给予泼尼松治疗有效（C，Ⅰ级）。Suyama 等报告 1 例 APSGN 女孩，6 岁，表现为急性肾功能不全、肾病综合征，肾组织毛细血管半花环状免疫复合物沉积，伴细胞性新月体形成，经血浆置换（2 周内，5 次）和甲基泼尼松龙冲击治疗（1g/d，连续 3 日），继之于泼尼松龙 1mg/(kg·d)，治疗 6 个月，2 周后肾功能恢复正常，3 个月后重复肾活检免疫复合物和新月体消失，尿蛋白转阴。Uchida 等报告 1 例 APSGN

男孩，16 岁，表现为急性肾衰竭，血尿，少尿，电镜下非典型的内皮下大量致密复合物沉积，经 4 次血液透析治疗肾功能恢复正常，3 个月后肾组织致密复合物消失，继续予以 ACEI 和双嘧达莫治疗近 1 年，尿常规恢复正常。

6. APSGN 预防　减少呼吸道及皮肤等感染是预防急性肾炎的根本。对扁桃体炎、猩红热及脓疱疮患儿应尽早、彻底地用青霉素或其他敏感抗生素治疗。有报道应用头孢呋辛 250mg，bid，治疗 5d 与青霉素 5 万～10 万 IU/d，治疗 10 天，随访 6～7 周，APSGN 发生率差异有统计学意义（A，Ⅰ级），提示选用敏感抗生素即可发挥预防作用。

7. 预后　儿童期 APSGN 经及时诊断、适当治疗，预后良好，在合并严重的并发症如高血压脑病、严重循环充血及肺水肿、肾功能不全和肾病水平的蛋白尿时预后差。95% APSGN 患儿能完全恢复，死亡病例在 1% 以下，主要死因是急性肾功能不全。Kasahara 等对 202 例急性肾小球肾炎患儿（其中 APSGN 138 例）的研究显示，所有患儿血清补体水平在 12 周内恢复正常，尿蛋白在 3 年内转阴，血尿在 4 年内转阴。

十五、慢性肾小球肾炎

（一）概述

慢性原发性肾小球肾炎是一种由多种病因引起的原发于肾小球的一种免疫性炎症性疾病，病程较长，病情迁延难愈。其临床表现有不同程度的倦怠乏力、水肿、腰痛、高血压、血尿等，实验室检查可见蛋白尿、镜下血尿等，后期可发展为慢性肾功能衰竭的肾小球疾病。

本病属中医学“水肿”“腰痛”“虚劳”“慢肾风”等疾患的范畴。

（二）临床应用

1. 一般资料　60例诊断为慢性肾炎阴虚水热互结证的门诊和住院患者，被随机分为治疗组和对照组各30例，治疗组男9例，女21例，年龄29～63岁，平均年龄（42.8±8.6）；对照组男10例，女20例，年龄25～57岁，平均年龄（39.4±7.8）。两组性别、年龄、病情等方面比较差异无统计学意义（$P>0.05$），具有可比性。

2. 病例选择标准　纳入标准：①西医符合1977年10月北戴河会议原发性肾小球疾病分型与治疗及诊断标准专题座谈会诊断标准；②中医符合《中药新药临床研究指导原则》诊断标准；③年龄18～65岁。排除标准：按《中药新药临床研究指导原则》排除：①肾功能不全第3、4期患者或肾功能衰竭者；②经检查证实由系统性红斑狼疮、药物性肾损害等继发性因素所致者；③妊娠期或哺乳期妇女；④合并心、脑、肝和造血系统等严重原发性疾病者。

3. 治疗方法　治疗期间均采用西医常规治疗，包括饮食疗法，控制感染，降压，降脂，调节水、电解质及酸碱平衡等。对照组给予阿魏酸哌嗪片每次10mg，每天2次，硝苯地平缓释片每次30mg，每天2次，雷公藤多苷1.5mg/(kg·d)，分3次服用。治疗组在对照组基础上给予猪苓汤治疗，药物组成：猪苓15g、茯苓30g、阿胶10g、泽泻15g、滑石20g、生黄芪30g、芡实15g、菟丝子15g、生地15g、地榆15g、钩藤15g、牛膝15g、甘草6g，每天1剂，水煎服，疗程3个月。

4. 观察指标　治疗前1周停服其他药物，服药前全部查尿常规，24小时尿蛋白定量，尿沉渣细胞计数，肾功能、血肌酐、尿素氮等记录体征、血压、症状、舌象、脉象等变化，询问疗效出现的时间及有无不良反应，疗程结束后全部复查上述各项检查。

5. 统计学方法　使用SPSS软件进行数据分析。

（三）讨论

慢性肾炎阴虚水热互结致水肿机制和滋阴清热利水法的确立。

慢性肾炎属中医学“水肿”“虚劳”范畴。发病机制相当复杂，总属本虚标实；肺、脾、肾功能失调是其病理基础，而肾虚则是其关键。慢性肾炎多水气为患，脾肾阳虚气化不利为多见。但亦有阴虚水热互结之机，当各种原因致肾阴亏虚之时，皆可致肾精不足，气化失常，而肾阴不足，易生邪火，湿热下结，气化不行致水道不利，水湿内停，表现为水肿之证，从而形成阴虚水热互结的局面。肾阴亏虚，湿热内停，下焦气化不利，不仅水湿内停，外溢肌肤而发水肿，且关门失约，精微外漏，随尿而排，则可表现为蛋白尿；同时，湿热下聚深入血分，迫血妄行，又可产生血尿等。而蛋白外漏，血自尿渗，更加重了阴虚；阴虚甚而虚火剧，从而形成了恶性循环。由此可见，阴虚水热互结亦是慢性肾炎的常见病机之一，其本为肝肾阴虚，其标为湿热，针对此证之治，若一味清热利水，则易加重阴伤，而单纯滋阴，则又易加重水湿，故宜综合立法，采用滋阴清热利水法，选用加味猪苓汤。

治疗慢性肾炎要辨病与辨证相结合，要参考现代药理研究成果。本病病机相当复杂，辨证辨病有机结合，方可进一步提高疗效。仲景名方猪苓汤，方中猪苓、茯苓、泽泻淡渗利湿；滑石清热利水，阿胶育阴清热，黄芪、芡实、菟丝子健脾益肾，补气益精；生地、地榆清热凉血止血；钩藤、川牛膝平肝引药下行，本方利水而不伤阴，滋阴而不恋邪，补而不滞，滋而不腻，温而不燥，促气化，而生津液，固护正气，共奏利水、阴复，热清之效，缓缓图治，慢性肾炎患者久服无忧。因配方严谨，与病机相宜，故疗效较好。

现代药理研究证实，黄芪具有调节细胞免疫和体液免疫的功能，使肾小球基膜的损伤有所恢复，减少肾小球系膜沉积，从而改善肾功能。黄芪能调节蛋白代谢、提高血浆蛋白水平，还能有效地降低高脂血症，防止肾小球硬化。菟丝子具有增强免疫作用，能促进体液免疫，细胞免疫及网状内皮系统吞噬能力。芡实能明显消除慢性肾炎所致蛋白尿，生地、钩藤有明显降血压、改善肾功能作用。地榆有收敛、抗菌、抗炎、止血作用。川牛膝具有较强的促进蛋白质合成作用。

综上所述，猪苓汤加味配合西医常规治疗慢性肾炎阴虚水热互结证疗效肯定，值得临床推广应用。

附一：中医学对慢性原发性肾小球肾炎的认识

（一）对病名的认识

慢性原发性肾小球肾炎是一种由多种病因引起的原发于肾小球的一种免疫性炎症性疾病，其临床表现有不同程度的倦怠乏力、水肿、腰痛、高血压、血尿等，实验室检查可见蛋白尿、镜下血尿等，后期可发展为肾功能衰竭。历来中医典籍中无从查找慢性肾炎此病名，根据其临床表现的不同，可隶属于“水肿”“腰痛”“虚劳”“慢肾风”等疾患的范畴。

1. 水肿　根据临床表现及历代医家对本病的相关阐述，慢性原发性肾小球肾炎主要以“水肿”为频发症状。《内经》所云之水气、水病，《金匮要略》所云之正水、石水均与慢性肾炎引发的水肿极为相似。《素问·水热穴论》有“水病下为胕肿大腹，上为喘呼不得卧者，标本俱病”的记载；《素问·评热论》篇曰：“诸有水气者，微肿先见于目下也”；《金匮要略》云：“正水其脉沉迟，外证自喘”“石水其脉自沉，外证腹满不喘”；又如《丹溪心法·水肿》曰：“若遍身肿，不烦渴，大便溏，小便少，不涩赤，此属阴水。”这些描述与慢性肾炎之水肿均极为相似。

2. 腰痛　腰为肾之府，慢性肾炎的患者最常见的临床症状之一即为腰脊酸痛。《素问·标本病传论》曰：“肾病少腹腰脊痛，䯒酸。”《素问·疟论》云：“疟之始发也，先起于毫毛，伸欠乃作，寒栗鼓颔，腰脊俱痛。”《灵枢·胀论》记载：“肾胀者，腹满引背央央然，腰髀痛。”以上均是对腰痛症状的详细描述。

3. 虚劳　《金匮要略·血痹虚劳病脉证并治第六》首先提出了虚劳的病名，详述证因脉治，分阳虚、阴虚、阴阳两虚三类，《理虚元鉴·虚证有六因》说：“有先天之因……有后天之因，有外感之因，有境遇之因，有医药之因。”对引起虚劳的原因作了比较全面的归纳，表明多种病因作用于人体，引起脏腑气血阴阳的虚损，日久不复，均可成为虚劳。由于慢性肾炎病程漫长，肾虚为其发病关键，肾又为先天之本，内寓元阴元阳，肾病日久可伤及脏腑，终可致五脏俱损，即可出现中医学所说的“虚劳”症状。

4. 肾风　肾受风邪所致的疾患，以面部浮肿、腰痛、色黑为主证。《素问·风论》：“以冬壬癸中于邪者为肾风。”《素问·奇病论》指出：“有病痝然如有水状，切其脉大紧，身无痛者，形不瘦，不能食，食少……病生在肾，名为肾风。肾风而不能食，善惊，惊已心气痿者死。”描述了慢性肾脏病患者会出现水肿、色黑、腰痛等症状，随疾病发展病势较重时会影响到肾功能，出现酸碱失衡及电解质紊乱之后出现的恶心呕吐、食纳差甚则不能进食等症状，进而出现惊悸等心气衰败之候，终致死亡的危重病证。慢性原发性肾小球肾炎乃慢性肾脏疾患范畴，故又名“慢肾风”。

（二）对病因的认识

弥漫性原发性肾小球肾炎的病因十分复杂，历代医家论述颇详，从不同角度加以阐发，经不断补充发展，认识日臻完善。大多学者认为其病因分为：内因（内伤七情、饮食不节、房事过度）与外因论（风、寒、湿热、疮毒）；主因（风、寒、湿等外邪）与诱因论（七情、酒色、饮食、劳累）；伏邪发病论（邪气感人，潜伏体内，待时而作）及“肾虚、湿热、瘀血发病论”等重要理论。

诸位名医名家对本病的发病各有见解，列举各家学说以补充、完善对本病的理解。如：刘氏认为，肺、脾、肾三脏虚损，气血阴阳失调，内外因相互为患，由虚致实，因实更虚，虚实夹杂；邹氏认为，慢性肾炎内在因素为肾气亏损，肾气不足为发病之因，是决定慢性肾炎发病、进展的关键，并受外邪的影响；黄氏认为，肝、脾、肾虚损，气阴两虚是本病的中心环节；

吕氏认为，本病是在各种原因导致肾脏亏虚的基础上，感受虚邪贼风，久羁不去或反复感邪所致；裘氏把慢性肾炎的基本病机概括为脾肾气血亏损与风邪、水湿、热毒、瘀血相夹杂；戴京璋主张以虚邪贼风作为外邪，本虚以肾为主，涉及肝、脾；杜雨茂认为本虚以肺、脾、肾三脏皆有亏损，风、寒、湿、热及疮毒皆可作为外邪。在“本虚标实”的基础上，另有学者提出“伏邪作祟”的理论，极大地补充、丰富了慢性肾炎的病因病机学内容。李氏认为当邪气轻微时，可不即时发病，邪气潜伏于内，再因“外邪乘之，触动伏气而发”为慢性肾炎。王氏认为慢性肾炎有两个“隐蔽”的特征，即以十分隐蔽的方式起病，肾功能亦以十分隐蔽的方式减损，与伏邪的发病特点类似。

（三）对病机的认识

大多学者认为其病机可归纳为“本虚标实”，在本虚的基础上，实邪为患。其本虚之源在肾、脾、肺、肝四脏（其中以脾肾虚损为主）及气、血、精、阴、阳的亏损；标实主要是外感、血瘀、水湿、热毒、湿热等，可诱发及加重本病，在整个病程中夹杂出现。

肾虚是病变基础，肾病发病有先天不足、后天失养、劳倦过度、七情所伤、六淫邪毒、药毒损害、房事过劳以及素体肾虚或年老肾气自衰等方面，但总不外乎内因、外因两方面。内因主要指人的先天肾气不足，外因则主要指外感六淫、疮毒之邪。肾虚是发病的关键，肾气充足之人，即使存在外邪入侵，也不会发病。肾气不足之人，则容易受到外邪侵袭，病邪可乘虚而入，导致肾病的发生，肾病日久，失治误治，导致肾阳衰微，阳损及阴，真阴亏耗，致使气血阴阳衰惫。由于肾病及脾，致脾肾阳衰，气化功能不及，升清降浊失司，疏导传输障碍，而造成湿浊、湿热、瘀血，形成因虚致实，虚中夹实的复杂局面。《素问·刺法论》指出的“正气存内，邪不可干”，表明任何疾病的发生均与素体正气不足密切相关；《素问·评热病论》曰：“邪之所凑，其气必虚。”因此，肾病发病原因主要是肾气不足，古人有“肾病多虚”之说。“湿邪为盛”是本病发病的主要方面，包括水湿、湿热、湿浊等病理因素。其中水湿是对人体有害的致病物质，为肾所主。《素问·逆调论》云：“肾为水脏，主津液。”《素问·水热穴论》曰：“肾者，胃之关也。关门不利，故聚水而从其类也。”在津液的代谢过程中，肾的蒸腾气化起着主宰作用。若肾气充足，则能够调节水液而司开阖，则水湿之邪不易生产；若肾气不足，气化无权，不能蒸腾水液，津液输布和排泄发生障碍，其代谢不循常道则化为湿邪，故湿邪为盛，继而发生各种变证，是肾脏疾病中最基本的病理表现。

湿性重浊、下趋，“伤于湿者，下先受之”，极易停于下焦，损及肾络。而且湿性黏腻，日久易蕴而化热，以致湿热互阻，二者搏结，阻滞气机，进而影响气化功能使水道不利，湿邪又生，从而出现恶性循环。湿性下趋，火性炎上，热若欲停下焦，必有湿也，故表现为湿热互结于下焦。湿热的产生是以水湿为基础，进而转变为疾病加重的重要环节。可见湿与热密不可分。吴昆在《医方考》一言：“下焦之病，责之湿热。”肾居下焦，在肾脏疾病中湿热证尤其常见。

脾喜燥而恶湿，水湿损伤脾气，脾虚则运化失健，水湿内停，日久蕴而成浊，留贮体内，水浊不泄而潴留，浊阴壅滞，排泄不畅，蓄而成毒。在肾炎发展至晚期到达肾功能不全正气严重受损时，湿浊不得下泄，甚至成痰、生瘀、动风，可使素有痰、瘀、水停的病变加重。临床上所谓的湿浊，既是肾衰的代谢产物，同时也是加重衰竭的因素，且湿浊与肾功能不全时机体血液中的代谢产物如尿素氮、肌酐以及中分子物质的蓄积程度有关，两者之间呈正相关。当存在某些可逆性加重因素，尤其当机体处于高分解代谢状态，病情恶化时，由于体内代谢废物的潴留，湿浊证候的表现就更为突出。湿浊中阻，脾胃升降失常，可出现恶心、呕吐、口中尿臭、舌苔垢腻等证候；湿浊上蒙清窍，可见神昏谵语；或扰动肝风，可见头痛眩晕，烦躁易怒，手指震颤等证候；或入营入血，或浊毒凌心射肺，从而出现种种危急病象。

瘀血进一步加重病情的进展，使病情更趋复杂、迁延难愈。瘀血是因血液运行不畅而阻滞于脉中，或溢于脉外，凝聚于某一局部而形成的病理产物。产生后的瘀血又可影响血液的正常运行而成为致病因素，导致许多新的病证的产生。瘀血的产生分为因实致瘀和因虚致瘀。水湿、寒邪、热邪均能阻滞气机，气机不畅，则血行受阻，致瘀血的产生。正如《不居集》曰："血不自行，随气而行。气滞于中，因血停积，凝而不散。"正气内虚，气虚不足以推血，则血必有瘀。因此，瘀血是病情进展的重要表现，疾病进展至后期，往往以瘀血证候为多见，与"久病多有瘀作祟"之说不谋而合。肾病可以导致瘀血的形成，反过来瘀血可以使肾病加重或缠绵难愈。瘀血内停，阻滞气机，导致津不畅行，则可溢于肌肤而为水肿；瘀阻脉络，精气不能畅流，脾肾失养，肾失封藏，壅而外溢，则精微下泄发为蛋白尿；瘀血内阻，气机升降失司，清阳不升，浊阴不降，则表现出头晕头痛、高血压；而瘀血又能与浊邪互结，化热生毒，生风动血，或化寒成痰，蒙神闭窍，或浊瘀互结，残害五脏，变症蜂起，产生尿毒症的种种表现，瘀血证候的出现预示着进入疾病后期，预后不佳。在慢性肾炎的发病过程中，瘀血的形成存在于本病的各个病变类型和病理阶段中，这与现代研究表明的慢性肾炎存在不同程度高凝状态是相吻合的。由“久病及肾”“久病入络”“久病成瘀”，可见肾与“瘀”在病理上密切相关。

孙伟将慢性肾炎之病因病机概括为“肾虚湿瘀”。认为本病具有病程长，易反复，进行性加重的特点。倡导肾虚是其发病的内在基础，湿（热）与瘀既是病理产物又是致病因素。湿瘀愈明显，肾损害愈重。肾脏病变越重，则湿瘀更易产生，且不易消散，加重肾虚。肾虚、湿、瘀三大病机相互影响，相互作用致使疾病发生、发展，贯穿于慢性肾脏疾病的整个病程中。

（四）辨证分型的相关研究

慢性原发性肾小球肾炎是临床常见病之一，中医对慢性肾炎的证候分型研究已有多年，历代医家论述各异，经验颇丰。亦先后举行全国性会议进行大范围内讨论，分别制定了中医辨证分型的标准，从历次辨证分型标准来看，中医对慢性肾炎的病机认识经历了一个逐步深入的过程。

1. 关于辨证分型的各家学说　关于本病的分型，历代医家论述各异，总体可归纳为正虚即阴虚、阳虚、气虚，邪实即水湿、湿热、热毒、瘀血、湿浊、外感等，病变部位主要为肺、脾、肝、肾，其中以肾为主。广大医家从不同角度提出了自己的看法。如：陈孝伯等治疗慢性肾炎 40 例，将本病分为 7 型：阴虚湿热型，气阴两虚型、脾虚湿滞型、肾水泛滥型，阴虚阳亢型，虚劳型，风水型。刘陶刚治疗慢性肾炎 208 例，根据症状不同分为 9 型：阳虚寒湿内蕴型，阴血不足型，肺脾两虚型，脾肾阳虚湿热留滞型，气阴两虚型，肾虚血热血瘀型，肾阳虚型，肝脾两虚型，湿毒内蕴型，脾肾阳虚型。王杰用扶正固本方治疗慢性肾炎 100 例，根据脾肾阳虚，肝肾阴虚，肺脾气虚证型的不同进行方药加减。刘氏等按正虚类型为主进行治疗，分为肺脾两虚型、脾肾阳虚型、肝肾阴虚型 3 型。赵垒等采用中西医结合方法将慢性肾炎分为肝肾阴虚，气阴两虚，脾肾气虚，脾肾阳虚 4 型。刘君将慢性肾炎分为脾肾阳虚、脾虚湿浊、肝肾阴虚 3 型。河南中医药大学第一附属医院中医科新医病房对 108 例慢性肾炎进行中医分型研究后分为 9 型：脾肾两虚型，肝肾阴虚型，肾阴虚型，湿热内结型，脾肾阳虚型，肾阳虚型，肾气虚型，心脾两虚型，脾虚湿困型。

孙师认为，本病可分为本证与标证。本证以肾虚为根本，兼有肺、脾两脏的不足，临证可分为肺肾气虚、脾肾气虚、气阳两虚、脾肾阳虚、气阴两虚及肝肾阴虚证；标证以水湿、湿热、湿浊、瘀血证为主。

孙师“气阳两虚”的概念是基于中医学传统理论结合自身临床实践经验而提出的。阴阳是一个“相对”的概念，也是反映朴素的对立统一规律的思维方法。古代哲学家为了揭示宇宙万物发生发展变化的终极原因，将气为宇宙万物的“元素与本原”的概念与“阴阳”对立统一的概念相结合，逐渐形成了“气分阴阳”的思想，即“气分阴阳，阴阳和则万物生化”，从而在唯物论的基础上形成了辩证逻辑体系。在《内经》中的“气虚”概念主要则是指人体之气虚亏及其各种功能减退的病理状态。人体除气虚以外，还存在阴虚、阳虚及血虚。其中阳与阴是相对而言的，阳是指具有温热、兴奋特性的部分，具有温煦、推动、兴奋、升腾、发散等作用；而阴是指具有寒凉、抑制特性的部分，具有凉润、宁静、抑制、沉降、敛聚等作用。所以我们在广义的理解中，又把气归于阳的范畴，而把血归于阴的范畴。这样，气、血、阴、阳，人体最基本的四种物质就在阴、阳广义的对立统一中被囊括进来。

然而，阴阳之中又可再分阴阳，气总属阳，阳中再分阴阳，称之为阳中之阴及阳中之阳。气虚可以分为阴气虚及阳气虚，可以表现为其中一方面的偏虚，若阴气亏虚明显，久则伤及真阴，阴液受损，称为“气阴两虚”；若阳气不足，则可称为“气阳两虚”，随病情逐渐发展加重，久则伤及真阳，将会转化为“阳虚证”，这也正是“气虚为阳虚之渐”的诠释；当然也可以表现为两方面对等的亏虚，即“阴阳两气皆虚”或“气虚”。它们都属于广义气虚的范畴。

当 CPGN 患者主要病机为气虚，阴气阳气偏颇不显，结合脏腑辨证特点明显时，可临证辨为“肺肾气虚证”及“脾肾气虚证”；当 CPGN 患者气虚兼有阴液不足，又以肾络病变为主之时，可辨为“气阴两虚证”，临证常表现为肾络不荣的证候：面浮肢肿，少气乏力，易感冒，午后低热，手足心热，口燥咽干，腰膝酸软，舌红少苔脉细数无力；而当 CPGN 患者气虚较甚，损及体阳，气阳不足，亦以肾络病变为主之时，可辨为“气阳两虚证”，常表现为肾络失煦的证候：面色苍白，自汗，畏寒，乏力，不同程度的水肿，夜尿清长，便溏，舌淡舌体偏大，脉细弱；当 CPGN 患者素体阳气亏虚，久病或服用寒凉药物损及真阳，临证则见“脾肾阳虚证”，症见精神萎靡，周身浮肿甚至伴胸腔积液、腹水，形寒肢冷，腰脊冷痛，泄泻甚则五更泻，可伴不同程度的性功能低下或月经失调，舌淡胖有齿印苔白，脉沉细无力；当 CPGN 患者素体阴虚或长期服用性温燥烈之品伤及真阴，临证可见“肝肾阴虚证”，表现为目睛干涩，视物模糊，头晕耳鸣，口干咽燥，手足心热，舌红少苔，脉细数。

需要注意的是，气阴两虚临证常常被提及，而气阳两虚则较少有人问津，很多人认为气阳两虚就是阳气亏虚，临证就直接给予温阳散寒之品，其实则不然。气阳两虚证重在益气佐以通阳，而绝非一味大力度地温阳散寒。少量助阳药物配伍大量甘温益气之品，一方面使一身之气得以温煦，予其动力，使之重新流通，加强了益气的作用，另一方面，少量的性温之品不会带来伤阴之弊。正如仲景千古名方“八味肾气丸”，其组方用药比例很好地诠释了气与阳的关系：方用桂枝、附子，本为通阳之品，却方名“肾气”。正是取“少火生气“之意，助阳药少用，气机一转，其邪乃散。孙师随症用药颇为精当，当辨证为“气阳两虚证”时，喜用大剂量的生黄芪，伍以性温之党参、菟丝子、川桂枝等药味以复阳；仅当损及真阳，出现“脾肾阳虚证”之时，才予大附片、淡干姜等回阳散寒之品。

2. *历次慢性肾炎辨证分型标准概述*　1965 年全国慢性肾炎中医研究座谈会（重庆会议）上所制定的辨证分型特点即强调正虚（脾肾阳虚），认为脾肾阳虚是慢性肾炎的主要病机，肾阴虚及阴阳两虚多是阳损及阴所致。这可能与当年肾炎患者许多有较明显的水肿等症状，从而认为与阳虚密切相关。1977 年北戴河肾炎座谈会上提出要注意正虚，而且同时要注意到邪实，但对二者的主次关系未充分认识。1983 年中华全国中医学会内科学会（昆明会议）将慢性肾炎分为 3 阶段，水肿阶段、肾劳阶段及肾衰阶段，具体有10个分型，本次分型注重疾病发生的阶段特点，依照疾病的自然进程，分阶段地进行辨证，但同样对正虚和邪实的主次关系认识不够，同时将中医水肿等同于慢性肾炎肾功能正常的患者，而对无明显水肿表现的患者认识不足。1986年第二届全国中医肾病专题学术讨论会（南京会议）将本病分为本证和标证看待。本证包括肺肾气虚，脾肾阳虚，肝肾阴虚及气阴两虚证；标证有外感（风寒和风热）、水湿、湿热、瘀血、湿浊证，并且强调病机关键为本虚标实，每种正虚都可以兼夹邪实，临证也可以标实为主。此认识更加切合临床，更加全面、合理地阐述了正虚与邪实之间的关联。但此种辨证分类对慢性肾炎的发生发展过程没有说明，在标邪的认识中仍未能全面概括。2002年，中国医药科技出版社参照1986年南京会议达成的《慢性原发性肾小球疾病中医辨证分型试行方案》联合1996年第十二届全国中医肾病学术讨论会（无锡会议）专题讨论稿修订《中药新药临床研究指导原则》，将慢性肾炎分为脾肾气虚、肺肾气虚、脾肾阳虚、肝肾阴虚、气阴两虚5个主证及水湿、湿热、血瘀、湿浊4个标证。使中医对慢性肾炎的辨证分型更合理。

（五）中医学对慢性肾小球肾炎的治疗方法

中医疗法对慢性肾炎的临床症状缓解非常重要，恰当的中医治疗使肾功能全部或部分逆转出现了可能。而慢性肾炎的中医证候分型错杂繁多，阴阳虚实互见，随之而来的是治疗慢性肾炎的方法也千变万化，但其总体病机可概括为“本虚标实”，其治疗可概括如下：

1. 扶正法　扶正培本法主要是调整脏腑阴阳气血失调的方

法，如健脾益气、温补脾肾、滋养肝肾、气血双补、气阴两补、阴阳两补等法皆是，益肾健脾，贯穿始终。正气亏虚不仅出现脏腑功能低下，容易感受外邪，且长期潜伏的伏邪也不易祛除，故扶正培本法是在对慢性肾炎治疗过程中迄今为止最常用的治疗方法。一般在慢性肾炎的虚证中多表现为细胞免疫和体液免疫功能低下，免疫稳定功能失调，临床上应用补益类中药能提高物质代谢和能量代谢，激活淋巴细胞，能激活细胞免疫反应，改善机体免疫状态从而恢复和调节免疫功能，增强免疫力，从而巩固疗效，减少肾炎复发。由于肾炎是免疫性疾病，其发生具有一定的免疫遗传背景，这种遗传背景即中医学所认为的先天禀赋。因此，可以把肾虚看作是一切肾病发病的病理学基础，即没有肾虚就没有肾脏病。由此可见益肾法在扶正培本法中所占地位之举足轻重。

2. 祛邪法

（1）清利湿热法：湿为水邪，肾主水，故湿之根在肾。湿与热密切相关，湿邪易化热，正如徐灵胎所云："有湿则有热，虽未必尽然，但湿邪每易化热"。热又与湿密切相关，《素问·至真要大论》云："水液浑浊，皆属于热。"《黄帝素问宣明论方·水湿总论》有云："凡病湿者，多自热生。"湿为阴邪，易流注下焦，肾居下焦，肾脏气阴两虚，湿热交结，由虚致实，由实致虚，虚虚实实，造成病情迁延。因此临床上慢性肾炎患者多有湿热证表现，尤其是在肾病综合征、氮质血症期、尿毒症患者中尤为突出。湿热既为疾病发展的病理产物，又可成为新的致病因素，在慢性肾炎的发展过程中，起着非常重要的作用。所以清利湿热法在慢性肾炎的治疗中尤为重要。清热利湿药具有利尿、抗菌、降压、降脂作用，还能增强抗感染免疫能力，抑制变态反应，从而抑制炎症的进展。

（2）利水消肿法：急则治标，慢性肾炎有水肿表现者，宜标本同治，具体应用常与清热、活血、温阳、育阴、宣肺、舒肝、健脾、温肾等法配伍。这与对慢性肾炎水肿宜标本治法结合应用的观点是一致的。尤其在温肾与利水同时进行时，尿量立即增加，实验研究证实中药利水药有抑制肾小管回吸收作用，温肾与利水药物合用，既能使肾小球滤过率增加，又能使肾小管回吸收率降低，两者相辅相成，利尿作用显著。

（3）活血化瘀法：慢性肾小球肾炎由于病程较长，病情迁延，其基本病理特征为本虚标实，肾虚血瘀。即肾虚为本，血瘀为标，或兼水毒、湿浊，诸邪壅塞，脉络瘀阻，气血不畅，阻碍肾精的充养，肾气的生化。唯瘀去方能生新，故行气活血化瘀有助于气机条达，瘀血消散，水湿运行，亦有助于肾阴肾阳的化生，促进脏腑功能恢复正常。这与现代医学认为血管内凝血在肾小球损伤的形成过程中是不可忽视的因素的认识是相符的。

（4）祛风解表法：蛋白尿是慢性肾炎最具有特征的表现之一，多起于外感风邪之后，初期宜祛风解表，驱邪外出；但若失治误治，或治不得法而致病情迁延，则风邪蕴结而易深伏于内。肾炎蛋白尿患者不但常易感受外邪，且每因外感风邪而致病情反复或加重。内风与外风同气相求，而且与肝风同气相引，故肾炎蛋白尿患者又常见眩晕、耳鸣、血压偏高等表现，当该病进一步发展到肾衰尿毒症晚期阶段，常会伴有肌肤瘆痒、四肢抽搐等风彻表里及肝风内动之表现。故风邪在肾炎蛋白尿发生发展过程中起着极为重要的作用，其中尤以内外合风、邪风鼓荡、风邪入络及肝风内动为病机核心。叶氏对肾炎蛋白尿的治疗另辟蹊径，善于从风论治，获效甚捷，主张内外合风先力祛外风；内风肆虐宜搜风熄风并举；治风先治血，血行风自灭。尤其是在肾炎蛋白尿久治乏效的情况下，不妨从风论治，甚至可大胆加用虫类搜风熄风之品，往往会有“柳暗花明又一村”之效。

3. 固涩法　适用于慢性肾炎后期因长期尿蛋白、红细胞流失而加重脾肾虚弱、阴精亏虚之证，或因脾肾虚弱、阴精亏虚致蛋白尿、镜下血尿日趋严重者。谢氏主张以补肾涩精法作为治疗慢性肾炎蛋白尿的基本法贯穿于治疗的全过程（除急性发作期外）。黄氏认为收涩固精药物常需配合健脾补肾药物同用，单独使用于蛋白尿的治疗较少。洪氏认为蛋白质为人体之精华物质，肾为封藏之本，若肾失封藏则蛋白质随小便漏出而形成蛋白尿。肾虚不摄，治宜补肾固摄法，可用水陆二仙丹（金樱子、芡实）、二至丸（女贞子、旱莲草）、黄芪、菟丝子、覆盆子、莲须等。潘氏治疗慢性肾炎蛋白尿采取补肾固精法，适用于蛋白尿伴肾虚不固者，方选金锁固金丸或五子衍宗丸加减。

4. 调和法　在慢性肾炎过程中，内脏功能活动失调是疾病发展变化的主要因素之一。调和法主要适用于慢性肾炎脏腑功能不和者。如：方氏强调对慢性肾炎的治疗调和脏腑不可偏废。陈氏认为调理脾胃之气，可以增进食欲，改善营养，提高抗病能力等。孙伟以“肾虚湿瘀”立论，认为肾虚以肾气虚为主，湿为湿热，瘀为瘀血。肾虚为发病之根，湿热为进展之基，瘀血为疾病之果。在治疗上创立了益肾清利活血治疗大法，益肾即扶正固本，维护肾气；清利即清湿热、利小便（抑制炎症介质、减少炎症刺激、调节免疫反应）；活血即通畅气机、彰显肾气（改善循环、抑制增生，防止硬化）。

附二：现代医学对慢性原发性肾小球肾炎的认识

临床上慢性原发性肾炎是一种常见病，是一组起病隐袭，病程迁延，伴有不同程度蛋白尿、血尿、高血压和进行性肾功能减退的肾小球疾病综合征。该病临床表现多种多样，轻重程度悬殊，病程长且多以缓慢进行为特点，有时亦可无明显的自觉症状，只是尿常规检查时偶然发现有异常，本病是导致ESRD最常见的原因。美国1991～1995年统计资料表明，在接受治疗的ESRD患者中，原发病为肾小球疾病者占51%。在我国，引起ESRD的原因也以肾小球肾炎为主，占48.4%。

（一）慢性原发性肾小球肾炎的发病机制

CPGN是由多种原因引起的原发于肾小球的免疫炎症性疾病。大多数病因及发病机制尚不明，急性溶血性链球菌感染后肾炎迁延不愈达一年以上，可转为慢性肾炎，但大部分慢性肾炎并非由急性肾炎迁延而致。其他细菌（如肺炎双球菌、金黄色葡萄球菌、血吸虫、梅毒螺旋体），病毒感染（如肝炎病毒、麻疹病毒），药物（如青霉胺）及重金属（如金、汞）皆可作为抗原，使机体产生异常的免疫反应而引起肾小球肾炎。目前，CPGN的发病机制主要被认为是免疫反应介导的肾小球损伤，主要是指体液免疫，即循环免疫复合物和原位免疫复合物的形成，但近年来越来越多资料证实，细胞免疫反应在原发性肾小球疾病发病中起到一定作用。一般认为，免疫机制是疾病的始发机制，在此基础上非免疫介导的肾脏损害亦占有举足轻重的地位。

1. 自由基损伤　大量研究已证实，肾脏组织中氧自由基的主要来源为肾脏固有细胞和浸润细胞。近年来，人们逐渐认识到肾小球疾病的发生、发展与自由基、脂质过氧化有密切的关系。氧自由基造成的肾损害，一方面取决于肾脏局部氧自由基的产生，另一方面氧自由基的清除也起重要作用。

2. 肾小球硬化　大量研究表明，肾小球硬化过程分为不同阶段，起始为肾小球内皮细胞损伤与炎症，继而肾小球系膜细胞增生和/或活化，最后出现肾小球硬化与纤维化。起始小球硬化可能源于肾小球内皮细胞的免疫性或非免疫性损伤。内皮细胞受损后，释放抗凝物质、抗炎因子和表达细胞黏附分子，进而趋化血小板与炎性细胞。此外，肾小球内皮细胞与系膜细胞凋亡失控，也参与肾小球硬化。

3. 血液流变学的改变　凝血机制的紊乱及血液流变学的改变在肾小球疾病发生发展中的作用，已被现代临床医学所证实。一般认为，肾病患者在其发病过程中，机体始终存在着不同程度的高凝状态，程度往往与肾病的严重性和活动性平衡有关。现代病理学发现，肾病患者存在肾小球毛细血管内凝血或微血栓形成，血液流变学检测常有高脂、高黏、高凝存在。让建忠认为急性肾小球肾炎与变态反应引起水液代谢失调和血液循环障碍，尤其是肾脏微循环障碍有着极其密切的关系。

上述因素不仅是肾炎的致病因素也是肾炎发展过程中严重的干扰因素，常自始至终贯穿于肾炎等非免疫介导的肾脏损害的全过程。

（二）慢性原发性肾小球肾炎的各病理类型及相关治疗进展

自 1944 年以来，经皮肾脏穿刺活体组织检查技术（简称“肾活检”）得到开展并迅速普及，其意义在于它能提供各种类型、各个病期的肾组织供研究，并且由于提供的是新鲜肾组织，使开展免疫病理及超微病理等现代检查成为可能，因此它从广度与深度上推动了肾脏病理学的迅猛发展，带动肾脏病学整体知识的不断更新和提高。与此同时，事实证明在肾脏病领域内病理与临床相结合的诊断治疗水平，确实远远超过了单纯临床水平。故掌握各病理类型的相关知识，对肾脏病的诊断、治疗及预后判断极有意义。1982 年，世界卫生组织将慢性肾炎的组织学分为以下 5 级分级标准，根据 1982 年和 1995 年世界卫生组织公布的肾小球疾病病理分类标准，将慢性原发性慢性肾小球肾炎的各病理类型及相关治疗预后分别概述如下。

1. 微小病变肾病　微小病变肾病（MCD）临床表现为肾病综合征，光镜下肾小球大致正常，是电镜下仅以足细胞足突广泛消失为主要特点的一种肾小球疾病。90% 患者经糖皮质激素治疗可缓解，但易于复发，所以缓解之后的重点应放在维持缓解、防止复发上面。在使用足量激素后，约 50% 患者 4 周内缓解，10% ~20% 患者在 12 ~ 16 周缓解，老年患者常起效慢，约 50% 患者复发，多发生在激素减药、停药 1 年内，10% ~25% 频繁复发，约 25% 激素依赖。成人患者年龄越多，激素治疗缓解所需时间越长（缓解率不一定低）复发率也越低。对于特别难治的 MCD 患者，还需从病理类型（可能是局灶节段硬化性肾炎），存在并发症、激素剂型等影响疗效的方面采取措施。

2. 系膜增生性肾小球肾炎　系膜增生性肾小球肾炎（MsPGN）是以弥漫性肾小球系膜细胞增生及不同程度系膜基质增多为主要病理特征的一组疾病。其免疫病理可分为 IgA 肾病（IgAN）及非 IgA 肾病（non - IgAN）两大类。光镜弥漫性肾小球系膜细胞增生伴基质增多为特征性改变，早期以系膜细胞增生为主，后期系膜基质增多，肾小球受累程度一致。系膜病变严重时可以见到节段性系膜插入现象。电镜检查可见系膜细胞增生及基质增多，重症病例尚可见节段性系膜插入。1/4 ~ 1/2 病例可在系膜区，乃至内皮下见到少量稀疏电子致密物。IgAN 特征性的免疫病理表现是以 IgA 为主的免疫球蛋白在肾小球系膜区呈颗粒状或团块状弥漫沉积，常伴补体 C3 沉积，肾脏免疫病理检查是确诊的必备手段。non - IgAN 的免疫病理分型可分为五类，第一类以 IgG 和 C3 沉积为主，我国最常见；第二类以 IgM 和 C3 沉积为主，西方国家较常见；第三类以补体 Clq 沉积为主；第四类仅以补体 C3 沉积；第五类免疫病理检查阴性，有学者认为它是系膜细胞增生较明显的微小病变。其中，第四和第五类两种情况少见。

IgAN 常因感染刺激或诱发，故应积极治疗和去除可能的感染因素，包括扁桃体切除等措施；严格控制血压；控制蛋白尿；合理应用血管紧张素转换酶抑制剂（ACEI）及血管紧张素受体拮抗剂（aARB）；对于进展性 IgAN 并且病理以活性病变为主、肾小球硬化不超过 50% 患者可以加用激素联合环磷酰胺治疗，能够延缓肾衰竭的进展，也有报道表明采用深海鱼油对于进展性 IgAN 具有肾功能保护作用；关于其他免疫抑制剂的而应用仍尚有争议。

non - IgAN 应根据不同临床病理表现类型来制定不同治疗方案。无症状血尿和/或蛋白尿无需特殊治疗，注意避免感冒、过度劳累及应用肾毒性药物；慢性肾炎综合征应积极控制高血压，减少蛋白尿，延缓肾损害进展，一般认为不宜应用糖皮质激素及免疫抑制剂治疗；肾病综合征应根据肾脏病理轻重不同采用不同治疗方案，表现为轻度 non - IgAN 者，治疗方案可与微小病变相似，表现为中度或重度 non - IgAN 者，初次治疗应联合应用糖皮质激素及免疫抑制剂，此外，还应积极对症处理并给予 ACEI 和/或 ARB 减少蛋白尿。

3. 膜性肾病　膜性肾病（MN）是以肾小球基底膜上皮细胞下免疫复合物沉积伴基底膜弥漫增厚为特征的一组疾病。光镜下早期肾小球毛细血管略僵硬，可见肾小球基底膜空泡样改变。病变明显时基底膜弥漫增厚，钉突形成，上皮细胞下、钉突之间颗粒状嗜复红蛋白沉积。晚期则表现为基底膜明显增厚，可呈链环状。免疫荧光以 IgG 和 C3 为主沿毛细血管壁颗粒样沉积。电镜可见基底膜增厚，上皮细胞足突融合，上皮下颗粒状电子致密物沉积。

非肾病水平蛋白尿患者预后较好，可使用 ACEI 或 ARB 控制血压，减少蛋白尿。对于特发性膜性肾病，其自然病程长，存在着自发缓解和肾功能恶化两种截然相反的倾向，国内外专家建议蛋白尿小于 6 ~ 8g/d，血清白蛋白不低于 20U 的患者也可应用 ACEI 或 ARB 治疗半年，病情不缓解甚至加重则需要免疫抑制疗法，鉴其副作用较大，因此选择适当的治疗时机非常重要，要考虑适应证及禁忌证。肾病综合征患者单用激素治疗无效，激素联合细胞毒类药物有一定疗效。

4. 系膜毛细血管性肾小球肾炎/膜增生性肾小球肾炎　膜增生性肾小球肾炎（MPGN）由系膜细胞增生及基质增多插入肾小球基底膜（GBM）与内皮细胞之间，导致 GBM 增厚和双轨而得名。主要根据电镜下电子致密物的沉着部位分为三型：MPGN - Ⅰ型，光镜主要表现为内皮细胞及系膜细胞增生，系膜基质广泛插入基底膜及内皮细胞间而形成“双轨征”。可见单核细胞及中性粒细胞在肾小球浸润。当系膜增生明显时可将肾小球分隔为分叶状结构，曾被称为“分叶性肾炎”。部分患者可出现新月体。免疫荧光可见 IgG 和 C3 沿肾小球毛细血管壁及系膜区呈颗粒状、花瓣样沉积。电镜可见系膜区及内皮下有电子致密物沉积及系膜插入现象。MPGN - Ⅱ型光镜表现与Ⅰ型相似，但细胞增生不如Ⅰ型明显。典型的免疫荧光为 C3 呈线样或条带状在毛细血管壁沉积。电镜可见电子致密物在 GBM 中条带样沉积，故也被称为“致密物肾病”（DDD）。MPGN - Ⅲ型光镜及免疫荧光变现与Ⅰ型相似，电镜下电子致密物除在内皮下沉积外，还在上皮下沉积。

非肾病综合征患者多数预后良好；肾病综合征者约 50% 10 ~ 15 年后进入终末期肾脏病，40% 保持原状态，仅有约 10% 患者可自发缓解，Ⅱ型预后更差。成人原发性 MPGN 疗效比儿童差，尚无有效疗法。ACEI 和 ARB 可能对患者有益，可应用糖皮质激素、细胞毒药物及其他免疫抑制剂治疗，亦有报道提示抗血小板和抗凝治疗能够短期降低蛋白尿和保护肾功能。

5. *局灶节段硬化性肾小球肾炎/局灶节段性肾小球硬化*

局灶节段性肾小球硬化（FSGS）肾脏病理在光镜下特征为肾小球局灶（部分肾小球）节段性（部分毛细血管袢）硬化。FSGS 进程中可不同程度地伴有球囊粘连，足细胞增生、肥大、空泡变性，玻璃样变，节段性内皮细胞及系膜细胞增生，肾小管上皮细胞损伤，灶状肾小管萎缩，肾间质纤维化，泡沫细胞形成及肾间质淋巴、单核细胞浸润。免疫荧光可见节段性 IgM 和/或补体 C3 呈颗粒状、团块状在毛细血管袢硬化部位和系膜区沉积；也可阴性。电镜下可见到比较广泛的足突消失、内皮下血浆渗出，足突与肾小球基底膜分离等现象。非肾病水平蛋白尿患者治疗重点在于减少蛋白尿及防止硬化的进展，肾素 - 血管紧张素-醛固酮系统（RAAS）阻断剂；对于表现为肾病综合征的成年患者，过去曾认为糖皮质激素治疗效果不好，但近年发现大约50%的肾功能较好的患者（血肌酐<255μmol/1）经治疗有效，只是起效较慢，缓解时间在4个月左右。有报道表明激素抵抗者或依赖者可试用环孢素A治疗。血浆置换或免疫吸附对于原发性难治性FSGS目前尚无充分证据证明其有效性。在影响患者预后的临床因素中最主要的是蛋白尿程度，在影响患者预后的病理因素中，肾间质纤维化程度是首要因素。

十六、淋病及非淋菌性尿道炎后尿道综合征

（一）概述

淋病及非淋菌性尿道炎（NGU）经过相应敏感抗生素治疗后，尿道拭子及细菌培养等均无相应病原体，但仍有一部分患者自感下腹不适、尿道时有刺痛感或异物感，或伴输精管不适、会阴部坠胀以及失眠、烦躁等尿道综合征症状。此类患者常认为病情未愈而反复治疗，甚至加大剂量应用抗生素，造成病情迁延、反复、甚或加重等。根据其临床表现，结合中医辨证理论，对36例该类患者按阴虚水热互结证，以利水、养阴、清热、补气为主要治则进行治疗，收到了满意的疗效。

（二）临床应用

1. 一般资料　36例有不洁性生活史。男33例，女3例；年龄男17～46岁，平均27.4岁，女21～29岁，平均26岁；病程0.25～1.58年，平均0.54年。

2. 病例选择　均经分泌物涂片直接镜检或细菌培养等方法，诊断为淋病或非淋菌性尿道炎或黏液脓性宫颈炎，并且经

相应抗淋菌、抗衣原体及支原体等治疗。相应病原体检查均为阴性，而患者仍诉有异常症状；或直肠指检前列腺肥大，前列腺液检查卵磷脂小体（+～+++），白细胞计数1～20个/HP，无抗酸杆菌；或直肠指检前列腺正常，前列腺液检查无明显异常。

诊断标准：不洁性生活史和患淋病或非淋菌性尿道炎病史，以临床症状并结合实验室检查为依据。

排除标准：①经涂片或培养仍可查到相应病原体者；②治疗不合作者；③未按规定用药或中断治疗者。

3. *治疗方法*

猪苓汤加味：猪苓10g，茯苓10g，泽泻10g，阿胶10g，滑石10g，黄芪15g。临证加减：伴中气不足者加山药15g，柴胡6g；伴肾阳不足者加淫羊藿15g，肉苁蓉10g；伴心神不宁者加生龙骨30g，炒枣仁15g；尿道刺痛重者加生地黄15g，竹叶6g；舌质紫暗者加丹参10g。每天1剂，日服2次。不设疗程，连续服药，20日无效者停服，治疗期间停用抗生素等药。

4. *疗效观察*

（1）疗效标准：由于无特殊阳性体征，以症状消失或改善来判断疗效。痊愈：临床症状完全消失；显效：症状基本消失，偶有轻微不适；好转：症状明显减轻；无效：临床症状无改善。

（2）治疗结果：治疗时间8～37天，平均19天。痊愈18例，显效7例，好转8例，无效3例，有效率91.7%。

（三）讨论

临床对于一些淋病或非淋菌性尿道炎，初起常辨证为下焦湿热，给予石韦散、八正散、小蓟饮子等清利下焦湿热的方剂，一般能收到较好的效果。不少患者症状好转，临床检验相应病原体阴性后，仍有下腹不适的感觉。患者心理压力较大，认为未愈，唯恐本类疾病不能根除，在症状好转后没有及时调整治则方药，仍继续予以清利或继续加大剂量使用抗生素。由于湿热之邪居于下焦，热久必伤阴血，且清利之药亦伤人体阴精正气，故过用清利之品一则导致阴精正气受损，二则导致疾病更加缠绵。因此对于久治不愈、症状反复的淋病以及非淋菌性尿道炎后期，以下尿道症状为主要表现者，采用具有利水、养阴、清热之猪苓汤，更符合病情，因而取得了较好的疗效。慎继续应用功邪伐正之品。

本病早期常为湿热下注，本当清热利湿为治，但如果过用清利之品，以至阴精正气受损，而使邪热未除阴精又伤。又因热盛伤阴必耗气，所以本病后期常见中气不足，清阳欠升之象，表现为少气乏力、下腹坠胀之症。在猪苓汤基础上加一味黄芪，取其味甘微温、补中益气、升发清阳之功。诸药配合应用以达气阴两复、水热两除之治，邪退正安，其病自除。

十七、结核性腹膜炎

（一）概述

结核性腹膜炎是由结核杆菌引起的腹膜慢性、弥漫性炎症。本病的感染途径可由腹腔内结核直接蔓延或血行播散而来。前者更为常见，如肠结核、肠系膜淋巴结核、输卵管结核等，均可为本病的直接原发病灶。以中青年多见，女性略多于男性，为1.2～2.0∶1。女性多于男性可能是盆腔结核逆行感染所致。

（二）临床表现

本病多数起病较缓，但急性发病者亦为数不鲜。主要症状为倦怠，发热、腹胀和腹痛，亦有畏寒、高热骤然起病者。轻型病例开始呈隐蔽状态。

1. 全身表现　发热与盗汗最为常见，热型以低热和中等热居多，部分患者呈弛张热。渗出型、干酪型病例或合并有严重的腹外结核的患者可呈稽留热，盗汗严重，重者有贫血、消瘦、水肿、口角炎及维生素 A 缺乏症等营养不良的表现。在育龄妇女中，停经不育者较常见。

2. 腹痛　多数患者可出现不同程度的腹痛，多为持续性隐痛或钝痛，疼痛多位于脐周、下腹，有时在全腹部。当患者出现急腹症时，应考虑腹腔结核病灶溃破后引起的急性腹膜炎，结核性腹膜炎少有穿孔。

3. 腹胀与腹水　多数患者有腹胀感，可由结核病中毒症状或腹膜炎伴有的肠功能紊乱引起。患者可出现腹水，以小量、中等量为多见。腹水量较多时可出现移动性浊音。

4. 腹壁柔韧感　柔韧感是粘连型结核性腹膜炎的临床特征。绝大多数患者有不同程度的压痛，一般较轻微，少数压痛明显并有反跳痛，后者多见于干酪型。

5. 腹部包块　粘连型及干酪型患者的腹部常可触及包块，多位于中下腹部。包块大小不一，边缘不齐，有时呈横形块状物或有结节感，多有轻微触痛。

6. 其他　部分患者可出现腹泻，粘连型患者便秘较为常见，有时腹泻与便秘交替出现。肝肿大可由营养不良所致的脂肪肝或肝结核引起。如并发肠梗阻，可见蠕动波，肠鸣音亢进。

（三）实验室检查

1. 血象和血沉　部分患者有不同程度的贫血，腹腔结核病灶急性扩散者、干酪型及继发感染者的白细胞计数可增高，血沉即红细胞沉降率多数增快。血沉也可作为病变活动的简易指标。

2. 结核菌素试验　结核菌素试验呈强阳性者对诊断本病有帮助，但粟粒型结核或重症患者反而可呈阴性。

3. 腹水检查　近年主张对感染性腹水的判断应增加实验诊断指标，腹水葡萄糖 <3.4mmol/L，pH <7.35 时，提示细菌感染，特别是腹水腺苷脱氨酶活性增高时，提示结核性腹膜炎。本病腹水动物接种阳性率可达 50% 以上。

4. 胃肠 X 线片检查　钡餐检查如发现肠粘连、肠结核、肠瘘、肠腔外肿块等现象，对本病诊断有辅助价值。腹部平片有时可见到钙化影，多系肠系膜淋巴结钙化。

5. 腹腔镜检查　有腹膜广泛粘连者禁忌检查。适用于有游离腹水的患者，腹腔镜可窥见腹膜、网膜、内脏表面有散在或集聚的灰白色结节，活组织检查可确诊。

诊断如下：①原因不明的发热，持续两周以上，伴有盗汗，经一般抗生素治疗无效；②有结核密切接触史或本人有其他肠外结核者；③腹壁柔韧感，有腹水或可触及包块；④血沉增速，腹水为渗出液者；⑤X 线片胃肠钡餐检查发现肠粘连等征象者。

（四）鉴别诊断

1. 与有腹水的疾病鉴别　①肝硬化失代偿，患者有肝功异常、门脉高压、脾功亢进、肝病面容及蜘蛛痣等表现；②癌性腹水多为血性腹水，反复腹水检查可找到瘤细胞；③缩窄性心包炎、肝静脉阻塞综合征均可产生腹水，但二者均有相应的心包和肝脏体征。

2. 与腹痛为主要症状的疾病鉴别　应注意与克罗恩病等鉴别，合并有肠梗阻、肠瘘及腹膜炎时，应与其他原因引起的急腹症鉴别。

3. 与腹块为主要体征的疾病鉴别　本病有时与结肠癌、卵巢癌等恶性肿瘤相混淆，应注意鉴别。

治疗如下：①药物治疗仍依据足量、联合为治疗原则。疗程至少 18 个月；②对腹水型患者，在放腹水后，于腹腔内注入醋酸地塞米松等药物，可以加速腹水吸收并减少粘连；③对血行播散或结核毒血症严重的患者，在应用有效的抗结核药物治疗的基础上，亦可加用肾上腺糖皮质激素，但不宜长期应用；④多数患者可能已接受过抗结核药物治疗。因此，这类患者应选择以往未用或少用的药物，制订联合用药方案；⑤在并发肠梗阻、肠瘘、化脓性腹膜炎时可行手术治疗。与腹内肿瘤鉴别确有困难时，可行剖腹探查。

（五）病案

李某，女，62 岁。2012 年 4 月 20 日初诊。患者因大量腹水 3 月余前来就诊。自述 3 月余前，觉腹大胀满不适在当地医院诊治，经检查发现腹腔大量积水，后经多家三级医院全面检查诊断为结核性腹膜炎伴大量腹水。给予抗结核药及反复抽水减压治疗，至今已 3 月，腹水仍然未见减少，旋抽旋长。刻下：腹部胀满，如囊裹水，口干欲饮，小便短少，舌光红少苔质绛，脉细滑略数。查体见：腹大如鼓，蛙状腹，液波震颤（+），双下肢不肿。患者既往体健。中医诊断：鼓胀，证属阴虚水停。治法：养阴利水。方选猪苓汤加味，处方：猪苓 15g，茯苓 12g，泽泻 10g，滑石 15g，阿胶 15g，炒白术 15g，炒苍术 8g，防己 10g，知母 12g，生地黄 15g，茯苓皮 30g，5 剂。二诊（2012 年 4 月 26 日）：患者诉药后尿量增多，腹部胀满感有所减轻，口干欲饮症状消失。他院彩超 2012 年 4 月 24 日提示腹腔仍有大量积水。遂在原方基础上加大腹皮 15g，继进 7 剂。三诊（2012 年 5 月 5 日）：患者诉药后腹部基本无胀满感，但尿量每天仍然很多，口不干。遂二诊方继进 5 剂。此后又就诊 2 次，服药 12 剂，患者自觉已无明显不适，并于 2012 年 5 月 28 日行彩超检查：腹水全部消失。患者要求带药 5 剂以巩固疗效。随访至今无复发。

按：《伤寒论》223 条："若脉浮，发热，渴欲饮水，小便不利者，猪苓汤主之。"319 条："少阴病，下利六七日，咳而呕渴，心烦不得眠者，猪苓汤主之。"此两条详细论述了猪苓汤证的辨证要点。223 条当属阳明病因误下后气分热邪客于下焦，致膀胱气化不利，水湿内停，邪热在里，水气不化所致水热互结之证。319 条应为少阴病阴虚有热，或热扰心神，或热由脏及腑，侵扰膀胱，致水湿不行之象。肾为水火之脏，既藏真阴，又寓元阳，其患病可从寒化，也可从热化。下利而渴，或咳，或呕，一般多见于少阴寒化证，但伴见"心烦不得眠"则明示本证属少阴病从热而化生。因阴虚生热，热扰膀胱，膀胱气化不利，水湿内停，流动不居，攻窜上下，如攻于胃则呕，凌于肺则咳，注于肠则下利，结于膀胱则小便不利，故可用猪苓汤以利水、清热、滋阴。

本案患者自述外院诊断为结核性腹膜炎伴大量腹水，经抗结核和抽水减压治疗但效果不佳。患者有明显的小便不利症状，是由于水热结于下焦，膀胱气化不利，水液代谢障碍，留于腹腔。邪热伤阴，故而口渴欲饮；苔少舌质绛、脉细滑略数正是阴虚有热、水湿停聚的表现。因而首诊在处方时选猪苓汤为主方，加知母、生地加强养阴清热作用，加炒白术、炒苍术、防己、茯苓皮健脾利水。二诊时药已见效，因膀胱气化功能恢复正常，所以尿量增多，胀满感减轻，但为了加强行气利水作用，故加大腹皮，后尿量持续增多，腹水消失。由于诊断明确，病机清楚，用药精当，故顽疾渐愈。中医辨证论治体系使我们洞察病机，见病知源，以病机统百病，则百病无所遁形。

十八、膀胱癌

（一）概述

膀胱癌是较常见的泌尿系统原发性恶性肿瘤，散见于中医学“血淋”“小便不利”等文献中。中医学认为，膀胱癌的主要病机是湿热或水湿聚于下焦所致。

（二）临床应用

1. 一般资料　选取42例住院患者，男36例，女6例；年龄46～76岁，中位年龄51岁；病程19日～3.5年，平均（12.0±11.7）个月；TNM分期：T_1期22例，T_2期20例；肿瘤分类：移行细胞癌39例，鳞癌2例，腺癌1例；病理分级：G_1级17例，G_2级20例，G_3级5例。

2. 病例选择　①膀胱镜或手术病理证实为膀胱癌；②浅表性膀胱癌、原位癌及部分浸润性膀胱癌；③膀胱部分切除术后或经尿道膀胱癌电切术后复发。CT或MRI检查排除转移或膀胱外浸润；④无严重器质性心脏病，肺通气功能测试≥60%，能耐受全身麻醉；⑤肝脏功能正常（除外肝转移瘤、胆道梗阻引起的转氨酶升高）；血红蛋白70g/L，白细胞计数2.0×10^9/

L，血小板计数 100×10^{12}/L。

3. 治疗方法

（1）术前检查：治疗前应按全身麻醉要求，行各项检查。具体如下：头颅 CT、心电图、心脏超声、腹部超声、胸部 X 线片等检查，以及肝功能、肾功能、电解质及各项生化检查。行头颅 CT 主要是为了排除颅部的肿瘤或转移瘤，避免热疗过程中脑水肿和颅内高压的发生。

（2）术前准备：术前 3 日进行肠道准备，半流质饮食。治疗前晚、手术当日晨行清洁灌肠。请麻醉科及相关科室进行术前讨论。

（3）全身热疗：在全身麻醉下，使用 ET－SPACETM－Ⅰ全身热疗系统（深圳一体医疗科技公司）实施全身热疗。选择食管中下段温度值作为人体核心温度，并以此作为体温调控点。同时测量直肠、后鼻道的温度以及双侧胸部、双侧髂前上棘和背部皮肤温度。恒温期治疗温度为 41.8℃，恒温期治疗时间为 120 分钟。术中测量血压（有创）、平均动脉压、中心静脉压、肺动脉楔压、心电监护、动脉血氧分压、血糖及血电解质变化。依据监测结果补入葡萄糖、电解质、水及胶体。维持血糖浓度不低于 22.22mmol/L，动脉血氧分压不低于 33.33kPa（250mmHg）。

（4）中药治疗：予猪苓汤加味。药物组成：猪苓、茯苓、泽泻、阿胶、滑石、白花蛇舌草、半枝莲、半边莲、山慈姑。水煎取汁 400mL（含生药 0.1g），每次 200mL，早、晚 2 次空腹服用。于热疗术前 5 日至热疗术后 17 日服用。

（5）疗程：4 周为 1 个疗程，1 个疗效后统计疗效。

4. 疗效标准（自拟）　显效：病灶直径缩小≥2.5%；无变化：病灶直径增大或缩小 <2.5%；进展：病灶直径增大≥2.5%。

5. 结果　本组42例，显效16例，占38%；无变化16例，占38.1%；进展10例，占23.8%。

（三）讨论

猪苓汤中猪苓、茯苓、泽泻淡渗利湿；滑石甘寒，利湿通窍；阿胶甘平，滋阴润燥。诸药合用，有清热利水、育阴润燥之功。有实验报道，猪苓汤对移植艾氏实体癌小鼠有明显的抑制或延缓肿瘤发育作用，其抗癌效果并非直接作用于癌细胞，而是提高了机体的防疫能力，可能与促进机体提高产生肿瘤坏死因子的能力有关。本实验采用猪苓汤加味配合全身热疗治疗膀胱癌，取得良好效果，说明热疗对中药有一定的协同或增强作用。

全身热疗的临床研究始于20世纪80年代，其有效性已经被临床实验证实。热作用不仅能诱发肿瘤细胞的凋亡，引起肿瘤细胞坏死，而且具有抑制肿瘤细胞血管内皮生长因子（VEGF）和Ⅰ型基质金属蛋白酶基因表达和蛋白质合成、降低患者血清VEGF等作用。因此，全身热疗能抑制肿瘤转移和复发。

本研究采用猪苓汤加味配合全身热疗治疗膀胱癌，获得很好的临床疗效。证明中药与热疗结合治疗恶性肿瘤有一定的协同或增强效应。

十九、特发性水肿

（一）概述

特发性水肿系内分泌紊乱引起的水钠代谢紊乱而致的综合征，属于功能性水肿范畴，为临床常见病，本病好发于中年女性，肥胖者易患。水肿的出现或加重往往与月经有关而呈周期性。本病在临床上多表现为晨起眼睑部水肿，活动后逐渐出现双下肢水肿，按之凹陷，患者常自觉四肢末端有胀满感，水肿症状多较轻，可自行消退，但易反复。可同时伴有腹胀、胸闷等症状。实验室检查多无异常。

（二）病因病机

中医学认为，水肿的发生多归于肺、脾、肾三脏失司，治疗也多以此三脏立法论治。然气行则水行，气滞则水聚，水液的正常代谢有赖于气的推动。人体气机的调畅，虽与肺、脾、肾三脏的作用密切相关，但亦离不开肝脏的疏泄功能。肝气疏泄可通利三焦，使气机调畅，并促进肺、脾、肾等脏的气化，有利于水液的正常代谢，反之则气机郁滞，水液停聚而发为水肿。因此特发性水肿发病机制不应只从肺、脾、肾三脏失司来解释，而治疗方面单纯依此三脏立法则收效甚微。随着社会的不断发展，快节奏的生活方式使得人们的生活压力不断上升，肝郁气滞在本病中出现的频率越来越高。本病亦多见于中年妇女，此时女子在生理上多已处于“有余于气，不足于血”，有余气则肝气易郁滞，血不足肝血亦虚，情绪易于激动，导致肝疏泄失常，累及他脏发病。肺主通调水道，对人体的水液代谢起着疏通和调节作用。若肝气郁结，使气机不畅，导致肺宣肃功能失常，水道不通则发为水肿；脾主运化水湿，可防止水湿在体内的异常停滞，肝主疏泄有助于脾之运化，肝疏泄失常、脾失健运则水湿不能正常输布而成水肿。肾主水，司膀胱之开合，在水液代谢中起着决定性作用，然肾之开合，亦有赖于肝之疏泄。肝主疏泄功能正常、则气机调畅，有助于肺脾肾三脏的水液代谢，三焦水道通畅，运化水湿路通，水肿自然得消。

（三）临床应用

特发性水肿属中医学“水肿”范畴，其发病与肺、脾、肾三脏关系最为密切，与肝、痰、瘀亦密切相关。

（1）从脾肾论治：龚循生认为，特发性水肿的发病与肝、脾、肾三脏关系密切，将本病分为肝气郁结型、阳虚湿困型和脾肾阳虚型，其中脾肾阳虚型以温补肾阳、化气行水为治则，方用苓桂术甘汤合济生肾气丸化裁（熟地黄 10g，山萸肉 10g，山药 10g，炮附子 10g，桂枝 6g，干姜 10g，白术 10g，茯苓 10g，甘草 6g，泽泻 10g，车前子 10g，川牛膝 10g，柴胡 6g，佛手 10g）。崔善淋认为，本病病机应为脾肾阳虚、以温暖脾肾、行气利水为法，以实脾饮（熟附子 5g，干姜 10g，黄芪 30g，茯苓 20g，白术 15g，薏苡仁 25g，厚朴 15g，槟榔 15g，牛膝 15g，炙甘草 10g，生姜 5 片，大枣 3 枚）加减治疗本病 30 例，如颜面水肿较盛者，加麻黄、桂枝；气虚者，加黄芪、人参；气滞血瘀者，加益母草、泽兰；小便短少，加桂枝、泽泻。1 剂/日，水煎取汁 300mL，分 2 次，早晚温服。2 周为 1 个疗程，共治疗 2 个疗程。治疗结果：痊愈 18 例，占 60%；显效 6 例，占 20%；有效 4 例，占 13.3%；无效 2 例，占 6.7%；总有效率 93.3%。金翠萍等认为，特发性水肿应责之脾、肾两脏，病因为肾阳不足，阳不化气，脾虚土不制水，而本病常与情志因素有关，肝郁气滞，脾失健运，水湿内停而致肿。金氏运用金匮肾气丸合逍遥丸治疗 50 例，与未服用药物，仅低盐饮食的 49 例对照，治疗组口服金匮肾气丸 1 丸/次，每日 2 次，逍遥丸 1 丸/次，每日 2 次，10 日为 1 个疗程，连服 2 疗程。两组均观察 6 个月后统计，治疗组总有效率 88%，对照组 44.9%，$P<0.05$。

（2）从肝肾论治：马光明认为，因本病发病几乎全为女性，尤多见于中年期，且发作常与月经周期有关，多伴有腹胀和精神症状。因此该病辨证重心应在肝肾，涉及于脾，当属肝郁肾虚型。马氏将 120 例患有特发性水肿的女性患者随机分为治疗组 60 例，对照组 60 例。治疗组予附子理中丸，每次 8 粒，3 次/日，对照组予维生素 C 片，每次 0.1g，3 次/日，安体舒通片每次 40mg，3 次/日，参照国家中医药管理局《中医病证诊断标准》，治疗结果，总有效率：治疗组 98%，对照组 70%（$P<0.01$）。

（3）从肝脾论治：闰良认为，特发性水肿患者每见起病慢，病程长，神疲乏力，不耐劳累，脉细等脾虚之象，同时因本病多见于女性，又多与月经周期及情绪变化密切相关，可见肝郁气滞之实证，因此肝郁脾虚则水湿潴留为本病的基本病机。以疏肝健脾理气利水为法，予逍遥散和五皮饮加减：柴胡 10g，香附 12g，当归 10g，白芍 12g，白术 20g，薄荷 6g（后下），山药 20g，茯苓 15g，茯苓皮 15g，陈皮 12g，大腹皮 12g，生姜皮 15g，生甘草 6g。治疗患有特发性水肿的女性患者 30 例，每日 1 剂，水煎 2 次，每次取汁 200mL，分早晚空腹服；30 例对照组予谷维素 20mg，3 次/日，安体舒通 20mg，1 次/日，氢氯噻嗪 25mg，1 次/日，连服 3 日停 2 日，2 组均 2 周 1 个疗程。统计结果显示治疗组治愈率为 66.67%，总有效率 90.00%；对照组治愈率为 36.67%，总有效率 66.67%。两组比较有显著差异。（$\chi=5.41$，$P<0.05$；$Y=4.81$，$P<0.05$），治疗组明显优于对照组。

（4）从脾论治：管荣朝以健脾和胃、化湿行水为法，以参苓白术散加减治疗由于劳倦伤脾或饮食伤脾，脾胃虚弱，精微不化，水湿内聚而成的水肿之证。王晓燕认为，女性特发性水肿，有其特殊性。从发病过程看，多无风邪犯肺、肺失宣降所致之水肿，亦无肾失开阖气化功能障碍所致之水肿，故与肺、肾两脏关系不大；人体水液代谢与脾主运化水湿功能密切相关，若脾失健运，则水津失布，泛溢肌肤而发为水肿，因此，脾虚湿盛是本病的病机关键。治疗以健脾益气、利水消肿为法，以参苓白术散加减治疗本病 34 例，头面浮肿伴头身困重、肢倦乏力、口渴不欲饮、小便不利、苔白腻及脉濡者，加猪苓 10g，苍术 10g，半夏 10g；头面及四肢浮肿尤以经前为甚、胸闷不舒或乳房胀痛、嗳气纳呆或咽部有异物感、受情绪刺激而诱发加重者，加柴胡 10g，白芍 10g，当归 10g，郁金 10g；头面浮肿伴头昏头晕、少气懒言、心悸气短、遇劳加重者，加升麻 6g、柴胡 10g。结果：显效 22 例，占 64.7%；有效 10 例，占 29.4%；无效 2 例，占 5.9%，总有效率为 94.1%。

（5）从瘀论治：刘君等认为，特发性水肿病程较长，有不同程度的瘀血见证，究其病机关键在于“气虚、气滞、血瘀，而致水肿”。采用活血化瘀，利水兼益气、行气为主的方法，治疗女性患者 40 例，其中兼气虚者 16 例，兼气滞者 24 例，选血府逐瘀汤为基本方法，兼气虚者加党参、生黄芪，兼气滞者加木香、枳壳、厚朴，早晚各 1 剂，14 日为 1 个疗程。结果：治愈 18 例，占 45%；显效 12 例，占 30%；好转 6 例，占 15%；无效 4 例，占 10%，总有效率为 90%。程桂真认为，因本病多见于生育期及更年期妇女，故其发病多与经、产及情志密切相关，其病机关键在于“肾虚、肝郁、血瘀、水停”，确立了活血祛瘀，疏肝理气，温补肾阳的治疗原则，以血府逐瘀汤加减治疗 52 例。冲任不固、肾阳虚衰者，加仙茅、淫羊藿；血瘀较甚者，去川芎、赤芍，加三棱、莪术；脾虚湿盛、白带量多者，加党参、炒白术；心气不足、心悸者，加人参、麦冬、五味子、桂枝、大枣；浮肿甚者，加桑白皮、猪苓、茯苓；伴有大便干者，加生大黄。每天 1 剂，水煎服，治疗 10 日为 1 个疗程，可连治 1 ~ 3 个疗程。治愈 33 例，显效 11 例，有效 7 例，无效 1 例，治愈率为 63.46%，总有效率 98.08%。

（6）从痰论治：徐子华所治 10 例特发性水肿，均见有形体肥胖、胸闷、腹胀、苔白腻、脉滑等症，故认为本病当属脾虚气郁，痰湿阻滞气机，土壅木郁而致。从痰论治以脾虚气郁，痰湿阻滞立论者，治以健脾化痰、行气利水。徐氏用加味温胆汤治疗 10 例，结果：治愈 8 例，好转 2 例。

（四）病案

患者，男，76 岁，因“双下肢浮肿 1 年，加重 1 周”住院治疗。经双下肢血管彩超、心脏及肾脏彩超、血液生化等各项检查未见明显异常，诊断为特发性水肿。西药治疗 2 周，停药即复发。就诊时，双下肢中度凹陷性浮肿，午后明显，腰部刺痛，头晕头痛，两颞侧为主，时有血管搏动感及卧床起身或蹲下后起立即眼前黑蒙，大便秘结，每日服通便茶通便，小便不利，口干渴多饮，心烦失眠，难以入睡，面色不华，舌质红，苔黄腻，舌底络脉曲张，脉弦滑。诊为水肿，证属水热互结，阴伤血瘀。患者大便不通，阳明之热与水搏结于下焦，气化不利，热灼阴津，则小便不利，口渴多饮；小便不利，水无出路，溢于肌肤，则见下肢浮肿，因证属阳明，故午后明显；水肿不愈，水湿停积日久，阻滞气机，血行不畅，则瘀血内生，而见腰部刺痛，舌底络脉曲张；瘀血不去，新血不生，久病亏耗，气血亏虚而见头晕头痛，眼前黑蒙，面色不华；热灼伤阴，热扰心神，故见心烦失眠，难以入睡；舌质红，苔黄腻，脉弦滑均为湿热内蕴之征。治拟清热利湿，活血化瘀，佐以滋阴补血，兼以行气者，猪苓汤加减主之。处方：猪苓 15g，茯苓 15g，阿胶 10g（烊化），当归 10g，滑石粉 30g，土茯苓 15g，茵陈 10g，大黄 10g，厚朴 10g，3 剂。服药 1 剂尿量明显增多，双下肢浮肿略有减轻。2 剂后尿量持续增多，双下肢浮肿消退较明显，大便较前易解，仍头晕头痛。3 剂后双下肢浮肿已消一半，解下大便 3 次，尿量恢复正常，头晕头痛明显缓解。效不更方，以原方再予 3 剂，诸症皆除，随访半年未再发。

按：水肿是由于多种原因导致体内水液潴留，泛滥肌肤，引起以眼睑、头面、四肢、腹背甚至全身浮肿为主要临床特征的一类病证。《素问·汤液醪醴论》提出“平治于权衡，去宛陈莝……开鬼门，洁净府”的治则，包含辨证施治，通利小便，祛除陈瘀。而清·唐容川亦指出：“瘀血化水亦发水肿，是血病而兼水也”，提示水肿与血密切相关，应相互兼顾。故治疗上以清热利湿、活血化瘀为法，方选猪苓汤加减。方中猪苓淡渗利水以消肿。茯苓、土茯苓助猪苓利水渗湿，且土茯苓兼可泄热以治标，茯苓兼可健脾培土制水而求本，标本兼顾。滑石、茵陈清热利水，水热同除。阿胶滋阴止血，既益已伤之阴，又防诸渗利药伤及阴血。陈瘀不祛，新血不生；大黄、当归活血化瘀，其中当归既活血又能补血；合阿胶补生新血，大黄破血通瘀，以除陈瘀，二药又能通润大便，以治阳明便结。厚朴理气行气，气行则水湿不停，瘀血不留。诸药配伍，利水渗湿，兼养阴清热，活血化瘀，水湿祛，邪热清，阴津复，陈瘀祛，新血生，是则水肿可除，血脉通利，又避免阴伤血损之虞。

（五）存在的问题与思考

西医方面，特发性水肿发病机制不清，毛细血管通透性的增加、激素、对体位变化的异常反应及饮食等与周期性特发性水肿的发病密切相关。但有关特发性水肿时血浆中肾素－血管紧张素－醛固酮系统、利尿激素、精神刺激或月经紊乱前儿茶酚胺水平、雌激素黄体酮水平研究较少，需要进一步明确其主要机制以指导临床治疗。

中医方面，如前所述，由于特发性水肿的发病机制尚不十分明了，现代医学还没有特效的治疗方法。中医学在治疗本病方面虽有其独特优势，但仍然存在诸多问题，如缺乏明确的诊断分型标准，疗效评价标准等。近年来，国内有关特发性水肿的中医文献逐年增加，已积累了一定的临床数据，为更好地运用中医药治疗特发性水肿提供依据，更需要我们应用循证医学的方法对这些数据进行系统分析，进一步探求特发性水肿的中医证候学特点及其分布规律，不断深化特发性水肿的中医药研究，为以后临床辨证治疗特发性水肿打下一定的理论基础。

二十、老年性尿路感染

（一）概述

老年性尿路感染是老年人群中常见的感染疾病，症状有腰痛、尿急、尿频、发热、急性期高热伴寒战、白细胞增高，早期常因尿路症状不明显而误诊。慢性期可出现疲倦、背痛、贫血、高血压、脓尿、蛋白尿。其高发病率一方面由于老年人随着年龄增长膀胱收缩无力导致尿潴留，肾脏和泌尿系统发生退行性病变，免疫力下降等自身因素，另一方面，由于外界诱发因素的增多，如脑血管意外、骨折、肿瘤、外伤以及其他慢性疾病，经常长期卧床及使用激素和免疫抑制剂等，使尿路感染的机会增多。且老年性尿路感染多为反复发作，由于抗生素的广泛使用，耐药菌所致的尿路感染也在不断增多。病情的逐步进展可影响肾功能，因此对本疾病应做早治疗，彻底治疗。

本病归属中医学“淋证”范畴。

（二）临床应用

1. *临床资料*　以 72 例老年尿路感染患者为研究对象，根据治疗方法的不同随机分为治疗组与对照组，其中治疗组男 10 例，女 26 例，平均年龄（62.0 ± 6.0）岁，对照组男 8 例，女 28 例，平均年龄（63.7 ± 5.8）岁，所有患者经实验室检查尿沉渣白细胞 >20 个，老年男性中段尿培养菌落数 $\geqslant 10^3$/mL，而对于女性以中段尿培养菌落数为 10^5/mL 的标准确诊为尿路感染。两组患者的性别、年龄、合并病史等临床资料对比差异无统计学意义（$P>0.05$），具有一定的可比性。

2. *治疗方法*　治疗组采用猪苓汤加减治疗，猪苓汤由猪苓、茯苓、泽泻、滑石、阿胶五味药物组成，每味药 10g，根据患者的病证可适当加入利尿类：车前子、茅根、金钱草；清热类：黄柏、黄芩、生地、白花蛇舌草等；活血类：益母草、丹参；扶正类：黄芪、白芍、山萸肉等。根据中医辨证实施。每天 1 剂，水煎，分两次口服。

对照组服用环丙沙星 0.3g，每天 3 次。治疗疗程为 14 日，观察两组治疗前后小便状态、尿频、尿急、尿痛等体征的变化，记录治疗前后尿常规数据、血常规数据、大便常规及肝肾功能等实验室数据。

2. 疗效评价　痊愈：尿沉渣白细胞 <4 个，中段尿培养菌落为阴性，无尿路感染的症状；显效：尿沉渣白细胞减少60%，中段尿培养菌落为阴性或减少 60%，尿路感染症状明显减轻；有效：尿沉渣白细胞减少 30%，中段尿培养菌落为阴性或减少 30%，尿路感染症状减轻；无效：尿常规检查无变化，症状为得到缓解改善。总有效为痊愈、显效和有效之和。

4. 统计学方法　统计学软件为 SPSS19. 0。

5. 结果

（1）疗效比较　治疗后，将两组患者疗效进行比较，治疗组痊愈 11 例，显效 14 例，有效 8 例，无效 3 例，总有效率为91. 6%；对照组痊愈 9 例，显效 11 例，有效 9 例，无效 9 例，总有效率为 75. 0%；治疗组疗效优于对照组，差异有统计学意义（$P<0.05$）。

（2）不良反应发生情况比较　两组患者均未发生尿蛋白、高血压、肾功能衰竭等病情恶化反应。

（三）讨论

老年性尿路感染是临床多发疾病。中医学认为，本疾病机制为“肾虚”“膀胱热”，老年人机体抵抗力弱，多以肾虚为主。中医治疗在本疾病的优势显著，积累了丰富的临床经验，且可减少或者消除抗生素在本疾病中滥用所带来的副作用，提高老年患者的生活质量。中医药治疗以清热利湿贯穿始终，温清并用标本兼顾，活血化瘀疏通肾络为统筹。猪苓汤具有清热利水、养阴等功效，猪苓汤在《金匮要略》中主要用于治疗水热互结兼有阴伤的小便不利。现代药理研究更是对猪苓汤的药理作用做出了更全面科学的诠释，研究表明其具有利尿作用、抗炎作用、抑制肾结石形成、护肾作用和抑菌作用，临床上常用于治疗肾脏、尿路等疾病。

本研究以36例老年性尿路感染患者为治疗组，运用猪苓汤加减治疗，对比分析对照组使用环丙沙星，结果显示治疗组的总有效率（91.6%）高于对照组总有效率（75.0%），两者差异均有统计学意义，表明猪苓汤加减治疗老年性尿路感染能取得较好的疗效，治愈率高，且能根据病情加减药方药味，毒副作用小，不易发生细菌耐药性。

二十一、糖尿病肾病

（一）概述

糖尿病肾病是一种代谢紊乱性疾病，是糖尿病患者最主要的微血管病变之一，也是糖尿病患者致死的一个重要原因。随着近年来人们生活节奏不断加快和生活方式不断变化，糖尿病的发病率不断上升，糖尿病肾病的发病率也在逐渐上升，统计发现，其已占据慢性肾病发病率首位。

中医学早就对糖尿病肾病有所认识及研究，先是《金匮要略·消渴小便利淋病脉证并治第十三》提出："气盛则溲数，溲数即坚，坚数相搏，即为消渴。"提出了消渴的病名，根据其临床表现相当于西医学的糖尿病。后《证治准绳·消渴》指出"渴而多饮为上消（经谓上消），谷善饥为中消（经谓消中），渴而便数有膏为下消（经谓肾消）"。提出了"肾消"的病名，相当于西医学的糖尿病肾病。后《太平圣惠方》进一步阐述“饮水随饮便下，小便味甘而白浊，腰腿消瘦者，肾消也”。指出糖尿病肾病会出现蛋白尿这一特征。

（二）病因病机

1. 三焦气化学说　张昆指出，糖尿病肾病Ⅳ期疾病发展中，其病机虽然可以概括为其本为脾肾气阴两虚，其标为瘀水互结，归根多由三焦气化、脏腑功能失调，导致整体的阴阳失和而发病。以三焦辨证为理论基础，益气养阴、化瘀利水作为糖尿病肾病Ⅳ期的治疗原则。运用三焦分消饮治疗糖尿病肾病Ⅳ期，可以通过降低尿蛋白定量，改善糖、脂代谢功能的紊乱，防治感染，改善肾脏微循环，增强 DN 患者机体的免疫力，能有效延缓因肾小球硬化的发展导致肾脏损伤的速度。李尊元认为，消渴病日久，三焦气化失常，枢机不利，而见“肾消”（糖尿病肾病）。金丽霞等认为，糖尿病属中医学“消渴”范畴，三焦气机郁久化热，燥热耗伤阴津，形成糖尿病阴虚燥热的基本病机。

2. 邪伏膜原学说　清代医家周学海把“膜原”定义为人体内夹缝之处的间隙，提出“伏邪皆在膜原”。祝志岳提出，南征继承了国医大师任继学的思想理论，认为消渴病的病位之本在于人体之散膏，病之标在于三焦。所谓散膏，在《难经·第四十二难》中有记载：“有散膏半斤，主裹血，温五脏，主藏意。”这里的散膏主要指脾脏周围的组织，即今之胰腺。

3. 肾络癥瘕学说　吴以岭倡导“络病学说”，主张从络论治糖尿病肾病，他认为气阴两虚是糖尿病肾病的发病基础，络脉瘀阻、津凝痰聚是糖尿病肾病的发病关键，络息成积是糖尿病肾病主要病理产物。吕仁和认为，糖尿病肾病的基本病机是消渴病日久，治不得法，伤阴耗气，复加以痰、热、郁、瘀互相积聚于肾之络脉，先形成“微型癥瘕”，逐步使肾体受损，肾用失司，肾元按虚、损、劳、衰规律发展，在整个病程进展中，“微型癥瘕”的形成是病理关键。张胜容等认为DN就是在糖尿病气阴两虚基础上，湿、痰、瘀内阻于肾络而成，“肾络瘀滞”贯穿DN发病全过程，逐渐形成了从“肾络瘀滞”论治糖尿病肾病思想，并创立保肾方11号。

4. 风邪致病学说 赵进喜基于炎性反应、免疫损伤机制与中医学风邪致病相关理论，提出糖尿病肾病从风论治，观察发现糖尿病肾病常见皮肤瘙痒、疼痛走窜、头晕目眩、腿脚抽筋等“风毒”和“内风”的表现，因此，治疗糖尿病肾病在强调益气养阴、化瘀散结的同时，重视祛风通络治法。柴可夫认为，糖尿病肾病的发病与风邪密切相关，风邪不仅可由外感而来，也可因虚而生。内外相合、风邪伏络是糖尿病肾病的核心病机。李琦在多年的临床实践中发现，糖尿病肾病多与“风邪扰肾”密切相关，治疗时在补肾的基础上从“祛风”突破往往效如俘鼓。

5. 热邪致病学说 早在《黄帝内经》中就有提及对消渴病“火热”病机的认识。《素问·奇病论》论“脾瘅”指出：“肥者令人内热，甘者令人中满，故其气上溢，转为消渴。”《灵枢·五变》论“消瘅”指出：“怒则气上逆……血脉不行，转而为热，热则消肌肤，故为消瘅。”气虚可致发热，阴虚可生内火，热久阴津受损，损伤肝肾，甚至灼伤脉络。加之痰湿内阻，均可使血行不畅，瘀阻脉络，最终导致阴阳两虚。现代医家王耀献认为“热”是糖尿病肾病的初始病因，早期为热入肾络、肾络郁闭之郁热；中期为热伏肾络、结为症瘕之积热；晚期为肾气衰败、浊热次生之浊热。

6. 本虚标实学说　李平认为，糖尿病肾病病程较久，不同阶段病机有所侧重，但总以本虚标实，虚实夹杂为特点，糖尿病肾病初期患者普遍存在肾阴虚内热的表现，早中期气阴两虚最为多见。标实证有血瘀、气滞、痰湿、热结、湿热、郁热、水湿之分，其中以血瘀、热结、痰湿为多见，中期可见有水湿。而糖尿病肾病晚期肾体劳衰，肾用失司，浊毒内停，五脏受损，气血阴阳衰败，本虚证可兼有阴虚、阳虚，甚或气血阴阳俱虚，三者均存在气血之虚。标实证有血瘀、气滞、痰湿、结热、湿热、郁热、水湿、湿浊内留、饮邪内停、虚风内动、浊毒动血、浊蒙神窍之分，同时普遍存在湿浊毒邪内留证候。现代医家大多认为，气阴两虚为糖尿病肾病的基本病机，且贯穿于糖尿病肾病发病过程的始终。标实主要包括燥热、瘀血、痰浊、水湿等。亦有医家认为本虚为脾肾亏虚、肾虚燥热，标实为瘀血、水湿、浊毒。肾虚燥热，瘀血内停是本病的基本病机，贯穿该病始终。糖尿病肾病发展至晚期以后，往往伴有顽固的高血压，能否理想降压，成为决定糖尿病肾病预后的重要因素。从中医角度看，糖尿病肾病高血压多由于肾阴亏虚，肝木失养，肝阳上亢，并可兼夹水饮、瘀血等病理因素，亦有医家认为肝与糖尿病肾病的关系不容忽视。

7. 中医病因病机的现代研究　糖尿病肾病发病机制十分复杂，包括了众多因素，总的来说是起始于糖代谢障碍所致的血糖过高，在一定遗传背景以及一些相关的获得性危险因子参与下，通过启动了许多细胞因子的网络，最终造成全身一些重要脏器的损害，其中肾脏损害即为糖尿病肾病。

8. 遗传因素　Klotho 基因与肾藏精，王岚对 Klotho G－395A 基因与糖尿病肾病进行了研究，发现 Klotho G－395A 多态性与糖尿病肾病病情轻重程度无关，但 A 等位基因的出现可能增加了 2 型糖尿病患者发生肾损害的风险，携带 A 等位基因的糖尿病肾病患者可能更易出现水肿加重。同时认为 Klotho 基因缺陷与中医学的“肾精亏虚”有相关性。

9. 肾脏血流动力学异常与瘀血阻络　糖尿病肾病患者的肾小球处于高滤过高灌注状态，这种状态会使肾小球内血流流量改变，应力改变。高压力、高滤过还会启动肾小球内 RAS 兴奋，促进肾小球毛细血管上皮足突细胞上血管紧张素Ⅱ的 1 型受体（ATl 受体）表达过多，其后果可以导致足突细胞脱落及凋亡，破坏足突细胞对蛋白滤过的屏障机制，进一步导致肾小球及小管间质损害。这与中医学的肾络癥瘕、瘀血阻络学说有一定的相关性。郭倩通过试验证明化瘀通络中药具有确切的降低 DN 大鼠尿蛋白和减轻肾脏病理损伤的作用，这可能与其纠正脂代谢紊乱、改善血液高凝状态、保护内皮完整性以及抑制异常血小板活化有关。这也验证了 DN 血阻络证的存在。

10. 血管活性物质代谢异常与中医的热毒　核转录因子 NF－KB 是一种重要的核转录细胞因子，参与了诸多免疫炎性反应过程，单核细胞趋化蛋白－1（MCP－1）对单核细胞具有趋化活性，可激活单核细胞和巨噬细胞向病变部位聚集，释放更多炎性反应因子，促进病情进展。管凌志临床观察发现，糖尿病肾病患者血清 NF－KB，MCP－1 表达水平与对照组相比明显升高，并且与尿白蛋白排泄率升高明显正相关，表明 NF－KB，MCP－1 参与了糖尿病肾病发生、发展过程。通过中医药积极治疗，阻断 PI3K/Akt/NF－KB 磷脂酰肌醇 3－激酶（PI3K）－

丝氨酸/苏氨酸蛋白激酶（Akt，也称 PKB）信号转导通路，简称 PDK/Akt 通路，抑制 PDK，Akt 激活，上调 PTEN 表达，进而下调 NF－KB，MCP－1 炎性反应因子的表达水平，可有助于延缓糖尿病肾病的进展。PI3K/Akt 信号通路的负调拴基因 PTEN 具有特异磷酸酯酶活性，可阻断 PI3K/Akt 信号传导通路，进而发挥对肾脏的保护作用。邢玲玲等研究表明，在糖尿病肾病肾脏组织中随着 PTEN 的表达下调，Akt 磷酸化，PI3K/Akt 信号通路激活，使足细胞损伤，大分子蛋白从穿孔漏出，加重病情。这些理论可能与中医理论的热毒有一定相关性。

11. 晚期糖基化终末产物（AGES）与邪伏膜原学说　王悦芬等提出，在糖尿病患者和动物的血管壁及肾脏中，AGES 含量明显增加，在肾脏 AGES 与晚期糖基化终产物受体（RAGE）结合后可通过氧化应激诱导血小板衍化生长因子及转化生长因子的表达，促进细胞外基质的产生，增加血管通透性，使血液处于高凝状态，参与肾脏纤维化的进展。这可能与邪伏膜原学说有一定一致性。

（三）辨证论治

1. 中医经方　刘兴国在西医治疗基础上应六味地黄丸合生脉汤加减辅助治疗，可进一步降低早中期 DN 患者尿微量白蛋白和血清 Cys－C 水平，从而延缓 DN 的进一步发展。王涓涓等研究发现，在控制饮食、适当运动、降糖、降压等综合治疗基础上，小陷胸汤合补阳还五汤观察组早期糖尿病肾病患者的临床症状明显改善，患者肾功能明显改善，保护肾脏，减轻糖尿病肾病患者的肾脏损害，有效延缓糖尿病肾病的病情发展。赵云芳在当归芍药散基础上加入有行气通络之功的陈皮、槟榔、紫苏，对于糖尿病肾病有较好疗效。郭娟英采用真武汤加味治疗 DN Ⅳ期患者，能改善临床症状、减轻蛋白尿，能调节糖代谢，从而降低终点事件的发生率，对 DN 病情起到延缓作用。

2. 自拟方　李平带领团队，根据中医“肝肾同源”理论，提出“益气柔肝、活血通络”法治疗糖尿病肾病显性蛋白尿的新思路。在该法则的指导下，她们研制了糖肾方，近十年来，在全国范围内开展了两批中药糖肾方治疗糖尿病肾病多中心临床试验，研究发现糖肾方可以改善显性蛋白尿期患者肾小球滤过率，有效降低尿蛋白和尿 L－FABP，延缓其进入终末期肾病的时间，突破了现代医学治疗糖尿病肾病的瓶颈。王悦芬等通过研究发现补肾活血方可通过增加尿液 AGES 排泄，减少 AGES 在糖尿病肾病大鼠肾脏的蓄积，降低尿蛋白排泄，减少氧化应激水平，从而发挥其对糖尿病肾病的防治作用。张胜容根据多年经验自拟改良保肾方 11 号对于减少 DN 患者的尿蛋白、缓解临床症状有明显疗效，优于单纯西药观察组，并能保护肾功能、稳定血糖和血脂。保肾方 11 号能够减少血管紧张素Ⅱ的产生，从而对基质金属蛋白酶－MMP－2/TIMP－2 平衡进行调节，通过抑制糖尿病肾病大鼠的 TGF－mRNA 与蛋白表达，上调 MMP－2，下调 TIMP－2，减少细胞外基质，延缓糖尿病肾病大鼠肾功能的进展。王耀献结合“肾络症瘕”学说，根据和解聚散法，创立和解聚散方用于治疗糖尿病肾病取得较好疗效。李素霞、李建民等创立通络保肾复方可以抑制脂多糖 LPS 诱导的肾小球足细胞的增殖，上调肾小球足细胞 nephrin 的表达，减少蛋白尿的发生，从而延缓糖尿病肾病的进一步发展。高彦彬等通过多中心随机双盲对照临床试验发现糖肾宁颗粒可明显减少早期 DKD 患者尿白蛋白，从而有效地阻止早期患者的进展是治疗早期

DKD 安全有效的药物。

3. 中成药　路文静、杨洪涛等认为，尿毒清颗粒通过对转化生长因子（TGF－31），Nephrin，Podo－cin 蛋白、光抑素 C（CysC）、核转录因子（NF－KB）及血管内皮生长因子（VEGF）的表达进行拮抗性干预，并且改善高糖、高脂、微炎症等危险状态，以保护肾小球内皮细胞、足细胞，防止肾小球硬化和间质纤维化，稳定肾功能，修复肾脏病理改变，减缓 DN 进展，其保护肾脏的作用机制非常明确。刘爱等通过临床观察发现黄葵胶囊联合雷公藤多苷片治疗糖尿病肾病患者可取得显著的治疗效果。王荣等通过 meta 分析发现肾炎康复片联合西医常规疗法治疗 DN 疗效明显优于单一西医疗法，值得临床推广。

4. 中药外用　赵文景等通过临床观察发现应用中药药浴配合西医基础治疗能够明显减轻 DN 水肿，改善乏力及憋气等症状，减少利尿剂的使用，部分患者甚至可以不使用利尿剂，并能减少蛋白尿，维持肾功能稳定，不升高血尿酸，延长了部分患者进入肾脏替代治疗的时间。赵晨男等认为灌肠疗法配合内服的补益中药，达到补虚不恋邪，祛邪不伤正的效果，中药保留灌肠疗法无论配合西医治疗还是内服中药，在临床上治疗糖尿病肾病的应用前景可佳。

5. 针灸　韩向莉通过临床研究发现，解郁健脾滋肾祛瘀汤配合针灸治疗肝郁脾肾两虚、瘀血浊毒内阻型早期 DN 疗效显著，能有效降糖、降脂，改善肾功能，减少尿蛋白，整体调节机体，延缓 DN 进展。刘众等通过临床观察发现，温和灸联合血塞通可通过降低患者甘油三酯、胆固醇、低密度脂蛋白，明显改善早期糖尿病肾病患者临床症状，降低尿蛋白，从而达到治疗糖尿病肾病的目的。

6. 耳穴贴敷 糖尿病肾病的病变脏腑主要责于肾，而肾开窍于耳，耳为宗脉之聚，将王不留行子贴压在相应的穴位上可改善微循环。陈利平中药内服同时给予穴位注射、穴位贴敷、耳穴贴敷等中医适宜技术治疗糖尿病肾病，取得了较好的疗效。

（四）临床应用

1. 一般资料 选取门诊糖尿病肾病患者66例作为本次研究的主要研究对象，并根据随机数字表法随机分为对照组和观察组，各28例。其中对照组患者中男15例，女13例，年龄41～76岁，平均年龄（66.6±3.9）岁；观察组患者中男16例，女12例，年龄43岁，平均年龄（66.2±3.7）岁。所有患者均符合糖尿病肾病的相关诊断标准，并被确诊为非胰岛素依赖型糖尿病。两组患者在性别、年龄等临床资料方面相比，无显著性差异（$P>0.05$），具有可比性。

2. 治疗方法 两组患者均给予甘精胰岛素皮下注射，并辅以适量运动和饮食控制，以保持血糖稳定。对照组患者采用西药常规疗法，应用盐酸贝那普利，每次10mg，1次/日。合并高血压者辅以降压药物治疗。观察组患者在对照组治疗的基础上联用猪苓汤合膈下逐瘀汤加减进行治疗，基本方组成为：熟地黄、茯苓、黄芪、丹参各20g，猪苓、阿胶、泽泻、赤芍、滑石、怀牛膝、怀山药、玉米须各1.5g，牡丹皮、当归、川芎各10g，山茱萸6g。用水煎服，1剂/日，早晚两次服用。两组患者均连续治疗3个月为1个疗程。

3. 观察指标 观察记录两组患者治疗后的空腹血糖（FPG）、糖化血红蛋白（HbAlc）、尿微量白蛋白（UMA）、尿微量白蛋白排泄率（UAE）、甘油三酯（TG）、总胆固醇（TC）

变化情况，比较两组患者的临床治疗效果。临床治疗疗效判定标准根据糖尿病肾病诊断标准制定，具体是：显效，尿蛋白排泄率下降>50%，血糖恢复到正常水平，患者的临床症状明显改善；有效，尿蛋白排泄率下降<50%，血糖水平有所下降，患者的临床症状有所减轻；无效，患者的尿蛋白排泄率、血糖以及临床症状均无显著变化，治疗疗效总有效率=（显效+有效）/总例数×100%。

4. 统计学处理　采用统计软件 SPSS 19.0 进行数据分析。

5. 结果

（1）两组患者糖脂代谢相关指标比较：通过数据分析可以看出，实施治疗干预前，两组患者的空腹血糖（FPG）、糖化血红蛋白（HbAlc）、尿微量白蛋白（UMA）、尿微量白蛋白排泄率（UAW）、甘油三酯（TG）、总胆固醇（TC）水平均无显著性差异，无统计学意义（$P>0.05$）；实施治疗干预后，两组患者的各项指标均较治疗前得到改善，差异具有统计学意义（$P<0.05$）；观察组的各项指标改善率明显好于对照组，差异具有统计学意义（$P<0.05$）。

（2）两组患者的治疗疗效比较：通过数据分析可以看出，观察组患者的总治疗有效率远远优于对照组患者，差异具有统计学意义（$P<0.05$）。

6. 体会　中医理论认为，糖尿病肾病多属本虚标实，属中医学“尿浊”“消渴”“水肿”等范畴。阴虚日久至五脏亏虚为本；痰、浊、湿，诸邪蕴结，肾络毒阻为标。气阴两虚，水、痰、瘀三邪内结，使本病迁延难愈。因此在治疗糖尿病肾病的过程中，应将益气养阴、活血化瘀作为治疗的关键。因此，以猪苓汤合膈下逐瘀汤加减益气养阴润燥、活血利水消肿。猪苓汤清热养阴，膈下逐瘀汤活血化瘀，药方中丹参、川芎、赤芍扩张血管，改善微循环；茯苓、黄芪、泽泻、熟地黄、玉米须降低血糖，其中黄芪还具有降脂，清除蛋白尿的功能，诸药合用共奏益气滋阴，润燥化瘀的功效，从而有效延缓肾功能减退。

（五）讨论

糖尿病肾病目前有多种理论学说，从不同角度阐释了糖尿病肾病的病因病机，近年来，中医药对糖尿病肾病的治疗已显示出独特优势。中医药不但能控制病情发展，且能改善临床症状，同时中药能多靶点治疗，且相对不良反应小、安全，适用于慢性病患者长期服用。目前在中医理论基础上结合现代医学对糖尿病肾病也进行了一系列临床及基础研究，但是尚没有统一的中医辨证分型标准，缺乏统一的疗效判定标准，重复性研究较多，创新性研究较少，我们应充分利用现代科学技术，联合西医有效疗法，发挥中医药的优势，同时中西医结合进一步深入药物作用靶点及机制的研究，必将给糖尿病肾病的治疗带来新的希望，为糖尿病肾病治疗提供更有力的依据。

二十二、乳糜尿

（一）概论

尿浊，是以小便混浊，白如泔浆，排尿时并无疼痛为主症。西医学中的乳糜尿、尿酸盐过多均属本病范畴。

（二）临床应用

1. 临床资料　26 例患者，男 15 例，女 11 例，年龄 35 ~ 76 岁，平均年龄 46 岁，病程半年以内者 8 例，1 年以内者 13 例，1 年以上、5 年以下者 5 例。症状特点是：小便混浊，呈乳白色或夹凝块，上有浮油或夹血丝血块。每因过食肥甘油腻而加重。舌苔黄略腻，脉濡数。患者做尿乳糜试验3次以上呈阳性反应。其中2例做膀胱镜检查明确诊断伴高血压者3例，高脂血症者4例，高胆固醇血症者2例，冠心病者3例，脂肪肝者4例，肾功能检测（血肌酐、尿素氮）均属正常范围。

2. *治疗方法* 药用猪苓20g、茯苓15g、泽泻、阿胶（烊化）、鹿角霜、补骨脂、益智仁各10g。如伴有尿频、尿急、尿痛者，加黄柏15g、车前子10g（包煎），尿常规化验有红细胞加白茅根20g、仙鹤草10g，尿常规化验有白细胞、脓细胞加蒲公英、紫花地丁、败酱草各20g。1日1剂，水煎服，2个月为1个疗程。

3. *治疗结果*

（1）疗效评定标准：痊愈：临床症状、体征消失、小便转清、尿乳糜试验阴性，正常工作和不限制饮食，连续1年以上不复发。有效：小便转清，尿乳糜试验阴性，但劳累或高蛋白脂肪饮食后，小便混浊。无效：治疗前后症状体征无明显改变。

（2）治疗结果：26例患者经治疗1个疗程后，痊愈9例，占34.6%；有效14例，占53.8%；无效3例，占11.5%。总有效率为88.5%。

（三）病案

赵某，男，45岁，2004年12月4日来诊。主诉半年前，因食油腻饮食后发现尿液混浊，于本市某医院就诊，经过多次化验检测，确诊为“乳糜尿”。因西药治疗不理想，遂被介绍到某医院中医治疗，经多方医治，先后以补肾益气固精予草薢分清饮、草薢饮及水蜈蚣冲剂等治疗，约4月余无明显疗效，小便仍混浊如牛奶，无尿频、尿急、尿痛等症状，伴腰酸不适、不欲饮食，舌苔薄白，脉弦。理化检查尿乳糜试验阳性、尿常规，尿蛋白（+），脓细胞 +/HP，红细胞 3～7 个/HP、清洁中段尿培养，无细菌生长。中医诊为尿浊（脾肾两虚型），西医诊为乳糜血尿。治以补气健脾，益气固精之法。猪苓、茯苓、泽泻、鹿角霜、补骨脂、益智仁各 15g，阿胶 10g（烊化）、蒲黄炭 10g，日 1 剂，早、晚 2 次水煎服。15 剂后，患者小便时清时浊，其中两次尿乳糜试验阴性，腰酸不适明显减轻，食欲渐增，舌淡苔薄白，脉弦细。原方继服 10 剂，小便未见牛奶状，呈酱色，面色㿠白、神疲乏力，但无腰酸、耳鸣等不适，舌淡苔薄，脉弦，尿常规，红细胞 8～15 个/HP。病为脾虚气弱，无力摄血所致，治当健脾，摄血为法，原方加生黄芪 20g、山药 15g，又服 10 余日后，小便色转清，尿乳糜试验连续 3 次阴性。患者尿清无沉淀，食欲尚可，夜寐也佳，无腰酸、耳鸣等不适。苔脉如常，尿乳糜试验阴性，尿常规正常。

按：猪苓汤是《伤寒论》中利水渗湿、养阴清热的常用方剂。方中茯苓、猪苓渗湿利尿，健脾和胃为君药。泽泻渗利肾浊，宣通肺腑，清胃养阴为臣药。佐以阿胶滋阴清热，并可防止渗利药物伤阴；鹿角霜温补肝肾，补力虽小，但不滋腻；益智仁、补骨脂固精缩尿、温脾止泻。在此方基础上加减用药，取之升清降浊的特点。肺之宣发输布，脾之转枢运化，肾与膀胱的气化开阖，维持着三焦通畅，水液的升降出入，任何脏腑功能的失调，都会导致气机升降出入障碍，水液代谢失常。乳糜尿与淋证相似，本病的发生，多因饮食肥甘，脾失健运，酿湿生热，或病后湿热余邪未清，下注膀胱，清浊不分而致。

附：乳糜尿治疗研究进展

乳糜尿是我国较常见的一种疾病，是由淋巴管病变形成淋巴管瘘，导致乳糜进入肾脏集合系统，从而使尿液呈乳白色。根据病因可分为：寄生虫性与非寄生虫，以前者多见。前者中又以丝虫引起的最为常见，其成虫寄生在腹膜后淋巴系统中，长期刺激淋巴组织，成虫死亡后阻塞淋巴管，使淋巴回流受阻，从而使肾脏淋巴系统与集合系统产生病理性交通，引发乳糜尿。

乳糜尿患者摄入的脂肪、蛋白质多从尿中排出，长期易引起营养不良；同时近一半的淋巴细胞从尿中排出，使淋巴系统的调节作用降低，易引起各种疾病，严重影响健康和生活质量。目前乳糜尿治疗相关的综述相对较少。

1. *非手术治疗*　早期轻度患者多采用保守治疗，如控制蛋白及脂肪摄入，口服中药或肾盂局部灌注药物等，同时减少体力劳动，症状自然缓解率高，但疗效并不确切。

（1）休息、饮食疗法：减少体力劳动，尤其是在发作期应绝对卧床，以免病情加重。同时，应限制脂肪及蛋白质的摄入。还可用中短碳链脂肪酸来代替平常较多食用的中长碳链脂肪酸，在保证一般生理需要的同时，还能使其更多地从肠道毛细血管被吸收，从而减少淋巴的吸收，以缓解病情。但休息、饮食疗法并未去除乳糜尿的根本病因，故只作为辅助治疗。此外，多饮水可减少乳糜凝块形成的可能，从而利于淋巴肾盂瘘的愈合。

（2）中医疗法：多采用益气健脾，补肾固精的方法，适当加用滋阴摄血清利之品治疗。但在临床应用中，又有许多不同疗法。患者的主症与伴随症状因人而异，新病久病、禀赋的强弱等因素均不同，故治疗上仍应重视整体观念，辨证论治。胡贵荣根据辨证理论，认为乳糜尿早期以实热标实为主，病久以脾肾亏虚为主，后期则应虚实夹杂。并制定出了清热利湿、升脾举陷、固肾涩精等三法。

（3）肾盂硝酸银硬化疗法：此法是用1% ~2%的硝酸银冲洗肾盂进行治疗，能够刺激淋巴肾盂瘘，促进愈合。Abraham等报道了1例年轻女性乳糜尿患者，伴营养不良、低白蛋白血症、蛋白血尿等症状，采用硝酸银注入其肾盂进行治疗，并随访15年，未见复发。但Kumar报道，在使用硝酸银法治疗时，如剂量掌握不好，则有将肾盂黏膜撕裂的可能，可引起硝酸银外渗。

（4）丝虫性乳糜尿的药物治疗

乙胺嗪：又称海生群。此药在临床上用于治疗丝虫病已有40余年，为目前治疗丝虫病的首选特效药物，尤其对班氏丝虫、马来丝虫等效果更为显著。服药后能广泛迅速分布于除脂肪组织外的各组织体液中，迅速杀灭丝虫。在口服1~3个疗程后，可使血液中的微丝蚴基本消失。

呋喃嘧酮：呋喃嘧酮是我国研发的一种治疗丝虫病特效药物。但如患者饮酒则可引发呼吸困难、胸闷等反应，故禁忌在用药期间饮酒。而Ian等认为乳糜尿是丝虫病的晚期表现，故乙胺嗪、呋喃嘧酮等药物无法改善丝虫性乳糜尿的症状。

2. *手术治疗*　非手术疗效不佳或病情较重的患者，其淋巴液长期漏出，可引起体内蛋白不同程度的流失，从而造成贫血与低蛋白血症，严重时可危及生命。这时手术就尤为必要。

目前，治疗乳糜尿的手术方法主要有淋巴管静脉吻合术与肾蒂淋巴管结扎术。其中，淋巴管静脉吻合术又有大隐静脉与腹股沟淋巴结吻合等多种术式。因难以判断远期吻合畅通率，疗效并不确切，故较少采用。但是，随着显微外科的发展，术者能够进行更精细的操作，提高了吻合术后的畅通率，从而可降低术后复发的可能性。而肾蒂淋巴管结扎术是切断淋巴液向肾内的反流通路，同时并不会加重对侧肾内原有逆流，或使淋巴系统压力上升而导致对侧肾内发生淋巴逆流，是目前非手术治疗效果不佳及重度乳糜尿患者最为常用的手术方法。此方法又可分为开放性及腹腔镜下肾蒂淋巴管结扎术两种术式。

（1）开放性肾蒂淋巴管结扎术：该方法在腹腔镜手术兴起之前广泛应用于治疗中重度乳糜尿，但由于此为开放手术，故手术视野有所局限，又不能使肾蒂显露完全，因而易遗漏细小的淋巴管而导致术后的复发。Ian 等认为此术式是严重破坏了皮肤、皮下组织及肌层，肾脏长时间暴露从而影响血供，延长了术后住院时间。

（2）腹腔镜下肾蒂淋巴管结扎术：随着腹腔镜技术广泛应用于泌尿外科，腹腔镜下肾蒂淋巴管结扎术逐渐成为手术治疗乳糜尿的首选方法。

1995 年，Chiu 等首次报道了此术式治疗 1 例伴营养不良的老年乳糜尿患者，乳糜尿于术后迅速转阴，随访 2 年无复发，同时营养状况得以改善。

2003 年，我国学者 Zhang 等报道该术式成功治疗 6 例患者。与传统开放术式相比，腹腔镜术式创伤较小，且在术中出血量、手术时间、术后恢复、手术瘢痕等方面具有显著优势，同时由于腹腔镜可放大术野，可以更加清楚地观察到细小淋巴管，以便更加精细、彻底结扎。此后我国便逐渐开展此术式。

腹腔镜下肾蒂淋巴管结扎术可根据入路分为以下 5 种术式：①经脐单孔腹腔镜下肾蒂淋巴管结扎术：Zhang 等报道了用经

脐入路单孔腹腔镜下肾蒂淋巴管剥离术治疗的乳糜尿患者 7 例。在脐部上沿取 2 ~ 3cm 倒“U”形切口，用手套自制单孔多通道，在腹腔中置入 3 个常规套管针。用电凝钩及钳子来剥离肾蒂。超声刀切断淋巴管。所有患者的手术均顺利完成。手术时间为 96 ~ 165 分钟，平均 125 分钟；出血量 50 ~ 250mL，平均 112mL。所有患者术后乳糜尿症状均转阴，随访 3 个月 ~ 15 个月无复发。经过此研究结果认为此方法是安全、可行的，且具有良好的美容效果和短期预后。②经腹腔途径腹腔镜下肾蒂淋巴管结扎术：张大宏等报道应用此方法治疗 3 例中老年男性乳糜尿患者，手术均成功。单侧手术时间平均 72 分钟，术中平均出血 52mL，术后肠道功能恢复时间 20 ~ 72 小时，且术后乳糜尿症状均消失。随访 6 ~ 18 个月均无复发。结论，认为此术式具有创伤少、出血少、恢复快、并发症少等特点，且淋巴管结扎可靠、完全，近期疗效满意。虽然经腹腔入路有明显的解剖标志，操作空间大，但术中有容易发生肠管损伤和其他脏器损伤的可能，且术后恢复较慢。③经后腹腔途径腹腔镜下肾蒂淋巴管结扎术：此术式对组织的分离较少，可直接迅速到达术野，并使引流物局限在腹膜后腔，降低了腹腔污染的可能，有既往腹腔手术史患者更适合该手术入路。但术中操作空间较小，缺乏清晰的解剖学标志，从而加大了手术难度。Wang 等研究论证了此术式能够进行标准化，并是能够重复的，但一名外科医生通常在施行 20 例此手术后才能独立胜任。④缝针固定法后腹腔途径腹腔镜下肾蒂淋巴管结扎术：Zhang 等报道了对 53 例患者施行该术式，通过观察比较平均手术时间、术中出血量、术中术后并发症、术后胃肠道功能恢复时间、术后住院时间等指标后认为此术式相比于开放性手术，具有创伤更小、出血量更少、恢复时间更短和短期预后更好等优势。这种术式是在常规完全剥光肾蒂血管、肾实质包膜与肾周脂肪间隙后，将呈完全“骨骼化”的肾脏用丝线固定于腰大肌上，是一种能够防止肾脏下垂的手术方法。但此方法在进行肾蒂淋巴管结扎术后还要额外对肾脏施行缝针固定，使其处于同侧腰大肌上。这虽对肾脏起到了固定作用，但延长了手术时间，增加了对肾脏的拨动，同时术后需卧床数天，从而增加了出现肾下垂及血尿等并发症的可能性。⑤肾上极筋膜悬吊结扎固定法后腹腔途径腹腔镜下肾蒂淋巴管结扎术：与现今较多采用的肾上极缝针固定法固定完全“骨骼化”的肾脏不同的是，闰泽晨等根据肾脏包膜外上极筋膜的特点，设计保留一束肾上极筋膜组织，后应用 1 ~ 2 个 Hem - o - lok 夹对保留的筋膜组织进行结扎，采用经后腹腔镜肾上极韧带悬吊结扎固定法肾蒂淋巴管结扎术治疗乳糜尿。此法保留了肾脏的原始解剖位置，Hem - o - lok 夹结扎肾上极筋膜组织，以阻断肾上极筋膜内的小的淋巴管和毛细血管，避免了离断不全，从而使术后复发的可能性降低。不需缝合肾脏，仅利用肾脏自身筋膜的结构特点，悬吊结扎固定，使其保持在原来的解剖位置。通过观察患者手术时间、术中出血量、术后肠道功能恢复时间、腹膜后引流管留置时间、住院时间、术中术后并发症及其预后，并对这些数据进行分析，认为此术式是治疗乳糜尿更为理想的选择，值得在临床推广。

3. 展望　21 世纪以来，泌尿外科的发展进入一个更加微创化、智能化、精细化、无瘢痕化的时代，DaVinci 等机器人手术系统随之应运而生。此项技术已经能够进行如肾上腺切除术、肾癌根治术及前列腺癌根治性切除术等多种手术。

Agcaoglu 等对机器人和腹腔镜两种肾上腺切除术治疗≥5cm

肾上腺肿瘤患者的临床数据进行了比较。结果显示机器人术式组的手术时间、转开率、住院时间分别为（159.4 ±13.4）分钟，4%和（1.4 ± 0.2）日，均显著低于腹腔镜术式组［（187.2 ±8.3 分钟）、11%和（1.9 ±0.1）日，$P<0.05$］。机器人术式组患者术后并发症发生率为0，而腹腔镜术式组术后并发症发生率则为2.7%。故认为机器人辅助下肾上腺切除术是治疗肾上腺肿瘤的一种较为理想的选择。

但目前还未见机器人辅助下施行肾蒂淋巴管结扎术来治疗乳糜尿的相关报道。不过相信随着科技的不断进步，在广大临床工作者的努力下，这项技术一定能够在未来付诸实践。

总之，乳糜尿的治疗是一个综合的过程，临床应结合医疗单位的自身条件与患者的病情等情况，选择一种或多种适合的治疗手段以提高其疗效与预后。

第二节　外　科

一、颅脑损伤

急性颅脑损伤，病情危重，属中医学伤科“头部内伤”范畴。

（一）临床应用

1. 一般资料　48 例中男性32 例，女性16 例；年龄12 ~78岁，平均41 岁。

入选条件：①有明确颅脑外伤史；②入院时全部病例均经头颅CT 检查显示颅内血肿量，幕上血肿 <30mL，幕下血肿 <10mL，不

考虑手术者；③格拉斯哥评分 >6 分。

车祸伤 30 例，高处坠落 12 例，暴力击伤 6 例。脑挫伤 14 例，颅骨骨折 3 例，外伤性蛛网膜下腔出血 8 例，硬膜外血肿 11 例，硬膜下血肿 8 例，脑内血肿 4 例。随机分为治疗组 24 例与对照组 24 例，两组性别、年龄、病种以及格拉斯哥评分情况均相似，差异无统计学意义（$P>0.05$）。

2. *治疗方法*　两组均采用常规治疗方法，即吸氧、监护，保持生命体征稳定，脱水、利尿、降颅压，纠正水及电解质紊乱，防治感染和消化道出血，营养支持等治疗。治疗组另给予猪苓汤加减：猪苓、泽泻、茯苓各 30g，阿胶、滑石各 10g，黄芪、丹参各 20g。并随症加减。水煎服，每日 1 剂，分早晚 3 次服，昏迷或不能进食者鼻饲。7 日为 1 个疗程，一般使用 4 个疗程。

3. *疗效标准*　显效：症状、体征消失，CT 检查病灶消失。有效：症状减轻，体征改善，CT 检查无严重病变。无效：症状如偏瘫等无改变。死亡：经抢救无效死亡。

4. *统计学处理*　采用 χ^2 检验。

（二）体会

纵观历代文献，几乎所有医家都认为脑损伤的病机是“恶血留内”。《灵枢·邪气脏腑病形》曰：“有所堕坠，恶血留内。”清代钱文彦的《伤科补要》列专篇详细论述“高坠下伤”“颠顶骨伤”“囟门骨伤”等均不离血瘀。谨遵中医理论，临证思辨，究其病机，然谨遵循“离经之血便是瘀”“血不利便为水”“浊阴不降，清气不升”。本病病机以水瘀互结、填塞髓窍为主。故本方取其上病下治，殊途同归之意，以活血化瘀之时，重在养阴利水为要务。方中猪苓、茯苓、泽泻皆淡渗利湿，共奏导水下行而不伤阴，行水而上滋阴津，崇土治水而水道通。阿胶、滑石滋阴养血、利窍通浊，以达水道脉道互通。黄芪、丹参气血双补，血活水通，交通二道。

现代研究证实，活血化瘀药具有改善微循环障碍，降低毛细血管通透性，增强吞噬细胞功能，加速纤维蛋白溶解的作用，从而加快颅内血肿的吸收和脑水肿的消除，有利于神经功能的恢复。张剑宁等报道，脑损伤后血液流变学常发生异常变化，且与脑水肿的发生发展密切相关。临床实践中，即使清除了颅内血肿（瘀血），也并没有解决所有问题，其随后的脑水肿、脑损伤及颅内血肿引起的脑功能紊乱和并发症使病理生理显得更加复杂。现代药理研究表明，中草药中茯苓是在补益类中药中使用率较高的一味中药，含有锰、镁、铅等微量元素。镁离子是机体的阳离子，它作为多种酶的辅机和辅助因子，参与机体糖、脂肪、蛋白质的代谢，在中枢神经系统（CNS）中具有重要的代谢及调节功能，起至关重要的作用。锰是人体内各种酶的组成成分，是许多酶的激活物，参加糖类和脂质代谢，在颅脑损伤中有广泛运用，这为颅脑损伤急性期活血化瘀同时，创新性使用利水渗湿提供了客观依据。

本方取上病下治，补泻结合，虚实兼顾之意。全方配伍谨遵病机，祛瘀之时重在通水道，祛邪之时重在补气血，遵中医理论之时重在创新，中医辨证之时不忘辨病。众药合而用之，可起到消除脑水肿、改善微循环、加快颅内血肿吸收之功效，配以西药常规治疗，颇有验效。

二、前列腺增生

（一）概述

前列腺增生（BPH）是中老年男性常见疾病之一，随全球人口老龄化发病日渐增多。前列腺增生的发病率随年龄递增，但有增生病变时不一定有临床症状。城镇发病率高于乡村，种族差异影响增生程度。

经尿道汽化电切术（TUVP）是近几年来在经尿道前列腺电切术（TURP）基础上开展的治疗前列腺增生症的新方法。汽化电切是特殊设计的铲状电极，具有汽化和切割双重效应，既能较快汽化切割组织，又有显著的止血作用，术中视野清晰，水分吸收少，不易发生电切综合征，能快速、安全地切除绝大多数的前列腺组织，适合于重度 BPH 的治疗。但如何有效避免尿失禁、尿道狭窄等术后并发症的发生仍是临床亟待解决的问题。

前列腺增生归属中医学“癃闭”范畴。其临床表现为排尿困难，溺不得出，严重时尿道闭塞不通，致膀胱尿液潴留，小腹胀痛。中医学认为，癃闭乃痰浊、瘀血、败精内停、阻塞水道、气化不利而成，猪苓汤为有效治疗“癃闭”的经方。

（二）临床应用

1. 前列腺电切术　前列腺增生患者前列腺电切术（TURP）术后，运用猪苓汤观察其对术后血尿阴转时间、尿路刺激症状消失时间、最大尿流率的影响。

（1）临床资料：共 86 例，年龄 58 ~ 81 岁，平均 72. 5 岁；病程 3 个月 ~ 15 年，平均 3. 8 年。诊断标准：有明显下尿路梗阻症状，体检及影像学检查明确前列腺体积增大，尿流动力学检查明确有膀胱出口梗阻，残余尿量（RUV）>60mL，最大尿流率<10mL/s。排除逼尿肌无力、不稳定膀胱及前列腺癌病例，尿潴留患者行耻骨上膀胱穿刺造瘘，合并尿路感染患者感染控制后再行手术治疗，术后病理检查均证实为前列腺结节性增生。86 例分为治疗组和对照组各 43 例，两组年龄、前列腺大小经统计学分析无显著性差异（$P<0.05$）。

（2）治疗方法

①手术治疗：两组手术均在硬膜外麻醉或腰麻下进行，TURP 采用顺康电切镜，电切功率预设于 140～160W，电凝功率为 60～80W，冲洗液为 5% 甘露醇，手术均在电视监视下进行进镜后观察精阜及双侧输尿管开口位置、膀胱内小梁小室情况及有无结石及占位性病变。明确前列腺中叶及侧叶增生情况以及外括约肌位置。先于膀胱颈 6 点处切一深达包膜的标志沟至精阜。侧叶增生为主者采用腔内分隔切除，中叶增生明显则先切断 5、7 点的动脉血供再快速切除突入膀胱部分。前列腺体积较大者采用分段切除，最后处理精阜周围的腺体，前列腺体积大者两侧腺体远端往往超过精阜，予小片切除术中边切边止血，以保持手术野清晰。

②猪苓汤治疗：治疗组术后第 2 天起服用猪苓汤，药用猪苓 20g、茯苓 15g、泽泻 15g、滑石 15g、阿胶 20g，血尿明显者加小蓟、茜草各 10g，排尿无力腰膝酸软者加黄芪、熟地黄、牛膝各 10g。水煎服，每日 1 剂，分 2 次服用，连用 4 周。对照组单纯手术治疗。

记录尿潜血，尿频、尿急、尿痛等尿路刺激症状消失时间，术后 2 周、4 周测定最大尿流率。统计学处理统计分析采用 SPSS 统计分析软件进行计算。

（3）治疗结果

血尿阴转时间：治疗组（11.9±4.1）天，对照组（22.3±4.8）天，两组比较，有极显著性差异（$P<0.01$）。

尿路刺激症状消失时间：第2周治疗组28例尿路刺激症状消失，对照组15例消失；第4周中药治疗组38例消失，对照组30例消失。

最大尿流率：治疗组术前、术后2周、术后4周时最大尿流率分别为9.2±3.3，15.9±3.6，18.2±4.9，对照组分别为9.4±3.4，14.1±3.4，14.2±4.1，两组比较术前最大尿流率无显著性差异（$P>0.05$），术后2周、4周最大尿流率均有极显著性差异（$P<0.01$）

2. 经尿道汽化电切术　观察采用经尿道汽化电切术（TUVP）治疗前列腺增生，术前术后采用中药调理与单纯经尿道汽化电切术治疗效果。

（1）临床资料：本组150例，年龄52～83岁，平均（67±4.6）岁。病程5个月～29年，平均（7.1±3.7）年。所有患者术前均有排尿困难和膀胱刺激症状。术前直肠指检、PSA、超声、KUB+IVU等检查，确诊为BPH，并排除前列腺癌，国际症状评分（IPSS）为（21.5±3.8）分，生活质量评分（QOL）为（4.9±1.3）分，最大尿流率（Qmax）为（7.3±2.7）mL/s，残余尿量（RUV）为（69.5±11.4）mL。其中合并高血压52例，冠心病和心律失常43例，慢支肺炎肺气肿27例，糖尿病49例，脑梗死26例。随机分为治疗组和对照组各75例。

（2）治疗方法

①手术治疗：两组患者术前均行常规检查，伴发的内科疾

病均经内科治疗控制在手术允许的范围内。在连续硬膜外麻醉，采用德国 wolf F25.5 连续灌洗电切镜，冲洗液采用 50g/L 甘露醇，灌注高度 50～60cm，术中分别使用铲状汽化切割电极，环状切割电极和滚轮状汽化电极，汽化切割功率 220～260W，电切功率 110W，电凝功率 60W，手术均在电视监视下进行。于 11～1 点处切除腺体，自膀胱颈口至精阜近侧 0.5cm 左右的平面，用汽化切割电极直切至前列腺外科包膜，然后自上而下切除两侧叶。术毕留置 F22 三腔气囊导尿管，气囊注水 30～50mL，必要时牵拉导尿管并固定于大腿内侧。

②猪苓汤治疗：治疗组治疗前后均口服猪苓汤加减，方以阿胶 10g、猪苓 20g、茯苓 20g、滑石 15g、泽泻 10g、莪术 10g、丹皮 15g、赤芍 20g、蒲黄 15g、白芍 15g、甘草 5g、石菖蒲 15g、薏苡仁 15g 组成。每日 1 剂，分两次服，连服 3 个月。

（3）观察指标及统计学处理

①观察指标：术前及术后 3 个月的前列腺症状评分（IPSS）、生活质量评分（QOL）、最大尿流率（Qmax）、残余尿量（RUV），电切综合征（TURS）发生率，患者 3 个月内 TURS、暂时性尿失禁、继发性出血发生率等。

②统计学处理：以上指标运用 SPSS 10.0 软件进行统计学处理，两组间计量资料对比采用两独立样本 t 检验，两组并发症发生率的比较采用 χ^2 检验。

（4）结果：本组均完成预定手术目标，手术时间 50～130 分钟，平均 80 分钟，术中无输血病例，术后输血 2 例。术后均给予生理盐水冲洗，48～120 小时拔除导尿管。治疗组、对照组术后 3 个月随访，两组 IPSS、QOL、RUV 均较术前明显下降，Qmax 均较术前明显增加，组间比较差异有统计学意义（P <

0.05，$P<0.01$），治疗组效果明显优于对照组。术后两组TURS、尿失禁、继发出血发生率差异有统计学意义（$P<0.01$），治疗组术后并发症明显少于对照组。

（三）讨论

前列腺增生是老年男性常见病，手术仍是中、重度BPH治疗的主要手段，但术后仍有并发症存在。由于术后创面裸露浸泡于尿液当中，水肿、坏死组织脱落，上皮组织重新生长覆盖，直至疤痕愈合，加上导尿管的刺激损伤，术后近期血尿，尿频、尿急、尿痛等尿路刺激症状较重，远期可出现尿道疤痕狭窄、再增生等情况。

中医学认为，本病患者多年老，肾气日衰，气化不利，膀胱气化不能则清气不升，浊阴难降，日久影响气血运行，败精、湿热、瘀血内停，压迫尿道，小便不能正常排出而致癃闭，而手术过程中出血、高温烧灼进一步加剧了肾阴损伤，故病之本为肾阴亏于内，病之标为瘀血湿热积聚等，有着本虚标实的明显特征。猪苓汤首见于张仲景《伤寒论》，原文223条曰："若脉浮发热，渴欲饮水，小便不利者，猪苓汤主之。"由猪苓、茯苓、泽泻、阿胶、滑石等药物组成。用于治疗水热互结兼有阴伤的小便不利，与本证病机吻合。《诸病源候论》指出，小便不通和小便难的病因都是肾和膀胱有热。猪苓汤方中猪苓、茯苓、泽泻淡渗利湿；茯苓又有健脾崇土、交通心肾；猪苓导热下行而不伤阴；泽泻阴津上滋、利水之中又补阴不足；滑石利窍通淋、导热泻热，既能清热又能利水，一物而兼二性；阿胶既滋真阴，又济心火以下交于肾。五药配伍，利水而不伤阴，滋阴而不恋邪，共奏水利、阴复、热清之效。中医大家岳美中先生曾经将猪苓汤用于治疗前列腺疾病，认为“二苓甘平，泽泻、滑石甘寒，清利湿热而不伤阴，阿胶养血止血，而不碍清利，此乃猪苓汤之活用也”。

观察表明，术后用猪苓汤可促进创面愈合，缩短血尿阴转时间，明显减轻术后下尿路刺激症状，促进排尿功能恢复。

三、术后排尿困难

（一）概述

排尿困难是指排尿时须增加腹压才能排出，病情严重时膀胱内有尿而不能排出称尿潴留。

本病属中医学“癃闭”范畴。癃闭之名首见于《黄帝内经》。《证治准绳》载：“闭癃，合而言之一病也，分而言之有暴久之殊。盖闭者暴病，为溺闭，点滴不出，俗名小便不通是也。癃者久病，溺癃，淋沥点滴而出，一日数十次或百次。”

（二）病因

肛肠科术后排尿困难主要原因有：

1. 麻醉原因　主要是手术后 4 ~ 6 小时或更长时间发生排尿困难。

2. 非麻醉原因　主要是肛门周围的肌肉（括约肌）受到手术的刺激，加上疼痛和排便的刺激，会引起这些括约肌的神经与支配膀胱、尿道括约肌的神经产生联系，当肛门括约肌痉挛收缩时，尿道和膀胱的括约肌也发生痉挛性收缩，造成排尿困难。

患者一旦出现排尿困难，如不及时治疗就会导致尿潴留，严重者可造成肾积水，肾功能损害，甚至肾功能衰竭。导尿治疗会增加泌尿系统感染机率，且给患者带来极大痛苦。

（三）治疗方法

1. 中医治疗　猪苓汤加味治疗。

方药组成：猪苓（去皮）、茯苓、泽泻、阿胶、滑石各9g，车前子20g，瞿麦12g，萹蓄12g，栀子10g，甘草9g，大黄6g（后下），金钱草30g。

用法：文火水煎取汁200mL，手术6小时后方可内服，日2次，早饭前、晚饭后各1次，连服1周，忌食辛辣。

2. 传统物理治疗

（1）条件反射法：拧开水管或用水杯倒水，让哗哗的流水声刺激排尿中枢，诱导排尿。

（2）局部热敷法：用食盐500g炒热，布包，热敷小腹部，冷却后炒热再敷。

（3）加压按摩法：在排尿时按摩小腹部，并逐渐加压，促进排尿。

（4）呼吸调息法：吸两次气，呼一次气，反复进行，直到排尿为止。

（四）讨论

排尿困难属中医学“癃闭”范畴，是肛肠科术后并发症之一，早在《黄帝内经》中就有“癃闭”记载。《素问·宣明五气》言：“膀胱不利为癃。”《素问·标本病传论》言：“膀胱病，小便闭。”肛肠科术后，因手术刺激，在疼痛及麻醉等影响下，易出现排尿困难。中医学认为，术后脉络受损，气机逆乱，气滞血瘀，导致膀胱气化不利，小便不能自解。故在辨证施治的原则下，采用猪苓汤加味治疗肛肠科术后排尿困难。

猪苓汤出自《伤寒论》，方中猪苓、茯苓渗湿利水为君，滑石、泽泻通利小便，泄热于下为臣，君臣相配，既能分消水气，又可疏泄热邪，使水热不致互结。更以阿胶滋阴为佐，滋养内亏之阴液。诸药合用，利水而不伤阴，滋阴而不恋邪，使水气去，邪热清，阴液复而诸症自除。针对手术刺激、疼痛及麻醉等因素，在上方基础上加瞿麦利水通淋，清热凉血；加萹蓄清热利湿，利窍通淋；加大黄清热泻火，引热下行；加甘草和药缓急，止尿道涩痛；加金钱草清热解毒利湿，且金钱草有抑菌、抗炎之作用；加车前子利水清热，《神农本草经》言其“主气癃，止痛，利水道通小便，除湿痹”；加栀子清热泻火。诸药合用，共奏清热泻火、利水通淋之功。

四、浅表型膀胱肿瘤

（一）概述

膀胱肿瘤是泌尿系统常见的肿瘤之一，90% 以上为移行性细胞癌，约 5% 为鳞状细胞癌，2% 为腺癌，其余为非上皮性肿瘤，如横纹肌肉瘤等。膀胱肿瘤约 70% 是浅表型，10% ~20% 为浸润性癌。临床上习惯把原位癌 Tis，Ta 期及 T1 期肿瘤称为浅表型膀胱癌，其中 Ta 期占 70%，T1 期占 20%，约有 10% 为原位癌 Tis。

随着经尿道电切器械的不断改进和完善，经尿道膀胱肿瘤电切术已经成为治疗浅表型膀胱肿瘤的“金标准”，它具有创伤小、术后恢复快，而且没有开放性手术腹壁肿瘤种植的危险等优点。对于浅表型膀胱癌，尤其是低分级肿瘤，经尿道膀胱肿瘤电切术辅以术后膀胱灌注化疗，治愈率可达 80% 以上。

近年来采取猪苓汤配合经尿道膀胱肿瘤电切术及膀胱灌注化疗治疗浅表型膀胱肿瘤，手术、化疗、中药，三管齐下，对提高治疗膀胱肿瘤的疗效，减少术后和化疗后并发症，提高肿瘤患者的生活质量，取得了不错的疗效。

（二）临床应用

1. *一般资料*　选取25例患者，年龄55～78岁，其中男18例，女7例；17例以无痛性血尿、5例以尿频尿急为主要就诊症状，3例为外院转诊，均经过常规尿道膀胱镜检查及活检，确诊为移行性细胞癌22例，鳞状细胞癌3例，肿瘤单发为9例，多发为16例，其中肿瘤位于膀胱三角区为12例，膀胱底部肿瘤为7例，膀胱侧壁肿瘤为4例，膀胱顶部肿瘤为2例；术前各项检查未见严重内科疾病及其他手术禁忌。

2. *治疗方法*

（1）手术：术前准备常规进行，术前予以普通灌肠，术前半小时膀胱内灌注丝裂霉素40mg。麻醉均采用硬膜外阻滞，体位采取膀胱截石位，双下肢分开并妥善固定。电切镜经尿道进入膀胱后，先全面仔细检查膀胱，了解肿瘤的大小、部位、形态、是否多发，以及肿瘤与膀胱颈和输尿管口之间的关系。注意膀胱电切时液体灌注要缓慢，膀胱内的灌注液体量控制在150～200mL，使膀胱保持在较低的压力状态下，以膀胱黏膜皱襞刚刚展开为佳。基本电切方法是电切环将肿瘤连同其基底部一起切除，包括其周边1～2cm范围内的正常膀胱组织在内，深度达到深肌层，甚至切除全部肌层，但注意避免发生膀胱穿孔。如果为多发肿瘤，切除顺序为先难后易，如先切除前壁或顶部肿瘤，而膀胱底部或三角区的肿瘤可最后切除。术后留置导尿管，膀胱冲洗，保持尿管通畅，观察尿液颜色，如无异常，5~7天拔除尿管。

（2）灌注化疗：排空尿液后，5%葡萄糖50mL，表柔比星30mg混合后在无菌条件下，由尿管注入膀胱内。保持仰卧位、右侧卧位、俯卧位、左侧卧位各15分钟，共1小时，若条件允许再重复一遍，保留2小时，然后排尿。第1个月开始每周灌注1次，8次为1个疗程。第3个月开始每月灌注1次，持续灌注1年。灌注化疗前行血常规检查，灌注期间，每3个月做尿道膀胱镜检查1次。

（3）中药治疗：猪苓汤：猪苓20g，茯苓12g，泽泻12g，滑石15g，阿胶15g，白芍15g，甘草12g。贫血重者，加当归、生地黄各20g。水煎服，1剂/日，早晚不拘时。术后能正常饮食后即开始服用，膀胱灌注期间每次化疗后服用7剂。

3. 结果　术后随访1~5年，平均随访时间4~6月，25例浅表型膀胱肿瘤患者，术后局部复发9例，死亡4例（其中1例死于肺心病、1例死于脑血管意外，与所患膀胱肿瘤无关），术后5年生存率为84%，尤其值得肯定的是，术后或化疗后的并发症和不良反应得到有效控制，饮食、大小便基本正常，起居活动与正常同龄人差别不明显，生活质量得到有效保障。

（三）讨论

虽然经尿道膀胱肿瘤电切术已经成为治疗浅表型膀胱肿瘤的“金标准”，但是，手术及膀胱灌注化疗带来的术后并发症及化疗反应，如小便不利、膀胱区疼痛灼热不适、贫血、睡眠欠佳、食欲欠佳等严重影响了患者的生活质量。

表柔比星（THP）是一种蒽环类抗肿瘤药物，对膀胱癌细胞或组织具有高亲和力，其作为一种比较理想的膀胱灌注药物，疗效值得肯定。THP 抑制 DNA 合成，使肿瘤细胞终止在 CT2 期，导致肿瘤细胞凋亡。膀胱癌组织中 THP 浓度在膀胱灌注后短时间内显著升高。THP 膀胱灌注化疗可迅速在膀胱肿瘤组织及黏膜中获得较高的浓度，取得更好的抗肿瘤效果，防止副反应发生。膀胱黏膜对化疗药物的变态反应，化疗药物过多渗透黏膜下或肌层，电切手术创伤面积大等因素可致膀胱黏膜修复困难，引起化学性膀胱炎。因此其副作用比较明显。

膀胱肿瘤患者出现术后及膀胱灌注化疗后尿频、尿急、尿痛、膀胱区疼痛灼热不适为最主要症状。25 例患者，或早或晚均出现程度不等的此类症状，占 100%；出现低热、心烦、睡眠质量差者 19 例，占 76%；出现不同程度贫血者 17 例，占 68%；出现严重胃肠道反应，如恶心呕吐、食欲欠佳者 15 例，占 60%。诸如此类的术后和膀胱灌注化疗后出现的不良反应，单纯依靠西医治疗手段，效果欠佳，严重影响了患者的生活质量。

采取猪苓汤配合经尿道膀胱肿瘤电切术及膀胱灌注化疗治疗浅表型膀胱肿瘤，手术、化疗、中药，三管齐下，对提高治疗膀胱肿瘤的疗效，减少术后和化疗后并发症，提高膀胱肿瘤患者的生活质量，取得了不错的疗效。

猪苓汤为医圣张仲景在《伤寒论》所载："少阴病，下利六七日，咳而呕渴，心烦不得眠者，猪苓汤主之。"张仲景应用此方利水为主，兼以清热养阴，治疗水热互结证，以小便不利，口渴、身热、恶心，舌红，脉细数为证治要点。而膀胱肿瘤患者术后或膀胱灌注化疗后，或因手术刺激、或因化疗反应、或因肿瘤本病，多为阴虚之体，多伴有小便不利、膀胱区灼热不适、低热、恶心欲吐、心烦、睡眠质量差，舌红苔白、脉细数，均与猪苓汤主证相契合。肿瘤之毒，手术之伤，化疗之害，蕴积于水府，膀胱气化失司，故小便不利，小腹灼热不适，同时三毒邪蕴久，耗伤阴津，故阴虚热扰，出现低热不退，心烦失眠，水气上逆，则出现呕恶，此病机亦与猪苓汤之病机水热互结，热伤津液相符。

故用猪苓为君药，淡渗利水，茯苓、泽泻为臣药，助猪苓利水渗湿之功效，滑石甘寒，利水而清热，阿胶甘咸，润燥而滋阴，兼以补血，二者共为佐药，白芍、甘草甘缓和中，缓急止痛，为使药。贫血重者，加生地黄甘苦大寒，滋阴清热，当归甘辛苦温，补养心血，二者合用，滋阴补血清心除烦。诸药合用，利水渗湿、养阴清热、缓急止痛，利水不伤阴、滋阴不敛邪，使水湿去，邪热清，阴液复，痛自止，随症自解。

关于中药猪苓，现代药学研究已经取得重要成果，其提取物猪苓多糖作为抗肿瘤药物已经应用于临床。猪苓味甘、归膀胱经，有利水、渗湿之功，目前已作为用于抗肿瘤治疗的辅助用药。研究表明，猪苓对诱导老鼠膀胱癌的发生具有较显著的抑制作用，猪苓多糖是猪苓的主要成分，可通过对膀胱癌细胞的直接作用和调节机体免疫功能而发挥作用。更有研究人员发现，猪苓多糖（PPS）具有抗膀胱癌的作用，但与卡介苗的作用机制不完全相同，后者主要是通过增强膀胱局部免疫应答发挥抗肿瘤作用，前者不仅具有免疫调节的作用，还能通过下调膀胱癌细胞 NF - xB 信号通路中相关分子表达水平，控制肿瘤生长，减少毒性反应。杨德安等临床观察发现服用猪苓煎剂可使膀胱肿瘤术后复发率降低，术后平均随访 70. 8 个月，猪苓组复发率 33. 3% 卡介苗组 34. 4% ，对照组 65. 1% ，猪苓组预防肿瘤复发的效果与BCG相似。总而言之，猪苓及其提取物猪苓多糖和猪苓汤在治疗膀胱肿瘤方面的作用疗效是肯定的。

五、肾结石

（一）概述

肾结石在临床上是一种较为常见的泌尿外科疾病。

近年来，随着我国经济水平发展，国民生活水平的不断提高，饮食搭配发生了巨大改变，泌尿系结石的发生率逐年上升。结石症在男性多好发于25～40岁，女性患者有2个发病高峰，25～40岁和50～65岁。肾结石形成机制尚未完全清楚，有肾钙化斑、过饱和结晶等多种学说。根据结石所在部位不同，肾结石可分为肾盂结石、肾盏结石，临床上针对肾结石的治疗方法有药物排石、体外冲击波碎石、经皮肾镜取石、输尿管镜碎石及传统手术取石等，传统手术治疗由于损伤大、并发症多，临床应用少，目前主要采取体外冲击波碎石、经皮肾镜取石、输尿管镜碎石等微创碎石治疗，但术后并发症发生率及患者复发率仍较高。

肾结石归属于中医学“石淋”“砂淋”等范畴。主因膀胱久蕴湿热，煎熬水液，日久致砂石在患者体内蓄积，进而形成结石，引起少尿、无尿、肾绞痛、恶心、呕吐等症状。

（二）病因及分类

结石的形成机制尚未清楚，存在多种学说。目前认为肾结石是环境因素、个体因素和尿路因素共同作用所致。在环境因素中，热带、亚热带、山区、沙漠等地域泌尿系结石发病率较高，可能与居民出汗较多，尿液中钙浓度增高促进结石形成等因素有关；在个体因素中，因个人饮食习惯差异，可形成不同类型结石，如饮食中动物蛋白的大量摄入易形成以磷酸钙、草酸钙为主要成分的结石，动物蛋白摄入过少易形成以尿酸为主要成分的结石，同时，摄入水分过少或体内水分丢失过多也可促进结石形成；此外某些疾病如家族性黄嘌呤尿、胱氨酸尿症以及环境温度过高均会促进结石形成；在尿路因素中，部分患者尿路畸形或尿路梗阻，尿液排出不畅，尿液浓缩，亦可促进结石形成。

临床根据结石成分不同分为磷酸钙结石、草酸钙结石、尿酸结石、磷酸镁结石、嘌呤结石及胱氨酸结石等，草酸钙结石占绝大多数，约 80%。

（三）治疗方法

目前临床上处理结石的方法较多，体外冲击波碎石由于有治疗效果显著、创伤轻、痛苦小、并发症少、费用低等优点，成为基层临床结石治疗的首选治疗方法。体外冲击波碎石的主要原理是利用 X 线片或 B 超定位结石，利用冲击波将结石瞬间击碎，随着尿液冲洗将结石排出体外。但是在实际临床实践中，由于肾脏结构较为复杂，肾结石不仅形成机会多，而且碎石后多不易排出，使得体外冲击波碎石难以取得较为理想的治疗效果，并且除了造成结石残留外，还有可能术后结石复发。此外，由于在术中产生了大量的小碎石，碎石排出过程可引起肾绞痛，甚至继发堆积下游输尿管，尤其是输尿管生理狭窄部位，引起血尿、感染、石街等并发症，目前针对这些并发症，主要在术后常规采取解痉止痛处理措施，但并不能有效降低并发症的发生率，增加患者心理和生理痛苦。目前关于肾结石治疗的研究大多局限于超声、微创外科和西药治疗，少有中药领域探索。

肾结石归属中医学“石淋”和“砂淋”等范畴，主要病机是膀胱久蕴湿热，煎熬水液所致。目前主要用于治疗肾结石的中药有猪苓汤、消坚排石汤、石苇汤等，通过联合中药治疗，不仅可针对久蕴湿热以及煎熬水液等病因进行治疗，还可利尿，促进输尿管蠕动，加快结石排出。

（四）临床应用

1. *一般资料* 选取肾结石患者58例。

入选标准：①患者具有典型的临床症状如肾绞痛，排尿困难或尿潴留，可伴有镜下或肉眼血尿；②患者肾区叩痛；③X线片、B超检查提示结石存在；④无治疗禁忌证。

排除标准：远端结石梗阻、妊娠、出血性疾病、安装心脏起搏器、严重心脑血管疾病、急性尿路感染、血肌酐>265μmol/L。

随机分为2组：观察组29例，男18例，女11例。两组性别、年龄比较差异无统计学意义（$P>0.05$），具有良好可比性。

2. *方法*

对照组：患者治疗前日晚口服20%甘露醇200mL利尿，术前1小时肌注哌替啶100mg镇痛，根据结石部位采取合适体位：上段结石仰卧位，中下段结石俯卧位，电压5.0~8.5kV，冲击2000~25000次，术后予解痉、抗炎、止血等处理，并嘱患者大量饮水，体外冲击波碎石次数不得超过3次。

观察组：在对照组治疗基础上口服中药猪苓汤治疗，组方：猪苓（去皮）、茯苓、泽泻、阿胶、滑石（碎）各10g，以水800mL，先煮阿胶以外四物。

3. 结果　观察组临床治疗总有效率显著优于对照组，术后并发症的发生率显著低于对照组，术后肾功能恢复显著优于对照组。提示中药辅助治疗肾结石效果显著。

（五）讨论

猪苓汤方中茯苓利水渗湿增加尿量，泽泻性寒泻热，清泄膀胱湿热；滑石利水清热，避免结石形成；阿胶滋阴润燥；猪苓拮抗醛固酮，改变 Na^+、K^+ 平衡，发挥利尿作用，且猪苓提取物乙酸乙醇、发酵菌丝体可起抑制尿结石形成、扩张肾小管及抗感染作用。

综上所述，体外冲击碎石术联合猪苓汤治疗肾结石可显著提高治疗效果，促进肾功能恢复，减少并发症的发生，证实了联合中药治疗肾结石的可行性，为后续研究提供了思路和研究参考，开阔了肾结石的临床治疗方法，在临床应用中具有推广价值。

附：肾结石的中西医结合治疗进展

肾结石是指在泌尿系集聚形成的结石。在全球范围内，由于可选择的治疗性药物有限，肾结石疾病的患病率和复发率正在逐年增加。我国肾结石发病率约为 1% ~5%，南方较高，达 5%，每年新增发病率约 150 ~200/10 万人，其中 25% 的患者需住院治疗。华南地区（7.2%）的肾结石的患病率明显高于华北地区（0.4%）。肾结石有较高的复发率，如果不采取相关预防措施，肾结石的复发率是每年 10% ~23%，5 ~10 年的复发率为 50%，20 年以上的复发率可高达 75%。

（一）西医对肾结石的诊治

1. 定义　肾结石是一些晶体物质（如钙、草酸、尿酸、胱氨酸等）和有机基质（如基质 A、酸性黏多糖等）在肾脏的异常聚积所致，为泌尿系统的常见病、多发病，男性发病多于女性，多发生于青壮年，左右侧的发病率无明显差异，90% 含钙，其中草酸钙结石最常见。

2. *诊断*　我国 2014 年《中国泌尿外科疾病诊断治疗指南》中推荐使用非增强 CT 扫描作为肾结石的确诊检查，和其他检查方法如 B 超、KUB 相比，CT 的分辨率较高，受到的干扰较少，且检查之前不需要肠道准备，不受肾功能限制，检查也更为方便，目前国内外一些医疗机构已经采用 CT 代替 KUB 和 IVU 作为诊断泌尿系结石的“金标准”。

3. *治疗*　肾结石的治疗包括肾绞痛的治疗和结石的治疗，肾绞痛通常为急性发作，目前缓解肾绞痛的药物种类较多，主要有以下几大类：非甾体消炎药、阿片类镇痛药、解痉药。近年来，随着对肾结石研究的深入，体外冲击波碎石术、经皮肾镜取石术（PNL）、输尿管肾镜下取石术（URL）、腹腔镜下取石术等的陆续出现，使得肾结石的治疗方向逐渐向微创发展，但是这些治疗方法并没有减少肾结石的复发率和发病率。

（二）中医对肾结石的认识

肾结石归属于中医学“石淋”“砂淋”等范畴。“淋”之病名，最早见于《黄帝内经》。《素问·六元正纪大论》记载淋证为“淋闷”，淋者，淋漓不尽，如雨淋而下；闷者，不通也。”其指出淋证表现为小便淋沥不通畅，甚至不通。汉·张仲景在《金匮要略》中将其病机归结为“热在下焦”，对本病主要临床症状描述为“淋之为病，小便如粟状，小腹弦急，痛引脐中”。东汉·华佗根据临床症状表现不同，于《中藏经》中将淋证分为冷、热、气、劳、砂、膏、虚、实八种，此为淋证分类的雏形，为后世淋证分型、辨证治疗打下基础，后续医家在此辨证分型基础上又陆续提出各自见解，如唐·孙思邈在《备急千金要方·淋方三首》中，把淋证总结为石、气、劳、膏、热五淋。宋·严用和在《济生方·小便门》中将淋证分为气、石、血、劳、膏五种。随着古代医家临证经验积累，对该病的认识逐渐加深，隋·巢元方在其著作《诸病源候论》中，总结性地对淋证的病机进行了概括，指出："诸淋者，由肾虚而膀胱热故也。"高度概括了淋证以膀胱湿热为标，肾虚为本的病机，为后世医家诊疗淋证的主要辨证依据。

（三）中西医结合治疗肾结石进展

1. 中西药物结合治疗进展　现代研究表明，中药结合西药治疗肾结石，有着利尿、解痉、扩输尿管、抗炎等作用，对缓解肾绞痛症状、促进结石的排出具有事半功倍效果。张清泉等人在研究中，将118例肾结石患者分为观察组60例和对照组58例两组，对照组给予山莨菪碱片、螺内酯、黄体酮口服，试验组在对照组的基础上加用自拟排石汤治疗，结果显示试验组结石排时间较对照组明显缩短，说明中药联合西药治疗肾结石效果确切。杨毅坚等人在研究中，应用盐酸坦索罗辛胶囊联合三金排石汤中的中西医结合的方法治疗输尿管中段结石，结果显示：总有效率为86.60%，较对照组而言，排出时间及结石排出率均有较明显提高。黄建国等人在研究中，试验组采用排石冲剂联合黄体酮针剂注射的方法治疗肾结石，对照组使用排石冲剂，结果发现：采用中西医结合治疗的试验组效果明显优于对照组；研究中采用自拟排石汤，配合应用阿托品、硫酸镁解痉治疗。结果显示：治疗组痉愈率占 77.3%，总有效率为 90.9%；对照组痉愈率 51.2%，总有效率为 69.8%，两组总有效率 $P<0.05$，排石汤配合解痉药，疗效显著。钟亮等人在研究中，使用受体阻滞剂联合排石方治疗输尿管远端结石，结果表明：试验组患者 4 周内排石率为和排石时间均较对照组有显著优势。大量的临床试验数据表明，中西医药联合保守治疗肾结石，效果显著，能明显提高排石率。

2. 中药联合外科干预治疗进展　崔洁颖等人在研究中，让肾结石患者经过体外震波碎石的治疗后，加用排石通淋汤治疗，结果表明，治愈率 90%，总有效率 97.77%。研究发现，符合标准的肾结石患者在经过连续硬膜外麻醉下行输尿管镜检 + 气压弹道碎石取石治疗后，术后第 2 日服中药排石，并叮嘱患者多饮水，保持尿量达 2000mL/d，适当进行活动。经上述治疗 7 日后，如患者仍有残石，则需配合体外震波碎石治疗。结果显示：80 例患者进行了输尿管镜下碎石治疗，3 名患者进行了开放手术，术后有 9 名患者存在残石，经体外震波碎石后，结石能够全部排出，疗效满意。

3. 特色疗法治疗进展　中医治疗手段诸如中药外敷、拔罐、按摩推拿等外治疗法，可以辅助治疗肾结石，达到缓解疼痛甚至促进结石排出的效果。翟彦杰等人在研究肾结石的治疗方面，纳入了 110 名肾结石患者，分为试验组和对照组两组，各 55 名患者，对照组采用常规的西医治疗肾结石的方法，试验组则采用了中医特色疗法，在常规西医疗法基础上加排石汤疗法，以及拔罐治疗，并强调了运动量。结果显示试验组的总有效率为 94.50%，优于对照组的 80.00%，说明中医特色疗法（排石汤 + 运动疗法 + 拔罐治疗）联合西医常规疗法治疗肾结石较单纯西医疗法有一定的优越性。

（四）结论

中医药治疗肾结石具有无创、安全、复发率低等优点，且注重治病求本、祛除病因，相较于单一的西医治疗，中西医结合防治肾结石具有广阔的前景。

六、严重闭合性肾损伤

（一）概述

肾损伤发病率每年约5/100000，72%见于16～44岁的男性青壮年，在泌尿系统损伤中仅次于尿道损伤，居第2位，占所有外伤的1%～5%，腹部损伤的10%。闭合性肾损伤90%是车祸、摔落、对抗性运动、暴力攻击引起。目前，大部分治疗机构多采用1996年美国创伤外科协会器官操作定级委员会（AAST）制订的肾损伤分级加以治疗。

肾损伤归属于中医学“血证”“尿血”的范畴，病位在肾。《血证论》认为，该病病机为经脉破损，血液离经妄行，外溢则血尿，积聚在体内则为血瘀。血瘀壅遇积聚，郁而发热。血瘀阻塞经络，不通则痛，故有腰痛。治疗大法应以活血化瘀、行气利水、凉血止血为主。猪苓汤源于张仲景的《伤寒论》，主治热淋、血淋、水肿、腰痛、癃闭等下焦病证。复元活血汤出自李东垣的《医学发明》，主治从高处坠下、恶血留于胁下，痛不可忍。具有疏肝通络、活血祛瘀、消肿止痛之功效。现代药理研究表明，猪苓汤对泌尿系统具有利尿、抗菌、改善肾脏局部炎症、改善肾功能、抑制肾结石形成等作用，复元活血汤有镇痛、抗炎及改善微循环作用。微循环与血清细胞因子有重要关系。

（二）临床应用

1. 一般资料　严重闭合性肾损伤患者80例，腰部均有直接或间接外伤史。采用随机数字表法分为治疗组和对照组，各40例。治疗组男性33例，女性7例，年龄18～68岁，平均年龄（43.17±15.32）岁，伤后1小时～4日就诊，平均0.8日。按美国创伤外科协会肾损伤定级标准，Ⅲ级29例，Ⅱ级11例。左肾损伤23例，右肾损伤16例，双肾损伤1例；车祸伤21例，跌落伤11例，踢伤及拳击伤8例；肉眼血尿31例，镜下血尿8例，无血尿1例；合并腹腔脏器损伤6例，脑外伤1例，胸外伤2例，肋骨、骨盆及四肢骨折5例。对照组男性31例，女性9例，年龄18～69岁，平均年龄（42.66±16.78）岁，伤后0.6小时～3日就诊，平均0.7日。按美国创伤外科协会肾损伤定级标准，Ⅲ级30例，Ⅱ级10例。左肾损伤25例，右肾损伤14例，双肾损伤1例；车祸伤25例，跌落伤9例，踢伤及拳击伤6例；肉眼血尿33例，镜下血尿6例，无血尿1例；合并腹腔脏器损伤5例，胸外伤1例，肋骨、骨盆及四肢骨折6例。在治疗过程中，治疗组有2例病例脱落，因血流动力学不稳定于治疗2日后手术探查1例，因肾周血肿进行性增大在治疗后3日手术探查1例；对照组有7例病例脱落，因血流动力学不稳定于治疗1～4日后手术探查4例，因肾周血肿进行性增大在治疗后2～3日手术探查3例。两组患者在年龄、性别、病程无统计学差异，具有可比性。

诊断标准：西医诊断标准参照《临床疾病诊断标准与国家体检标准》。①腰部有直接或间接外伤史；②腰背部疼痛，肾区有肿块；③肉眼或镜下血尿；④重伤有出血性休克；⑤必要时尿路造影可显示肾损伤程度和对侧肾情况。具备①、②、④项兼有第③、⑤项之一者可确诊。

纳入标准：符合上述诊断标准。生命体征稳定并以闭合性肾损伤为主，其他部位损伤暂不需手术治疗；按美国创伤外科协会肾损伤定级标Ⅲ～Ⅱ级；经 CT 平扫见部分肾实质断裂，皮质不连续，密度不均；肾周围可见高密度影，厚径 10～30cm；年龄 18～70 岁；受试者或监护人签署知情同意书。

排除标准：有心、肝等严重疾病患者，及其功能严重障碍者、精神病患者；多处损伤或生命体征不稳定，有休克现象出现者；有肾脏以外其他器官损伤需立即手术者；按美国创伤外科协会肾损伤定级标准Ⅲ级以下（不包含Ⅲ级）者；合并肾脏有病理性损害者；过敏体质或对多种药物过敏，年龄在 18 周岁以下或 70 周岁以上者。

2. *治疗方法*

（1）对照组：按照《中国泌尿外科疾病诊断治疗指南》保守治疗，绝对卧床 2 周以上；补充血容量，维持水电解质平衡；密切观察血压、脉搏、呼吸及体温变化；广谱抗生素预防感染；必要时给予止血、止痛药物；有肿块者，准确测量并记录大小，以便比较。

（2）治疗组：在对照组的基础上口服猪苓汤合复元活血汤。方剂组成：柴胡 9g，栝楼根 9g，当归 9g，红花 6g，甘草 6g，穿山甲（现已禁用）6g，大黄 12g，桃仁 9g，猪苓 9g，茯苓 9g，泽泻 9g，阿胶 9g，滑石 9g。中药饮统一在医院煎药室常规水煎煮，1 剂/日，取药液 400mL，早晚服用，1 个月为 1 个疗程，用药 1～3 个疗程。

3. 疗效观察

（1）检测指标：清晨空腹采集患者静脉血2.0mL，分离血清，采用酶联免疫吸附试验（ELISA）测定各标本，血清IL-6、IL-8、IL-10、TNF-α试剂盒购于深圳欣博盛科技有限公司，严格按说明书操作。检测标本吸光度A，计算其浓度。

（2）观察指标：观察两组患者住院时间，镜下血尿消失时间，肾包膜及肾周血肿吸收时间；检测治疗前后外周血中血红蛋白（HGB）含量，白细胞（WBC）计数；检测两组0.5、1、2、3、5、7日各标本血清IL-6、IL-8、IL-10、TNF-α含量。

（3）疗效标准：肾损伤疗效判定标准参照《泌尿外科疾病》中的疗效标准判定疗效。

治愈：肾损伤修复，肾周血肿基本吸收或机化，无继发感染，无尿外渗及尿瘘，尿液正常。

好转：肾损伤大部分修复，肾周血肿逐步缩小，血尿基本控制，感染得到控制，尿外渗、尿瘘基本停止。

未愈：肾损伤修复不良，仍有出血、尿外渗、尿瘘、肉眼血尿、感染，肾功能损伤进一步加重。

（4）统计学方法：采用SPSS 17.0统计软件。

4. 结果　治疗后治疗组住院时间、肾包膜下及肾周血肿开始吸收时间、镜下血尿消失时间均较对照组明显缩短（$P<0.05$）；治疗后外周血白细胞（WBC）下降显著优于对照组（$P<0.01$），外周血血红蛋白（HGB）升高显著优于对照组（$P<0.01$）。治疗2周、4周、12周后肾周血肿吸收情况显著优于对照组（$P<0.01$）。治疗组IL-6、IL-8、TNF-α的含量在早期时段均显著低于对照组（$P<0.01$），治疗组IL-10

的含量在早期时段均显著高于对照组（$P<0.01$）。

（三）讨论

肾脏受到腰大肌、椎体、肋骨及前面腹腔脏器的保护，不易受到损伤。由于肾脏包膜薄，血流量非常丰富，占心脏排出量的1/4，因而增加了肾实质的脆性，在受到外来直接或间接暴力打击、强烈肌肉收缩、锐器伤、医源性损伤等均可造成肾损伤。但由于肾血流及血循环丰富，挫伤或裂伤较容易愈合。

肾损伤归属于中医学“血证”“尿血”的范畴。《素问·缪刺论》曰：“人有所坠堕，恶血留内……下伤少阴之络。”《血证论》记载：“吐、衄、便、漏，其血无不离经，凡系离经之血，与荣养周身之血已睽绝而不合……此血在身，不能加于好血，而反阻新血之化机。”本研究根据其病机特点，采用猪苓汤合复方活血汤治疗严重闭合性肾损伤。猪苓汤由猪苓、茯苓、泽泻、阿胶、滑石 5 味药组成，方中猪苓、茯苓渗湿利水；滑石、泽泻通利小便，泄热于下；阿胶滋阴为佐，滋养内亏之阴液。复方活血汤由大黄、柴胡、当归、桃仁、红花、穿山甲（现已禁用）、甘草、栝楼根 8 味药组成，方中大黄荡涤留瘀败血，引瘀血下行；柴胡疏肝理气，使气行血活；当归、桃仁、红花活血祛瘀，消肿止痛，穿山甲破瘀通络；甘草止痛，调和诸药。猪苓汤合复元活血汤共用，相辅相成，共奏补肾益气，清热利尿，活血化瘀之功。现代医学已证实猪苓汤治疗血尿有一定疗效，复元活血汤有促进造血细胞生成、补肾健脾、活血化瘀之功。本研究显示，在西医基础上加猪苓汤合复元活血汤治疗严重闭合性肾损伤，疗效优于对照组，能明显加快肾周血肿吸收，降低外周血 WBC 数量，增加 HGB 数量，缩短镜下血尿消失的时间，提示了猪苓汤合复元活血汤治疗严重闭合性肾损伤疗效明显。

血清 IL－6、IL－8、IL－10、TNF－α 的含量与炎症反应程度呈正相关系；ILK 含量可作为判定肾损伤患者预后的参考指标；IL－8 主要参与免疫、代谢和炎症急性期反应调节，过多分泌可损伤正常细胞和组织引起肾功能衰竭的发生；IL－10 有维持细胞因子网络平衡的作用。本试验检测显示，血清中 TNF 的含量在治疗 1 日内明显低于对照组，IL－6、IL－8 的含量在治疗 2 日内明显低于对照组，IL－10 的含量在治疗 2 日内明显高于对照组，并且治疗组血清炎性因子含量高峰出现时间明显比对照组后移，结果提示猪苓汤合复元活血汤治疗严重闭合性肾损伤可能是通过抵制促炎因子生成，增强抗炎因子生成的途径达到治疗作用。

综上所述，在西医基础上，加猪苓汤合复元活血汤治疗严重闭合性肾损伤，疗效明显，但仅限于血压可维持、血尿相对控制、血肿不增大的血流动力学稳定的患者，本研究在治疗过程中出现 2 例因血流动力学不稳定转为手术治疗的患者。进一步研究治疗严重肾损伤临床方剂及其可能机制是今后努力的方向。

七、肾移植后高度水肿

（一）概述

猪苓汤以小便不利、口渴、身热、舌红、脉细数等为辨证要点，功用滋阴清热利水，为下焦蓄热之利尿专剂，临床用于阴虚水热互结之小便不利、尿血、血淋、热淋等，常用于治疗急性肾小球肾炎、慢性肾小球肾炎、泌尿系结石、泌尿系感染、肝硬化腹水等。药理研究表明，猪苓汤有良好的利尿作用，且对电解质和水液分布均无明显影响。

（二）病案及解析

杨某，女性，56 岁，2009 年 8 月 24 初诊。主诉：全身浮肿乏力 1 月。现病史：患者肥胖症 20 余年，糖尿病 15 年，高血压 10 余年，并发肾病 5 年，行透析治疗 4 年余，并于 2008 年 12 月行肾一侧移植术，术后服用泼尼松及多种免疫抑制剂，术后并发高度水肿，服用大剂量速尿后水肿稍减，全身无力致生活不能自理。既往史：糖尿病 15 年，糖尿病肾病 5 年；高血压 10 余年；肾移植术后 9 个月。刻下症见：全身浮肿，全身乏力不能下地活动，怕凉、畏风，亦恶热，心烦闷，四肢痛、凉、麻木，皮肤瘙痒，眠差，纳呆腹胀，腹部触之有硬结，有大便 3～4 日 1 行，便干难下；小便量少，夜尿 1～2 次。舌红无苔面干，脉沉细。身高 165cm，体重 106kg。血压 130/100mmHg。现用药：胰岛素 200U/d：诺和灵 R 早、中、晚各 50U，睡前诺和灵 N50U；口服速尿早 40mg，晚 20mg；泼尼松 5mg 早 1 次；环孢素 A 早 50mg×3 片，晚 50mg×2 片；雷帕霉素 1.5mg 次，每日 3 次；吗替麦考酚酯 500 mg×2 片，每日 2 次。当日查血糖：空腹血糖 16.0mmol/L，餐后 2 小时血糖 16.0mmol/L。血肌酐 35mg/dL。西医诊断：肾移植术后；2 型糖尿病；胰岛素抵抗症。中医诊断：水肿（阴虚水热互结）。处方：猪苓 120g，茯苓 120g，泽泻 30g，滑石 30g（包），阿胶 15g（烊化），酒大黄 15g，黄连 30g，生黄芪 45g，生牡蛎 120g，知母 30g，生姜 3 片。

按：患者病情复杂且病重，考虑疾病的特点，长期服用激素和免疫抑制剂致肥胖且机体机能减退，术后肾脏功能恢复不足，水液潴留致高度水肿、血压升高，同时因用激素而致类固醇性糖尿病的发生，且水肿肥胖夹杂致胰岛素抵抗的产生。考虑证、症之由来，患者长期运用利尿剂利水而伤阴，且激素之类亦易伤阴耗液；又肾气不足，蒸腾水液化气之力亏；水液内停，阻滞气机，又水湿黏腻而趋下，致全身乏力。机体阴霾不散而至阳气难复，故畏寒；阳气不达四末则四肢痛凉。水液久停，聚而化热故亦时有恶热，且阴伤而虚热内灼，并见心烦眠差之症。此之寒热互见非属寒热互结之证也，当为阴阳不足之理。水犯肌肤故肤痒，阴亏见大便干而难下，舌红无苔面干。辨证为阴虚水热互结，选用猪苓汤。《伤寒论》中，仲景用之治疗少阴病下利伤阴之证，但该患者却与之相反，非但无下利之症，且大便秘结难下，盖伤阴之证已成，究其病因各异，而殊途同归也。又湿郁则为热，热蒸更为湿，淡能渗湿，寒能胜热。茯苓甘淡，既可健脾，又可渗脾肺之湿。猪苓甘淡，泽泻咸寒，泻肾与膀胱之湿。滑石甘淡而寒，体重降火，气轻解肌，通行上下表里之湿。要使水道通利，则热邪皆从小便下降，而三焦俱清矣。阿胶甘平润滑，以疗心烦不眠；以诸药过燥，故又加阿胶以存津液。热上壅则下不通，下不通热益上壅，故配合酒大黄以祛下壅，釜底抽薪。酒大黄配黄连为大黄黄连泻心汤之意，又合苦、甘寒性润之知母，一可祛热，二可燥湿，三可苦寒降糖，四为黄连、生姜辛开苦降调理中焦气机以利水道，而又除脾胃之纳呆。生黄芪益气利尿，生牡蛎滋阴生液，知母清热生津。全方滋阴清热利湿，又辅以通便，而阴虚之人大便不可轻动，恐大便泻而伤阴加重，故嘱患者以大便每日1~2次为度调整酒大黄用量，同时加生牡蛎、知母加强滋阴之功。仲景原方配比各药均为一两，是急则治标之法，患者水肿急，故先行利水之法，且水去则热失其附身之载体，热亦易除，阴自可复。此正是仲景“观其脉证，知犯何逆，随证治之”的思想精髓。

二诊（2009 年 9 月 2 日）：患者服上方 8 剂后诸症好转，水肿减轻大半，体重减轻 6kg，乏力减轻，现可站立行走 10 余步。近日血糖控制改善，自减胰岛素量至 150U/d，当日自测空腹血糖为 8.2mmol/L，餐后 2 小时血糖 13.0mmol/L。腹胀仍作，大便仍干，4 日一行；四肢仍痛。患者病情改善，水去大半，阴液仍亏，设养阴增液通腑法为主。处方：玄参 30g，生地黄 60g，肉苁蓉 30g，当归 30g，芍药 30g，鸡血藤 30g，水蛭粉（分冲）3g，火麻仁 30g，酒大黄（单包）30g，黄连 30g，生姜 3 片。

按：患者服首方后诸症好转，水肿减轻大半，水湿之邪去而气机得复，故乏力大减。血糖亦趋平稳，胰岛素抵抗症也得到改善。盖患者重度肥胖，加之水肿，此水邪为阴邪、为浊邪，或为痰湿，水邪弥漫机体，至肝脏、肌肉、脂肪不能利用胰岛素来降糖，导致胰岛素抵抗症的发生，是机体机能懈怠的一种表现，针对水肿治疗，水湿之阴邪得除而机体功能逐渐恢复，各司其职之力得以健全，故各器官利用胰岛素之功改善，终致胰岛素抵抗症得以改善。同时，黄连亦有降糖和增强胰岛素敏感性的作用。复诊大便仍秘结，选用增液汤增水以行舟，不用麦冬而改为肉苁蓉，盖肉苁蓉润而不燥，功能通便，性温而助阳，为通便之佳品，配合玄参、生地黄，仍为增液之意而可兴脾肾之阳，鼓肠腑之蠕动。当归重用亦可通便，又合芍药为

《金匮要略》当归芍药散之用，配鸡血藤、水蛭粉，养血活血，利尿行水消肿；又考虑到其肾病日久，久病成瘀，故稍加水蛭粉活血防瘀，防治并发症；鸡血藤走四肢而治疗肢末痛凉。加火麻仁润肠通便，酒大黄通腑，黄连清热又降糖，生姜反佐护胃。

三诊（2009 年 9 月 9 日）：患者诸症好转，现仅服速尿 30mg 而无水肿发生，精神可，眠安，血糖控制平稳，胰岛素用量仍可试减，最大痛楚仍为腹胀、大便干难下。处方：9 月 2 日方中加玄明粉（冲服）15g，厚朴 30g，枳实 20g，加葶苈子 30g，去鸡血藤、水蛭粉。嘱患者视大便情况而度量酒大黄、玄明粉的用量。患者服用 20 剂而未减量，大便每日 1～2 次，后继续服用 20 余剂，逐渐减量玄明粉至 5g，酒大黄至 15g，大便仍正常。随访 3 个月，减胰岛素量至 67U/d，血糖控制平稳，无水肿发生。

按：本恐其体虚而不用承气类，但患者服酒大黄 30g 而大便仍难解，实难预料。若以承气下之，仍恐体虚不受，嘱咐患者自行调适药量。然患者服大剂量之大承气汤，而后剂量转小，腑实方得解。患者水肿得除，且速尿之量得减，表明方药得当，复加葶苈子利水以善后。

患者前后服药共约 60 剂，水肿得解，腑实得通，乏力改善，精神好转，纳寐可，生活质量得到大步提高，同时利尿剂减量。随访 3 个月，胰岛素用量减少，胰岛素抵抗症改善。

（三）结语

患者为多种疾病的复杂状况，以水肿、便秘为突出表现，首诊先用大剂量猪苓汤利水消肿，水肿减轻后选用当归芍药散善后。治疗过程中还选用大剂量葶苈子以泻肺水，滋阴之法选用阿胶、瓜蒌、牡蛎散、增液汤等方，大便秘结选用增液承气汤加减，并用水蛭粉活血通络，用大黄黄连泻心汤通腹泻浊，改善胰岛素抵抗。从 3 次就诊处方看，药专力宏，用药剂量较大。仝小林指出，治疗危急重症，要目标明确、重剂出击，才能力挽狂澜。

八、慢性前列腺炎

（一）概述

慢性前列腺炎的病理改变为在腺泡内及其周围有不同程度的浆细胞、巨噬细胞浸润和区域性淋巴细胞集聚，结缔组织增生，腺管的管腔变窄，脱落的上皮细胞不易排出，阻塞小管，渐至变性，致使前列腺被膜增厚、腺体纤维化、炎性腺液潴留等。

慢性前列腺炎属中医学“淋证”“精浊”等范畴。主要病机为湿热、瘀血、肾虚，湿热蕴结是标，肾精气亏虚是本。治疗基本原则为清利湿热，活血化瘀，滋补肾精。

（二）临床应用

1. 一般资料　选择病例 38 例，年龄最小 22 岁，最大 53 岁；已婚 36 例，未婚 2 例；病程最短 5 个月，最长 10 年。

（1）诊断标准：参照《中药新药临床研究指导原则》中关于“中药新药治疗慢性前列腺炎（非特异性）临床研究指导原则”制定：①有下尿路刺激症状及炎性反应或放射性疼痛症状。表现为不同程度的尿频、尿急、尿痛，尿道灼热和尿道滴白，会阴部坠胀疼痛。②前列腺触诊质地饱满或软硬不均、或

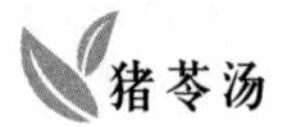

有炎性结节，可有局限性压痛，大小可增大、正常或缩小。③前列腺液（ESP）镜检示 WBC＞10 个/HP，卵磷脂小体减少或消失。凡具备①和②、③中的任何一项即可确诊。

（2）纳入标准：为符合诊断标准，年龄 22～60 岁。

（3）排除标准：急性前列腺炎、良性前列腺增生症、前列腺癌、神经源性膀胱、尿道畸形或狭窄及严重神经官能症患者。合并尿路感染、尿路结石等者，有严重肝肾功能不全、心功能不全等者，过敏体质者。

2. *治疗方法* 用桃核承气汤合猪苓汤加减治疗。药用桃仁 12g、大黄（后下）12g，桂枝 10g、炙甘草 3g、芒硝 3g、猪苓 10g、茯苓 15g、滑石 15g、泽泻 10、阿胶（烊化）5g、菟丝子 10g、怀牛膝 15g。湿热重者，加败酱草、萆薢、瞿麦；瘀血重者，加莪术、皂角刺；肾虚明显者，加续断、山药、益智仁；气虚者，加党参、黄芪、升麻；前列腺质地硬者，加穿山甲（现已禁用）、三棱、王不留行；性功能减退者，加淫羊藿、肉桂；腰痛者，加狗脊、杜仲；早泄、阳痿、不育者，加肉苁蓉、巴戟天、锁阳、紫石英；遗精者，加桑螵蛸、金樱子；神经衰弱者，加远志、黄精、生龙骨、生牡蛎；会阴部、下腹、阴囊坠痛者，加川楝子、延胡索、香附等。每日 1 剂，水煎 3 次，共约 600mL，分 3 次口服，1 个月为 1 个疗程，间隔 1 周再行第 2 个疗程。治疗 2 个疗程后统计疗效。

治疗期间禁酒，禁食辛辣燥热、肥甘厚腻及刺激性食品，保持大便通畅，不长途乘骑自行车，禁忌手淫，坚持有规律的性生活。

3. *疗效标准* 根据国家中医药管理局发布的《中医病证诊断疗效标准》中“精浊”的疗效标准制定。

临床治愈：症状消失，前列腺液检查正常。

显效：症状消失或明显改善，前列腺液检查明显好转。

有效：症状有改善，前列腺液检查有好转。

无效：症状及前列腺液检查无改善。

4. 治疗结果　临床治愈 7 例，占 18.42%；显效 18 例，占 47.37%；有效 10 例，占 26.32%；无效 3 例，占 7.89%；总有效率 92.11%。

（三）病案

吴某，男，45 岁，于 2003 年 4 月 25 日就诊。尿频、尿急，会阴部憋胀 6 个月，骶部、腹股沟处间歇性胀痛，腰部困重，性欲减退，时而头晕、头痛，神疲乏力。查精神不振，面色少华，舌质黯红边有瘀点，苔黄腻，脉细涩。前列腺液检查：白细胞 + +/HP，卵磷脂小体 +/HP。诊断为慢性前列腺炎。中医诊断为“淋证”。治以清热利湿，活血化瘀，补肾填精。用桃核承气汤合猪苓汤加黄芪 30g、鱼腥草 15g、王不留行 15g、菟丝子 10g、怀牛膝 15g，萆薢 10g。水煎 3 次约 600 mL，分 3 分次口服，每日 1 剂。连服 1 个月后诸症皆消，复查前列腺液检查正常，随访半年未复发。

（四）体会

桃核承气汤、猪苓汤分别出于张仲景《伤寒论》及《金匮要略》。方中桃仁活血逐瘀、疏经活血，祛瘀生新，桂枝辛温通络、通阳化气，大黄清热化瘀、泻下攻积，芒硝泻下消肿、消瘀清热，猪苓、泽泻除湿热、利水通淋，滑石上利毛腠、下利精溺，茯苓利窍渗湿、助阳除湿、益气和中，阿胶、菟丝子填精固肾、滋补肾阴，怀牛膝导药下行、补肾活血，炙甘草调和诸药。诸药合用，清热利湿、活血化瘀而不伤正，健脾补肾而不留邪，故疗效较好。研究证实，中医活血化瘀药物能改善前列腺的微循环，促使药物渗入腺体组织。清热解毒利湿药物能消除炎性病灶，促进炎性分泌物排除。扶正补肾药物能提高机体免疫功能和前列腺抗感染的能力。

附：慢性前列腺炎中西医结合诊疗专家共识

慢性前列腺炎（CP）是指前列腺在病原体或某些非感染因素作用下，患者出现以盆腔区域疼痛或不适、排尿异常等症状为特征的疾病。CP 一直是困扰泌尿男科医师的常见疾病，对患者的身心健康造成严重影响。由于国内的各项调查研究所应用的流行病学方法及所选择调查人群结构的不同，统计的发病率差异较大，目前国内报道的 CP 发病率为 6.0% ~32.9%，高于国外的文献报道。对于本病，目前尚存在致病因素复杂、临床症状多样化、诊断方法和疗效标准存在争议、疗程长短不统一等问题，因此有必要研究制定适合国情的 CP 诊疗指南。

本病属于中医学“精浊”“淋证”“白浊”等范畴。长期的临床实践表明，中西医结合治疗本病具有明显优势。

CP 的临床辨证分型繁多，以往关于证候的研究以病案分析、专家经验报告等回顾性分析为主，对于证候的前瞻性研究甚少，遵循证医学（evidence - based medicine，EBM）的研究更少，因而在辨证方面缺乏统一的标准和科学、客观的方法，经过编写组专家的反复研讨，本专业委员会于 2007 年制定了中国慢性前列腺炎中西医结合诊疗指南（试行版），试行版的发行促进了 CP 的证候规范化，为广大中西医泌尿男科临床工作者诊治 CP 及临床研究提供了有益的指导，促进了中西医结合诊治CP疗效评价的统一和治疗水平的提高。近年来CP的诊断和治疗方面有了许多新的发展，在临床实践中，试行版也逐渐显现出一些不足之处，国内中西医结合男科专家提出了很多建设性的意见，推动了本共识的修订和完善。

本共识具有以下特点：①结合最新医学研究成果，体现整体调节的理念。②辨病与辨证相结合，发挥中西医结合的优势。③遵循EBM原则，尽量选取可信力度较高的文献，并兼顾了地区差异，确保共识内容的真实性、可靠性和广泛指导性。④众多专家参与编写，确保共识的权威性、实用性、灵活性和可操作性。⑤坚持“以病带证”的原则，即诊断上主要以现代医学为主，但治疗上仍强调中医辨证论治的原则。

以下就本病的诊断、辨证、治疗和疗效评价及健康教育等方面进行阐述。

（一）西医诊断

1. 前列腺炎分类　1995年美国国立卫生研究院（NIH）根据当时对前列腺炎的基础和临床研究情况，制定了前列腺炎分类方法。Ⅰ型：急性细菌性前列腺炎（ABP）。Ⅱ型：弥漫性细菌性前列腺炎（CBP）。Ⅲ型：慢性前列腺炎慢性盆腔疼痛综合征（CP/CPPS），根据前列腺按摩液（EPS）或精液或第三份膀胱中段尿标本（VB3）常规显微镜检查，该型又分为ⅢA（炎症性CPPS）和ⅢB型（非炎症性CPPS）两种亚型，即ⅢA患者的EPS或精液或VB3中WBC数量升高，ⅢB型患者的EPS或精液或VB3中WBC在正常范围。Ⅳ型：无症状性前列腺炎（AIP），无主观症状，仅在有关前列腺方面的检查（EPS、精液、前列腺组织活检及前列腺切除标本的病理检查等）时发现炎症证据。

前列腺炎常见的类型主要是Ⅱ型、ⅢA 型和 ⅢB 型，Ⅳ型前列腺炎由于缺乏明显症状而少有就诊者，但报道显示在男性不育患者中有较高的发病率。

2. 临床症状　患者表现为不同程度的下尿路症状（LUTS），如尿频、尿急、尿痛、尿不尽感、尿道灼热；于晨起、尿末或排便时尿道有少量白色分泌物流出；会阴部、外生殖器区、下腹部、耻骨区、腰骶及肛周坠胀疼痛不适；还可有排尿等待、排尿无力、尿线变细、尿分叉或中断及排尿时间延长等。部分患者还可出现头晕、乏力、记忆力减退、性功能异常、射精不适或疼痛和精神抑郁、焦虑等症状。在诊断 CP 时，推荐应用 NIH 的 CP 症状指数（NIH－CPSI）进行基础评估和治疗监测。心理状况的评估可以通过患者健康问卷（PHQ）及疼痛灾难化评分（PCS）等测量工具来实现。

3. 体格检查　包括直肠在内的泌尿生殖系统检查和局部神经肌肉系统检查。

（1）局部体检：检查患者下腹部、腰骶部、会阴部、阴茎、阴囊、尿道外口、睾丸、附睾、精索等有无异常，有助于进行鉴别诊断。

（2）前列腺指检：包括大小（增大或正常）；边界（清或不清）；质地（腺体饱满，或软硬不匀，或有结节，或质地较硬）；中央沟（存在、变浅、消失）；前列腺局部温度（增高、正常）；压痛（有无局限性压痛）；盆底肌肉的压痛和触发点以及肛门直肠本身的病变。建议在进行前列腺指检前先留取尿液做尿液分析。

4. 实验室检查

（1）尿常规分析及尿沉渣检查：前列腺按摩前留取尿液进行尿液分析是排除尿路感染和诊断前列腺炎的辅助方法，可发现或排除部分相关疾病如细菌感染、泌尿生殖系统恶性肿瘤等。

（2）前列腺按摩液检查：一般认为在Ⅱ型、ⅢA 型前列腺炎患者 EPS 中 WBC 数目增加，而ⅢB 型 WBC 不增加。WBC 计数与症状严重程度相关性尚不明确。EPS 中巨噬细胞的胞质内含有被吞噬的卵磷脂小体或细胞碎片等成分，为前列腺炎的特有表现。

（3）病原学定位检查：①四杯法为经典方法，但试验繁杂，可操作性有限，本共识不推荐应用于日常的诊疗工作中；②推荐使用两杯法或按摩前后试验（PPMT），后者诊断准确率大于 96%。仅有 8% 的 CP/CPPS 患者前列腺细菌定位培养阳性，这一比例与无症状者无显著差异，因此，病原学定位检查对于 CP/CPPS 的诊断价值有限，并非必需。

5. 辅助检查　主要有 B 超、尿流率、尿动力学、膀胱尿道镜、血清 PSA，CT 和 MRI 检查、前列腺穿刺等。B 超检查可见前列腺回声不均匀、钙化、结石、腺管扩张、精囊改变、盆腔静脉充血改变等，但不推荐单一使用 B 超检查结果作为诊断依据。上述各项辅助检查主要用于排除泌尿生殖系统以及盆腔脏器可能存在的其他疾病。

6. 鉴别诊断　本病需要与良性前列腺增生、睾丸附睾和精索疾病、膀胱过度活动症、神经源性膀胱、间质性膀胱炎、腺性膀胱炎、泌尿生殖系统结核、泌尿生殖系统结石、性传播疾病、膀胱肿瘤、前列腺癌、肛门直肠疾病、腰椎疾病、中枢和外周神经病变等可能导致盆腔区域疼痛和排尿异常的疾病进行鉴别。

7. CP/CPPS 临床表型分类系统　前列腺炎的 NIH 分类法和 NIH－CPS 症状评分体系的建立，是以改善症状作为前列腺炎的治疗目的的，已经基本达成共识。但是，多项基于此的多中心临床试验结果并不十分令人满意。Nickel JC 等在 2009 年提出并初步验证了可用于指导 CP/CPPS 诊断和治疗的表型分类系统和建议的治疗方法。该系统将 CP/CPPS 的临床表现（表型）细分为六类，即排尿症状、社会心理障碍、器官特异性表现、感染、神经系统全身性状况和盆底肌肉触痛，简称为 UPOINT。并建议使用评估步骤和项目对 CP/CPPS 进行 UPOINT 表型分类。这一分类方法倡导对于造成 CP 的几个因素进行综合干预，可有效缓解症状，达到临床治愈的目标。

虽然仍需更多的临床实践和研究进行验证，但 UPOINT 表型分类系统对于 CP/CPPS 诊断、治疗和临床研究的指导价值已获得较广泛肯定，是继 NIH 分类系统和 NIH－CPSI 之后的又一重大进展，与中医强调整体观念的辨证治疗方法也有相通之处。

（二）中医辨证

1. 基本病机　本病多由于饮食不节，嗜食醇酒肥甘，酿生湿热，或因外感湿热之邪，壅聚于下焦而成；或由于相火妄动，所愿不遂，或忍精不泻，肾火郁而不散，离位之精化为白浊，或房事不洁，湿热从精道内侵，湿热壅滞，气血瘀阻而成。其病机演变初期往往以湿热为主，日久缠绵不愈时多表现为气滞血瘀之象，病久则损耗肾气，可致“肾虚则小便数，膀胱热则水下涩”之虚实夹杂证型，或肾阴暗耗，可出现阴虚火旺证候，亦有火势衰微，易见肾阳不足之象。总之，湿、热、瘀、滞、虚贯穿在 CP 不同阶段。

2. 辨证分型 CP 的证型主要分为基本证型与复合证型。近年来，涉及不同地区的多中心 CP 基本证型临床流行病学调查报告陆续发布，姚飞翔等研究表明 CP 常见中医证候是湿热下注证、气滞血瘀证、湿热瘀阻证和肾阴虚证、肾阳虚证、脾气虚证。实证因素为湿热、气滞、血瘀，虚证因素则主要是肾虚和脾虚。李兰群等研究显示湿热下注证、气滞血瘀证、肝气郁结证的出现频率较多，且多合并出现；肾阳虚损证、中气不足证、阴虚火旺证出现频率较少，且多为兼夹证；以邪实证为主，湿热、血瘀、肝郁多交互为患。其他调查报告也显示湿热下注证与气滞血瘀证最为多见。

本病绝大多数是复合证型，即由 2 种或 2 种以上基本证型构成，其中出现频率最高的证型组合为湿热下注证加气滞血瘀证（湿热瘀滞证）。证候变化与病程、年龄等呈相关性：早期以湿热为主，实证多见，且多有夹瘀兼证；后期则在湿热、瘀血基础上，多伴虚证，以肾虚为主，或伴脾虚、气虚等证。

在上述调查结果的基础上，经过专家的反复综合论证，CP 中医辨证分型最终得到了专家们的一致认可。CP 主要的基本证型为：湿热下注证、气滞血瘀证、肝气郁结证、肾阳不足证、肾阴亏虚证，复合证型为湿热瘀滞证。

中医证型的诊断标准：具备下述主症 1 项、次症 2 项和舌脉者，即辨证成立。临床科研时可以进行量化诊断：根据主症 1 项计 2 分，次症、舌脉 1 项计 1 分的原则，累计得分≥5 分辨证成立。

（1）基本证型

①湿热下注

主症：尿频尿急，灼热涩痛。

次症：小便黄浊，尿后滴白，阴囊潮湿，心烦气急，口苦口干。

舌脉：舌苔黄腻，脉滑实或弦数。

②气滞血瘀

主症：会阴部，或外生殖器区，或小腹，或耻骨区，或腰骶及肛周疼痛或坠胀，尿后滴沥。

次症：排尿刺痛，淋沥不畅，血精或血尿。

舌脉：舌质紫黯或有瘀点、瘀斑，苔白或黄，脉弦或涩。

③肝气郁结

主症：会阴部，或外生殖器区，或少腹，或耻骨区，或腰及肛周坠胀不适，似痛非痛，小便淋沥。

次症：胸闷心烦，排尿无力，余沥不尽，疑病恐病。

舌脉：舌淡红，脉弦细。

④肾阳不足。

主症：尿后滴沥，劳后白浊。

次症：畏寒肢冷，腰膝酸软，精神萎靡，阳痿早泄或性欲低下。

舌脉：舌淡胖苔白，脉沉迟或无力。

⑤肾阴亏虚

主症：尿频尿急，尿黄尿热。

次症：五心烦热，失眠多梦，头晕眼花，遗精早泄，性欲亢进或阳强。

舌脉：舌红少苔，脉沉细或弦细。

（2）复合证型

①湿热瘀滞

主症：小便频急，灼热涩痛，排尿困难，余沥不尽，会阴胀痛，或下腹、耻部、腰骶及腹股沟等部位不适或疼痛。

次症：小便黄浊，尿道滴白，口苦口干，阴囊潮湿。

舌脉：舌红，苔黄腻，脉弦数或弦滑。

②其他：本病临床表现多样化，复合证型尚见肾虚湿热、脾肾两虚、中气亏虚、肝郁脾虚、肝郁化火、寒凝肝脉等证候。

（三）西医治疗

CP 的治疗中医、中西医结合综合治疗主要以改善症状、提高生活质量和促进相关功能恢复为目的。在强调辨病辨证个体化治疗的同时，关注患者的生活质量和纠正不良生活方式。对 AIP 一般无需治疗，应注意观察，只有当合并男性不育或有特异性病因时才推荐治疗。一般的措施治疗研究结果常常令人失望，其原因可能是 CP/CPPS 是一种具有多种病因、不同进展途径、症状多样和对治疗反应不一的异质性临床综合征，单一治疗措施难以使所有患者获益。因此，目前尚无特定有显著临床疗效的单一疗法被推荐用于 CP/CPPS。

1. *基础治疗*　CP/CPPS 与患者疾病认知缺乏以及不良的饮食和生活行为相关。接受健康宣教、心理和行为辅导有积极作用。应告知患者忌酒及辛辣刺激食物；避免憋尿、久坐，注意保暖，加强体育锻炼。应杜绝不洁性行为和避免频繁性兴奋。保持适度规律的性活动，但不宜忍精不射。热水坐浴或局部热敷有助于缓解疼痛症状，但未生育者要注意长期热水坐浴对睾丸生精功能的不良影响。

2. 西药治疗　最常用的3种药物是α受体阻滞剂、抗生素、非甾体抗炎药（NSAIDs），其他药物（M－受体阻滞剂、植物制剂、抗抑郁药、抗焦虑药、改善局部微循环药物等）对缓解症状也有不同程度的疗效。

Shoskes DA等为UPOINT系统的每一类表型提出了针对性的建议治疗方法。他们实施的一项前瞻性病例系列研究显示，使用UPOINT系统进行表型定向治疗可显著改善患者的症状及生活质量，这一结论也被国内最近一项前瞻性研究所证实。

（1）α受体阻滞剂：α受体阻滞剂可通过拮抗膀胱颈和前列腺的α受体，或直接作用于中枢神经系统的α1A/1D受体，降低膀胱、后尿道、前列腺内张力，松弛膀胱颈、后尿道，改善排尿功能。常用的α受体阻滞剂有特拉唑嗪、阿夫唑嗪、多沙唑嗪和坦索罗辛。国外一项系统综述和网络分析显示α受体阻滞剂可显著改善患者的疼痛、排尿、生活质量及总的症状评分，但仍存在争议，尚无足够的循证医学证据。病史较短的患者给予较长疗程的α受体阻滞剂治疗，症状改善可能更为明显。因此，基于目前的证据，尚不能推荐α受体阻滞剂作为治疗所有CP/CPPS的首选药物。推荐使用α受体阻滞剂治疗病程<1年的CP/CPPS患者，可与其他药物联合使用治疗，疗程不应少于6周，应注意该类药物导致的眩晕和体位性低血压等不良反应。

（2）抗生素：Ⅱ型前列腺炎应根据细菌培养结果选择前列腺腺体内药物浓度较高的敏感抗生素，常用氟喹诺酮类药物，治疗至少维持4～6周，其间应对患者进行阶段性的疗效评价，疗效不满意者，可改用其他敏感抗生素。ⅢA型可经验性使用抗生素2～4周。经验性抗菌药物治疗CP/CPPS可改善一些患者的症状，因而也被广泛使用，但前列腺相关标本的细菌培养、白细胞和抗体状态并不能预测 CP/CPPS 患者对抗菌药物治疗的反应，CP/CPPS 患者前列腺活检标本细菌培养结果与无症状者比较差异并无统计学意义。

近年发表的一篇 meta 分析对分别涉及环丙沙星（6 周）、左氧氟沙星（6 周）和四环素（12 周）的几项随机对照研究进行了总结，该 meta 分析并没有显示治疗结果有显著不同，但网络 meta 分析提示这些药物与安慰剂相比能够显著减少疼痛、排尿症状、降低生活质量评分及总的症状评分。总体而言，抗菌药物治疗 CP/CPPS 的证据欠充分。推测能够从抗菌药物治疗获益的患者存在未被识别的尿路病原体感染。推荐使用至少 4～6 周的单一抗菌药物（喹诺酮类或四环素类）治疗病程 <1 年且治疗经历简单的 CP/CPPS 患者。若超过 6 周无效，应选择其他治疗。对于明确存在沙眼衣原体、溶脲脲原体或人型支原体等特异感染，可以口服大环内酯类、四环素类等抗生素治疗。

（3）非甾体抗炎药：研究表明，与下尿路症状相比，CP/CPPS 患者的疼痛症状对生活质量的影响更大，缓解疼痛的治疗应得到充分重视。NSAIDs 是治疗 CP/CPPS 相关症状的经验性用药，其主要目的是缓解疼痛和不适。塞来昔布具有一定疗效，但仍需大宗研究进一步证实。使用该类药物必须考虑其长期使用带来的不良反应。

（4）其他药物：还可根据临床情况选用植物药（如普适泰、槲皮素、锯叶棕提取物），M－受体阻滞剂、抗抑郁药及抗焦虑药等。

（四）中医辨证论治

1. 湿热下注

治则：清热利湿，导浊通淋。

推荐方药：八正散（《太平惠民和剂局方》）。

推荐备选方药：龙胆泻肝汤（《医方集解》）、程氏萆薢分清饮（《医学心悟》）。

推荐中成药：宁泌泰胶囊（由四季红、芙蓉叶、仙鹤草、大风藤、白茅根、连翘、三棵针组成），每次1.14～1.52g，每天3次，口服。

中西医结合治疗思路：在辨证论治的前提下，可根据具体情况，联合选用α受体阻滞剂、M－受体阻滞剂改善下尿路症状，根据药敏选用足量疗程的敏感抗菌药物，以提高疗效。

2. 气滞血瘀

治则：行气活血，化瘀止痛。

推荐方药：复元活血汤（《医学发明》）。

推荐备选方药：少腹逐瘀汤（《医林改错》）；推荐中成药：大黄䗪虫丸，每次3～6g，每天1～3次，温水服。

中西医结合治疗思路：气滞血瘀证患者主症为疼痛时，在行气活血基础上，可加用NSAIDs，α受体阻滞剂等改善疼痛症状。

3. 肝气郁结

治则：疏肝解郁，行气止痛。

推荐方药：柴胡疏肝散（《景岳全书》）。

推荐备选方药：逍遥散（《太平惠民和剂局方》）合金铃子散（《太平圣惠方》）。

推荐中成药：逍遥丸，每次 6～9g，每天 2 次口服。

中西医结合治疗思路：本证型可以单用中药治疗，在精神症状较严重时，如焦虑、抑郁等，可根据临床需要选用抗抑郁药及抗焦虑。α 受体阻滞剂及 NSAIDs 有助于改善或消除下尿路症状和慢性疼痛等症状，从而缓解焦虑抑郁状态，提高疗效，可酌情选用。针对 CP 患者焦虑、抑郁相关的性功能障碍，推荐中成药：疏肝益阳胶囊（由蒺藜、柴胡、蜂房、地龙、水蛭、九香虫、紫梢花、蛇床子、远志、肉苁蓉、菟丝子、五味子、巴戟天、蜈蚣、石菖蒲组成），每次 1g，每天 3 次，口服，对改善 CP 患者的勃起功能，改善焦虑、抑郁等症状有较好的疗效。

4. 肾阳不足

治则：温补下元，补肾壮阳。

推荐方药：济生肾气丸（《济生方》）。

推荐备选方药：肾气丸（《金匮要略》）。

推荐中成药：龟龄集由人参、鹿茸、海马、枸杞子、丁香、穿山甲（现已禁用）、雀脑、牛膝、锁阳、熟地黄、补骨脂、菟丝子、杜仲、石燕、肉苁蓉、甘草、天冬、淫羊藿、大青盐、砂仁等组成，每次 0.6g，每天 1 次，口服，早饭前 2 小时淡盐水送下。

中西医结合治疗思路：以扶正祛邪治疗为主，伴有严重 ED/早泄者，可加用 5 型磷酸二酯酶抑制剂（phospho－diesterase type 5，PDE5）/选择性 5－羟色胺再摄取抑制剂。

5. 肾阴亏虚

治则：滋肾填精，养阴清热。

推荐方药：知柏地黄丸（《医宗金鉴》）。

推荐备选方药：左归丸（《景岳全书》）。

推荐中成药：大补阴丸（《丹溪心法》），每次6～9g，空腹盐白汤送下。

中西医结合治疗思路：以扶正祛邪为主。

6. 湿热瘀滞

治则：清热利湿，行气活血。

推荐方药：龙胆泻肝汤（《医方集解》）合桃红四物汤（《医宗金鉴》）。

推荐备选方药：四妙丸（《成方便读》）合失笑散（《太平惠民合剂局方》）。

推荐中成药：前列舒通胶囊（由黄柏、赤芍、当归、川芎、土茯苓、三棱、泽泻、马齿苋、马鞭草、虎耳草、川牛膝、柴胡、甘草组成），每次1.2g，每天3次，口服。

中西医结合治疗思路：在辨证论治的前提下，如有明确感染者可选用氟喹诺酮类或四环素类抗生素口服，注意掌握疗程；还可根据临床需要选用α受体阻滞剂以及NSAIDs等西药综合干预，提高疗效。

（五）外治法

1. 中药保留灌肠　在各型辨证的基础上，改变用药途径，可进一步提高疗效。前列腺与直肠之间存在特殊的静脉通道，保留灌肠可改善病灶血液循环，促进局部药物吸收和前列腺瘀积物排泄；同时，温热刺激可降低痛觉神经兴奋性，减轻炎性水肿，解除局部神经末梢压力，使肌肉、肌腱、韧带松弛，以消肿止痛。

2. 栓剂塞肛　已有多项临床试验及系统评价证实前列安

栓（由黄柏、虎杖、泽兰、栀子等组成）对 CP 具有较好疗效。对于以会阴部、腰骶部坠胀痛不适为主要表现，伴或无 LUTS 症状的患者，或不能耐受口服药物治疗、口服药物依从性差的患者，推荐使用前列安栓，每天 1 粒，睡前排便后塞肛。

3. 其他外治法　药物离子导入、中药坐浴、中药熏洗、中药贴敷、脐疗也可取得一定疗效，但需注意掌握适应证和禁忌证。

（六）针灸治疗

有多中心随机对照试验和 meta 分析显示针灸对 CP 有较好疗效，可明显改善症状积分。推荐辨证选穴：中极、关元、气海、足三里、太冲、太溪、肾俞、三阴交、阴陵泉、血海等。

（七）物理治疗

1. 热疗　主要利用多种物理方法所产生的热力作用，促进前列腺腺体内温度均匀升高、血管扩张、血流加快、血液循环改善，白细胞吞噬功能增强，加快局部代谢产物和毒素的排出，增强抗生素的杀菌作用，促进炎症消退，消除组织水肿、缓解盆底肌肉痉挛，缓解症状。但鉴于经尿道、会阴途径应用微波、射频、激光等物理手段尚缺乏循证医学证据的支持，一般不作为常规治疗方法推荐使用，尤其不宜用于未婚及未生育者。

2. 前列腺按摩　前列腺按摩可促进前列腺血液循环、腺体排空，促进引流，并增加局部的药物浓度，进而缓解 CP 患者的症状，故推荐为Ⅱ，Ⅲ型前列腺炎的辅助疗法，联合其他治疗可有效缩短病程。对不能耐受医师前列腺按摩的患者，定期排精亦可获得与前列腺按摩同等的疗效。

3. 生物反馈和电刺激治疗　生物反馈和电刺激联合治疗 CP/CPPS 有协同作用，能明显改善 CP/CPPS 患者疼痛与不适症状，提高生活质量，以及提高最大尿流率。

（八）心理治疗

心理干预能够改善患者的疼痛症状、灾难心理和生活质量，但不能改善抑郁或某些下尿路症状。推荐对有明显心理困扰的 CP/CPPS 患者实施针对性的心理治疗。

（九）临床疗效评价

中医、中西医结合治疗 CP 疗效研究必须经过至少 1 个月的严格临床试验，并与阳性对照药物或安慰剂比较，记录全部症状、体征的变化和不良反应，进行动态观测。EPS，WBC 计数与 NIH - CPSI 评分的严重程度无相关性，作为临床诊断、选择治疗、预测疗效等工具的价值有限。因此，临床评价以 NIH - CPSI 评分、中医辨证评分为主要指标，EPS 中的各参数作为次要指标，并不以消除前列腺局部的炎症为主。研究结果的有效性和安全性参数应清楚和简明，避免 2 个或 2 个以上的参数组合成“总指数”，评估结果应该展示 NIH - CPSI 评分表、中医辨证评分表参数变化的绝对值和百分数。安全性评价：血、尿、大便常规检查；心电图、肝功能、肾功能检查；可能出现的不良反应及临床表现、严重程度、发生和持续时间及消除方法。

（十）健康教育

健康教育和疾病知识的普及，对引起疾病危险因素的充分了解，在 CP 的发病和治疗转归方面起到了很重要的作用。患者一旦消除某些担忧和顾虑后，治疗上常常可收到事半功倍的效果。

重视心理干预：对于心理因素是否可以导致 CP 的发病至今仍有争议，但是多数学者认为心理因素可以影响 CP 的转归。

预防尿路感染：病原体感染是引起Ⅰ型及Ⅱ型 CP 的主要原因，而尿路逆行感染是前列腺感染病原体的主要途径。CP 患者 EPS 中性传播病原体检出率较高，说明尿路感染与前列腺炎发病相关。

调整生活方式：流行病学研究表明长时间固定体位（尤其是坐位/骑跨位）、酗酒、运动量减少、长时间憋尿、频繁手淫是 CP 发病的危险因素。

中医养生保健：在辨证的前提下，前列腺炎患者的饮食多以清淡、清补之品为主。煎炒油炸、辛辣燥热之物宜禁忌或少食。气功锻炼可改善症状，在医生的指导下，通过不同的功法，调息、调心、调身，最终达到强身健体、治病防病的目的。

临床上在治疗 CP 时，应仔细评价和注意患者的精神症状，对患者进行有针对性的心理治疗，可有效减轻患者心理压力，消除因身心障碍引起的恶性循环，使其症状得到明显改善，对 CP 的预防也起着重要作用。CP 患者也应调畅情志，保持会阴部清洁卫生，杜绝不洁性行为，性生活要适度，久坐者应定时活动，饮酒要适量，适时排尿，降低膀胱尿道压力等，同时采取其他预防措施，如多饮水、勤锻炼，了解一些生理知识，少食辛辣刺激食物等，将有助于减轻 CP 的症状和防止复发。

第三节　妇　科

一、女性反复尿路感染

（一）概述

尿路感染是最常见的感染性疾病之一，其中非复杂性的尿路感染一般1～4周即可痊愈，但临床上大约10%的患者会迁延不愈、反复发作，其中，每年发作>3次则被定义为反复发作的尿路感染。由于解剖结构等特点，尿路感染的患者之中，女性发病率高于男性。研究表明，大约三分之一的女性在24岁之前至少有一次该病患病经历，因此，女性是反复尿路感染患者的一个较大的群体。临床在该病的治疗上多应用抗生素，然而随着抗生素广泛应用，导致了细菌耐药甚至菌群失调，对于持续性的菌尿或者易复发患者多采用长疗程、低剂量抑菌疗法，但是肾功能不全的患者不适宜长期应用抗生素治疗。临床应用猪苓汤加减治疗女性反复尿路感染疗效较好。

尿路感染归属中医学“淋证”范畴。

（二）临床应用

1. 一般资料　研究对象为女性患者，本试验采取平行对照观察的设计方法，根据诊断标准从中随机抽取126例，运用随机数字法，将患者分为中医组、西医组。中医组63例，平均年龄（42.4±10.12）岁，平均病程（5.2±3.12）年，西医组63例，平均年龄（45.3±10.34）岁，平均病程（5.8±2.79）年。两组患者年龄、病情轻重及病程组间比较无显著性差异

（$P > 0.05$）。

（1）诊断标准：参照1985年第二届全国肾脏病学术会议讨论通过的尿路感染诊断标准：①尿路感染病史1年以上，多次发作，出现尿痛、尿频、尿急、尿道灼伤感等症状中的任意1项或者多项，或临床上只见排尿不畅，可伴随有腰酸背痛、小腹胀痛等临床症状；②清洁中段尿（尿在膀胱中停留4小时及以上）进行细菌定量培养，且菌落数大于等于10^5/mL；2日之内重复培养阳性；③参照清洁离心的中段尿沉渣检验，白细胞＞10/HP，或临床上有尿路感染症状者。具备上述①、③可以确诊，如无③则应再作②，为阳性者可以确诊。

（2）病例选择

纳入标准：①符合上述诊断标准；②尿路感染病史在1年以上，最近1年发作不少于3次或半年内发作不少于2次；③已签署知情同意书者。

排除标准：①年龄小于18岁或大于80岁的患者；②妊娠或哺乳期妇女；③合并心脑血管等严重原发疾病者；④有精神疾患不能配合治疗者；⑤患有肾脏畸形、尿路畸形等病变者。

2. *治疗方法*

（1）西医组：口服左氧氟沙星片（山东鲁抗医药集团赛特有限责任公司生产，规格0.1g/片），每次0.1g/d，每日两次。

（2）中医组：口服猪苓汤加减：猪苓、茯苓、萹蓄、滑石、阿胶各10g。根据患者症状加减：伴水肿者，加车前子、金钱草；伴阴虚内热，加黄柏、生地黄；血瘀征象明显者，加丹参、归尾；气虚明显者，加黄芪、白术、山药等。

服用方法：中药方前4味由本院煎药机煎取200mL，患者服用前先加热药液，后加烊化阿胶，餐后半小时温服，每次服用1袋，每天3次。

疗程：共3周。治疗结束后，于第2个月随访。

3. 观察指标

（1）临床症状、体征变化：分别将小便频数，排尿灼热感，小便涩痛，心烦口苦，乏力，腰酸痛，尿黄浑浊，小腹坠胀症状按照轻重程度计分：无（0分）、轻度（2分）、重度（4分）。

（2）中段尿培养及尿白细胞检查：治疗后尿培养细菌转阴率，第2个月随访情况。

4. 疗效判定标准　参照《尿路感染的诊断、治疗标准》和《新药（中药）治疗淋证（泌尿系感染）临床研究指导原则》修订如下。

治愈：治疗结束后，症状和体征完全恢复，证候积分较前减少90%，尿常规检查2次阴性，尿细菌培养转阴。

显效：治疗结束后，症状和体征基本恢复正常，证候积分减少不小于70%，并且小于95%，尿常规检查阴性或接近阴性，尿细菌培养转阴或未转阴但细菌菌落数目<100/mL。

有效：治疗结束后，症状和体征得到明显恢复，证候积分减少不小于30%并且小于70%，尿常规检查阴性或接近阴性，尿细菌培养转阴或未转阴但细菌菌落数目<100/mL。

无效：治疗结束后，症状和体征未得到恢复，证候积分减少小于30%，尿常规检查阳性，尿细菌培养阳性。

5. 统计学方法　本研究结果处理选用SPSS 17.0对数据进行统计学分析，计数资料以百分率表示，采用卡方检验，计量资料采用t检验，$P<0.05$表示差异有统计学意义。

（三）讨论

女性尿路感染长期使用抗生素治疗易产生耐药性，病情反复，迁延难愈。尿路感染归属中医学“淋证”范畴。《金匮要略》曰：“淋之为病，小便如粟状，少腹弦急，痛引脐中。”《诸病源候论·诸淋病候》曰：“诸淋者，由肾虚而膀胱湿热故也。”因此本病病机属于肾虚、膀胱湿热，而女性反复尿路感染以肾虚为主，多兼湿热留恋证。猪苓汤中以猪苓为君药，淡渗利水；泽泻与茯苓利水同时分别可泄热与健脾，组成臣药；滑石清热利水，阿胶滋阴止血，防利水太过而伤阴，共为佐药。临床治疗中多同时加用山茱萸等温肾之品以防久病伤肾，在治疗过程中以清热利湿为主旋律，同时顾护阴津，使邪去而正安。现代药理研究表明，猪苓汤具有利尿、抗炎作用，同时有抑菌、保护肾脏的功能，因此多用于尿路疾病的治疗。本研究结果显示，猪苓汤加减治疗女性反复尿路感染能有效改善患者症状，减少复发次数、减少抗生素用量，同时提高生活质量。但是由于本研究样本有限，临床治疗观察时间较短，期待更大样本研究的验证。

二、滴虫性阴道炎

（一）概述

滴虫性阴道炎是一项常见妇科炎症，是由毛滴虫寄生在女性的泌尿生殖系统所引发的，具有较强的传染性，是通过性交传播产生的寄生虫疾病。大多数患有该种疾病的患者无明显的症状，偶尔会伴有不适感，不适的时间会维持 1 周或几个月，会随着女性来月经及怀孕，不适感逐渐减轻。临床症状主要表现为经血呈鲜红色、阴道黏膜发炎、有泡沫样分泌物、少量的灼热感、不同程度的瘙痒感等，偶尔会出现尿急、尿频、尿痛及尿血等现象，会产生前庭大腺炎、阴道炎及膀胱炎等并发症。滴虫性阴道炎是一项世界性疾病，相关的医学报道显示，全世界每年有1.7亿人的患有滴虫性阴道炎。

滴虫性阴道炎属中医学“阴痒”范畴。

（二）药物治疗

中医学将滴虫性阴道炎分为众多证型，其中肝经湿热证发生率较多。临床运用猪苓汤加味联合奥硝唑胶囊治疗滴虫性阴道炎疗效比较满意。

1. 一般资料　80例门诊患者，随机分为2组。治疗组40例，年龄25～50岁，平均（32.14±10.84）岁；病程30～60日，平均（42.54±9.54）日；体重（56.33±15.26）kg。对照组40例，年龄25～50岁，平均（35.22±11.87）岁；病程30～60日，平均（45.17±7.14）日；体重（58.74±14.87）kg。两组一般资料比较差异无统计学意义（$P>0.05$），具有可比性。

（1）诊断标准：参照《临床诊疗指南：妇产科分册》的滴虫性阴道炎诊断标准确诊。肝经湿热证诊断标准：外阴瘙痒难忍，带下色黄或白，量多腥臭，口苦口腻，纳呆，小便短赤，舌质红，舌苔白腻或黄腻，脉弦滑或滑数。

（2）病例选择

纳入标准：年龄21～70岁，已婚；符合滴虫性阴道炎的诊断标准和中医辨证属肝经湿热者；签署知情同意书者。

排除标准：不符合纳入标准；年龄<21岁或>70岁者；合

并严重全身感染性疾病或严重心、肝、肾、造血系统疾病患者；其他原因感染所致阴道炎者；妊娠及哺乳期妇女；有药物过敏史或过敏体质者；服用其他药物患者；未按规定用药和无法判定疗效或安全性判断者。

2. *治疗方法*　治疗期间避免性交，或性交时用避孕套，如配偶同时患此病，应夫妻同治。每次月经结束后开始服药治疗。

（1）对照组：奥硝唑胶囊（四川百利药业有限责任公司，国药准字 H20040340）500mg，每日 2 次口服。

（2）治疗组：在对照组治疗基础上加用猪苓汤加味。药物组成：猪苓 10g，泽泻 10g，茯苓 12g，滑石 6g（包煎），阿胶 10g（烊化），黄柏 10g，龙胆草 10g，山药 10g。日 1 剂，文火水煎 2 次，每次 30 分钟，共取汁 400mL，早饭前 30 分钟和晚饭后 30 分钟分服。

（3）疗程：两组均 7 日为 1 个疗程，3 个疗程后统计临床疗效。

3. *观察指标*

（1）症状、体征评分

①外阴瘙痒：0 分，无瘙痒；1 分，为轻度，有外阴瘙痒感，能忍受，不影响工作、睡眠；2 分，为中度，介于轻重之间；3 分，为重度，严重瘙痒，无法忍受，影响工作、睡眠。

②阴道分泌物增加：0 分，无增加；1 分，为穹隆少量分泌物；2 分，穹隆可见积液；3 分，为穹隆积满分泌物。

③其他各项：包括外阴灼痛、尿频尿急、外阴充血、阴道黏膜充血、泡沫样分泌物、脓性分泌物，0 分，为无；每项为有，各 1 分。

（2）药物不良反应观察：每次随访时，询问患者有无不适反应，包括局部刺激症状；常规体检；用药结束后 3 ~5 日，观察血、尿常规，肝、肾功能的变化。用药后，如有异常，应随访至正常。

4. 疗效标准

治愈：阴部局部症状及舌脉等中医症状消失，下次月经干净后复查阴道分泌物，经 3 次月经后复查滴虫均为阴性。

好转：阴部局部症状及舌脉等中医症状减轻，但月经干净后复查阴道分泌物中滴虫减少，无活力。

无效：临床症状无变化或加重，月经干净后复查阴道分泌物中滴虫数无改变或增加。

5. 讨论　滴虫性阴道炎是由阴道毛滴虫感染引起的阴道炎症，主要症状为白带增多，阴道瘙痒，有灼热感，可伴有性交痛等。可经性交、洗浴、衣物等传染，发病率为 10% ~25%，常于月经前后发作，患者阴道 pH 值升高，一般为 5.0 ~6.5。主要由于滴虫寄生于阴道引起黏膜充血、水肿、上皮细胞脱落以及白细胞炎症反应。这种感染引起不同程度的临床症状，导致的慢性感染程度与虫株的毒力、寄生环境的理化因素以及宿主的免疫功能状态有关。

滴虫性阴道炎属中医学“阴痒”范畴，与肝、脾、肾密切相关。中医学认为，滴虫性阴道炎以脾肾不足为本，湿热流注于肝经为标。《景岳全书·妇人规》曰：“妇人阴痒者，必有阴虫，微则痒，甚则痛，或为脓水淋沥，多由湿热所化。”本病之肝经湿热证，病机为脾肾不足，气虚生湿，随肝经流注于前阴，郁久生热，湿热熏蒸，虫毒侵蚀则瘙痒难忍；湿热秽浊下泻则带下量多，或如米泔或如脓腥臭；口苦口腻，纳呆，小便短赤，舌质红，舌苔白腻或黄腻，脉弦滑或滑数等症状均为肝经湿热之征。

猪苓汤加味方中猪苓汤原方猪苓、泽泻、茯苓、滑石、阿胶利水渗湿而不伤阴，滋阴而不碍湿；加黄柏苦寒沉降，长于清下焦湿热；龙胆草苦寒，尤善清下焦湿热；山药补脾益肾，祛湿化浊。全方共奏健脾化浊、清热利湿之功。

奥硝唑是一种硝基咪唑类药物，当其进入易感的微生物细胞后，在无氧或少氧环境和较低的氧化还原电位下，其硝基被电子传递蛋白还原成具有细胞毒作用的氨基，抑制细胞 DNA 合成，并使已合成的 DNA 降解，破坏 DNA 的双螺旋结构或阻断其转录复制，从而使病原体细胞死亡。研究结果显示，二者联合应用可以明显改善临床症状、体征，但究其治病机制仍不明确，今后的研究应以猪苓汤加味联合奥硝唑对虫株的毒力、寄生环境的理化因素以及宿主免疫功能的影响作为着眼点，进一步探索其治病机制。

（三）临床护理

1. 一般资料　选取患者 379 例，经阴道分泌物涂片镜诊断确诊为滴虫性阴道炎的患者有 86 例，对所有患者进行调查问卷，了解滴虫性阴道炎患者的基本情况，包括年龄、发病时间与月经的关系、发病因素与职业的关系、发病因素与文化程度的关系、发病因素与不良生活习惯的关系。

2. 方法

（1）心理护理：大多数患有滴虫性阴道炎的患者都存在严重的不良心理状态，心理负担较高，担心疾病在短时间内无法痊愈，对日后的生活造成较大的影响。同时，在女性看来滴虫性阴道炎疾病具有隐私性，担心被别人知晓自己患有该病，心理压力较大。护理人员要做好心理护理工作，耐心解答患者提出的问题，解释阴道炎疾病的产生原因，向患者讲解成功的案例，配合医生进行疾病治疗，提升疾病治疗效果。另外，护理人员要了解每位患者的具体患病情况，对患者实施有针对性的护理干预。如对于内向及抑郁的患者，要多与患者聊天，降低患者的内心焦虑感，提升患者疾病治疗信心及治疗依从性。

（2）卫生护理：卫生护理对于滴虫性阴道炎患者尤为重要，在月经期间，要求患者保持会阴处的清洁卫生，尤其是月经来潮前及后 7 日，置换内衣，使用消毒卫生巾，做好卫生护理工作。同时，还要叮嘱患者保持充足的睡眠时间，提高身体的抵抗力，增强身体的抑菌能力，降低细菌对疾病所造成的干扰。

（3）生活习惯干预护理：生活习惯是引发滴虫性阴道炎发生的重要因素，不良的生活习惯增加了滴虫性阴道炎的发生率，护理人员需要指导患者养成健康的生活习惯，告知患者尽量少穿紧身及化纤内裤，穿着宽松的棉质内裤、洗淋浴、做好毛巾的消毒，洗会阴的盆要与洗脚及洗脸的盆分开用，禁混用。不洗盆浴，在公共场所时，不坐公共便器。

（4）用药护理：正确的用药方法对提升滴虫性阴道炎疾病疗效可起到重要的辅助性作用。要求护理人员告知患者正确的用药方法，叮嘱患者要按时、按剂量服药。当患者在服药期间出现皮肤过敏、头痛、恶心及食欲不振等现象时，要及时向主治医师汇报，对产生的不良现象及时进行处理。对患有该种疾病的哺乳期及孕妇，应禁口服灭滴灵，以便造成严重的后果。

（5）健康教育：护理人员要做好健康教育工作，尤其是对于应酬多的上班族，文化程度低及存在严重不良生活习惯的患者，要加大对患者进行滴虫性阴道炎健康教育的力度，要求患者要按期来院复查，检查滴虫性阴道炎的发生情况，避免出现复发。

3. 观察指标 观察月经时间、年龄、文化程度、职业、不良习惯对滴虫性阴道炎发生率的影响。

4. 统计学处理 应用 SPSS 18.0 统计学软件对数据进行分析处理，计数资料以百分数（%）表示，采用χ^2检验，以 $P<0.05$ 为差异有统计学意义。

5. 结果

（1）发病因素与滴虫性阴道炎发生率：月经时间、年龄、文化程度、职业及不良习惯是引发因素。

（2）疾病护理效果：通过对 86 例患者进行心理护理、卫生护理、生活习惯干预护理、用药护理、健康教育，有 80 例滴虫性阴道炎患者病情痊愈，痊愈概率为93.02%；剩下的6 例病情明显得到改善，改善概率为 6.98%，在半年内患者未出现病情复发情况，对护理效果满意度较高。

6. 讨论 滴虫性阴道炎作为常见阴道炎的一种，是由阴道毛滴虫所引发的，通过对毛滴虫的适宜生长环境进行分析可知，其适宜生活在 pH 值为 5.2～6.6，温度为 25～40℃的潮湿环境中。随着滴虫性阴道炎发病率的增加，该项疾病的发病因素受到了越来越多的人关注。相关的医学文献数据表明，引发滴虫性阴道炎产生的因素较多，以外界感染为主，该种疾病的感染与传染源、传播途径及易感者三个条件有直接关系。相关的医学报道还表明，滴虫性阴道炎发病与患者的身体状态有直接关系，尤其是经期或孕期的妇女，发病率较高，之所以出现该种现象，与患者阴道内部的复杂环境有直接关系，阴道内环境为滴虫的生长提供了条件，有利于滴虫的侵袭及寄生。引发滴虫性阴道炎的产生因素主要包括月经时间、年龄、文化程度、职业、不良生活习惯等。①月经时间：数据显示，月经前7天及月经后7天是滴虫性阴道炎的高发阶段。②年龄：在年龄上可以看出，20～50岁的女性发病率较高，主要是由于该年龄段的女性激素水平比较适合阴道毛滴虫的生存，还与性活跃有直接关系，这些都为疾病的出现及传播创造了机会。③文化程度：高中以下的妇女发病率要高于高中以上患者，出现这种现象的主要原因是文化程度较低的患者所掌握的卫生知识相对较少，保健意识较差，没有意识到日常加强阴道护理工作的重要性，增加了滴虫性阴道炎的发生率。④职业：应酬族相对于非应酬族发病率较高，由于应酬族日常的交际较为频繁，长期不规律的生活及不良的生活习惯，都增加了滴虫性阴道炎的发病率。⑤不良生活习惯：不良生活习惯为滴虫的生存提供了传播路径，传播路径包括性传播及间接传播两种。在国外，传播路径主要以性传播为主，将其归纳为性传播疾病。而在中国主要以间接传播为主，出现该种情况的主要原因是由于现阶段中国的公共卫生设施相对于发达国家还较为落后，公共场合为性传播提供了途径。如，公共场合中的厕所及公共浴池中的座椅被滴虫性阴道炎患者的分泌物污染，如直接坐在上面，将会很容易受到感染。

综上所述，将心理护理、卫生护理、生活习惯干预护理、用药护理、健康教育融入滴虫性阴道炎疾病治疗中，有助于帮助患者改善不良的心理状态，提升患者的卫生意识，养成科学的生活习惯，规范用药，了解健康知识，要做好滴虫性阴道炎的预防及治疗，通过正确的护理提升疾病治疗效果，降低疾病发生率，帮助患者早日恢复健康。

三、复发性老年性阴道炎

（一）概述

老年性阴道炎是妇女绝经后出现的退行性变化，由于卵巢功能衰退，雌激素水平下降，致阴道黏膜上皮萎缩变薄，细胞内糖原减少而不能产生足够的乳酸以维持阴道正常的酸碱度，局部抵抗力减弱，易受细菌感染而导致阴道炎症的发生。本病易复发，不仅发生于老年妇女，是老年妇女的常见病之一，而且类似病理变化也可发生于卵巢功能衰退、手术切除双侧卵巢、人工绝经后及盆腔放射治疗后的中青年妇女，因此又称之为萎缩性阴道炎。

本病属中医学“阴痒”“带下”之范畴。

（二）临床应用

1. 临床资料　选择患者30例，自然或手术停经12月以上，最长停经31年。均有两次或者两次以上泌尿生殖道感染史，接受过不同治疗，但近3月内未接受过激素治疗，年龄最大78岁，最小48岁。

2. 临床表现及检查　30例患者主诉均有外阴瘙痒灼痛、性交痛、尿频、尿痛等。妇科检查见阴道皱襞消失变平，黏膜薄、充血，散在小出血点；白带量多呈稀薄混浊样，或呈黄色质黏，阴道分泌物涂片镜检：WBC（+～++），清洁度（Ⅰ～Ⅲ），偶见RBC，尿常规检查中RBC（+～++），WBC（+～++），蛋白（-）。

3. 治疗方法　口服中药猪苓汤，组成：猪苓、茯苓、泽泻、滑石、阿胶各10g水煎服，每日两次，早晚饭后半小时分服，同时苦参碱栓1粒，每晚睡前放入阴道深部，连续用药2周，停苦参碱栓时中药继服4周，分别于治疗2周、4周及停药后4周复查。

4. 结果　30例患者用药2周后有21例阴道黄色分泌物转为白色正常，4周后均转为正常；阴道黏膜的充血基本消失，黏膜转为苍白或正常；阴道的湿润度转为中等或正常；用药后健康评分（13.17±2.24），明显增加与用药前（9.31±3.25）比较差异具有显著性意义（$P<0.05$），停药4周后健康评分（12.23±2.45）明显增加，与用药前（9.31±3.25）比较差异具有显著性意义（$P<0.05$）。

（三）讨论

我国逐步进入老年化社会，绝经后妇女的健康问题不容忽视，尤其是绝经后的低雌激素给妇女带来的泌尿生殖道问题困扰着老年女性。目前西医治疗该病大都采用激素替代治疗，局部或口服雌激素，单激素替代疗法有一定的副作用和禁忌证，随访复杂，影响患者的依从性。

中医学认为，患者年过七七，天癸已竭，肾阴亏虚，阴虚火旺，热积膀胱则尿频、尿急，虚火灼络则尿中加血；热伤带脉则带下色黄；阴血不足不能濡养阴户则阴户干涩、瘙痒。

猪苓汤出自经典著作《伤寒论》223条“若脉浮发热，渴欲饮水，小便不利者，猪苓汤主之”。为下焦蓄热，小便不利之专方。柯韵伯在《伤寒来苏集》曰：“阿胶味厚，乃气血之属，是精不足者，补之以味也泽泻气味轻清，能引水气上升，滑石体质重坠，能引火气下降，水升火降的既济之理也，且猪苓、阿胶，黑色通肾，理少阴之本。”茯苓、滑石白色通肺，滋少阴之源；泽泻、阿胶咸先入肾，培少阴之体。二苓、滑石淡渗膀胱，利少阴之用。五味皆甘淡，得中土冲和之气，是水位之下，土气承之也。五物皆润下，皆滋阴益气之品，是君火之下，阴精承之也。以此滋阴利水而升津，随症自平也，而配合苦参碱栓局部运用，可清热燥湿止痒，收效满意。

四、宫颈癌放化疗后

（一）概述

子宫颈癌（cervical cancer），习称“宫颈癌”，是最常见的妇科恶性肿瘤之一，严重威胁着女性的健康。据世界卫生组织估算，全球范围每年约 53 万女性发生宫颈癌，27.5 万女性死于宫颈癌。在多数发展中国家，宫颈癌占女性肿瘤顺位死因第 1 位。在发达国家，宫颈癌每年发病率为 1/10000 万，而在发展中国家，宫颈癌每年发病率为 4/10000 万。据资料分析，至 2030 年，预计宫颈癌导致的死亡人数将达到每年 47.4 万例，并且 95% 发生在中低收入国家。我国宫颈癌每年新增病例高达 13 万例以上，其中约有 5 万例死亡，且近年来本病的发病率与死亡率有逐年增长趋势，正引起人们的高度重视。

目前临床对于本病采用以手术、放疗、化疗及中药治疗为主的综合治疗，而中医药在抑制杀伤肿瘤细胞、减少术后复发转移、放化疗的增效减毒，进而改善患者临床症状、提高生活质量及延长生存期等方面发挥着重要作用。为此临床对于本病的治疗，专家学者大多主张中西医结合。

（二）临床应用

1. 方药解析

（1）方药来源：猪苓汤出自张仲景《伤寒论》。“若脉浮，发热，渴欲饮水，小便不利者，猪苓汤主之。”“阳明病，汗出多而渴者，不可与猪苓汤，以汗多胃中燥，猪苓汤复利其小便故也。”“少阴病，下利六七日，咳而呕渴，心烦不得眠者，猪苓汤主之。”“渴欲饮水，口干舌燥者，白虎加人参汤主之。”若“脉浮发热，渴欲饮水，小便不利者，猪苓汤主之。”

（2）组成和作用：本方由猪苓、茯苓、泽泻、阿胶、滑石5味药物组成，原文5味药各等分为1两，水煎分3次温服。此方具有渗湿利水、养阴清热的功效，传统用于水热互结证的治疗。现临床主要用于急慢性肾炎、肾结石、膀胱炎、泌尿系感染、尿道综合征、肠炎、水肿等多种病证。近年来实验研究也发现，本方对泌尿系统具有利尿、抗菌、改善肾脏局部炎症、改善肾功能、抑制肾结石形成等作用。

2. 使用指征　本方临床使用时以“方证相应”为原则，并无特定的体质特征。黄教授根据此方的条文，结合自身的经验，将此方的方证归纳为“小便不利、渴欲饮水、脉浮无汗发热、或然证（或咳，或呕，或下利，或心烦不得眠）”，认为本方具有清热利尿止血的功效。

宫颈癌患者经放射治疗后，易出现膀胱或尿道刺激症状，甚者有血尿或尿中带有血凝块，此因放射治疗损伤患者的泌尿道筋膜，这些临床表现与猪苓汤方证主治相符合，故临床予此方辨证施治。古代虽无此诱因致病，但自人类社会以来人体在疾病发生、发展过程中的反应状态是一定的，结合方证相应，辨证选方，古方仍可治今病，进而也拓展了本方的使用范围。

此方常用于以尿路刺激症状为表现的疾病，如肾结石、膀胱炎、放射性膀胱炎或尿道炎、前列腺炎等；以腹泻为表现的疾病，如急性肠炎、溃疡性结肠炎等；以出血为表现的病症，如尿血、肠道出血、子宫出血等。

3. 方证鉴别 因猪苓汤与五苓散方中均含有茯苓、猪苓、泽泻，且两者均可用于小便不利，故猪苓汤证需与五苓散证相鉴别：五苓散主治水逆证水泄证，临床常以呕吐、腹泻、浮肿，或体腔积液、头晕痛、眼部不适等为表现，其主治面广；猪苓汤主治淋证，临床常以尿失禁、尿路刺激、尿血等为表现，其主要作用于泌尿系统，主治面局限。因此，放化疗后宫颈癌患者如见以消化道症状（口渴、呕吐、腹泻）、水液代谢失常（浮肿、体腔积液）、头部不适（头晕、眼花）等为主要表现多为五苓散证；如以泌尿道炎症反应、排尿功能异常等为主要表现多为猪苓汤证。日本汉方家桑木崇秀在其《汉方诊疗便携》中也有言："五苓散属于对全身水液代谢异常有效的方剂，猪苓汤则是对局部的炎症性小便不利有效的方剂。"

（三）病案

李某，女，46岁。初诊日期：2014年7月14日。患者身高163cm，体重60kg。2014年体检发现鳞癌抗原（SCC）升高，妇科B超示宫颈占位可能，TCT查见癌细胞。3月13日于某医院行"广泛子宫切除+盆腔淋巴结清扫术"。术后病理：宫颈中分化鳞形细胞癌Ⅱ级，分期属Ⅰb1期。目前已化疗3次，放疗23次。既往糖尿病史2年余，皮下注射胰岛素早餐后14U，晚餐后16U，血糖控制可。刻诊：形体中等，面黄少泽，双手肤色暗，尿道口分泌物多，伴尿频、尿失禁，夜尿2次；记忆力下降，脚汗重；易烦躁，夜寐不沉；舌暗红，脉浮数。诊断：①宫颈癌Ⅰb1期术后化疗3疗程后；②宫颈癌Ⅰb1期术后放疗后。辨证：水热蓄结下焦，手术与放化疗致阴血受损；治则：利水渗湿、滋阴清热；方以猪苓汤。处方：猪苓20g，茯苓30g，泽泻30g，阿胶（烊化）10g，滑石（包煎）20g。每日1剂，水煎服，服5天停2天。二诊（2014年9月12日）：当地医院妇科检查未见明显异常。8月7日第4次化疗结束。血常规示：血红蛋白103g/L。心电图提示偶发早搏。药后面色转红润，睡眠较前好转，服药期间尿道症状改善明显，但服药间歇时尿路症状又有反复。原方去阿胶，猪苓加至30g。三诊（2014年11月17日）：复查血常规示血红蛋白水平已恢复正常。现尿路症状不明显，劳累后尿道分泌物多，夜间手指僵。原方加墨旱莲20g。四诊（2015年4月10日）：服药期间尿道症状可控制，已2个月未服中药，现晨间手指僵，尿路症状明显，入夜汗出，食欲尚可，大便正常。近期复查，相关指标均未见明显异常。原方续服。嘱患者可长期服用此方，如不适随诊。复诊（2015年7月31日）：近期停药，尿路症状再次出现，尿道口分泌物多，小便憋不住，大便偏干。原方续服。

随访（2017年2月20日）：上方长期服用至2016年9月，后停药至今，目前一般情况均可，无明显不适，饮食睡眠正常，二便正常。近期复查提示血脂稍高，肿瘤标志物、血常规、肝肾功能、B超等辅助检查均正常。嘱其适当运动，控制高脂食物摄入。

按：本患者因宫颈癌手术、放化疗后出现不适而求诊，以

“尿道口分泌物较多，伴尿频、尿失禁”“易烦躁，夜寐不沉，记忆力下降”等为主要见症，结合舌暗红、脉浮数；据猪苓汤使用指征，方证相应，故处以本方；二诊时患者症状较前好转，但服药间歇尿路症状又反复，故黄教授将猪苓加至30g以增强清热渗湿之力，另去阿胶，以防其影响患者雌激素水平。汝文文等研究表明，阿胶延缓卵泡颗粒细胞凋亡从而延缓卵泡闭锁，促进颗粒细胞分泌雌激素。有报道，雌激素可能参与乳腺癌、妇科肿瘤和内分泌肿瘤的发生和进展。因此，用方时考虑去掉阿胶；三诊时患者“劳累后尿道分泌物增多，夜间手指僵”，故加墨旱莲20g以滋阴清热。在后续长达1年多的时间里，患者病情稳定，仍效不更方。回访时患者已停药近半年，自我感觉尚佳，复查相关指标，唯血脂稍高，余无明显异常，嘱患者日常生活中调节。

（四）讨论

宫颈癌患者接受放射治疗后，易出现膀胱或尿道刺激症状，甚者可见血尿或尿中带有大小不等的血凝块，此因放射治疗损伤了膀胱或尿道筋膜，结合膀胱镜检查可诊断放射性膀胱炎或尿道炎，病理变化主要是尿路筋膜溃疡伴出血，大量炎细胞浸润，上皮细胞萎缩或增生。这些临床表现与猪苓汤的使用指征相符，故黄教授临床从患者整体把握，辨证使用此方，取得满意疗效。本文验案患者虽未确诊尿道放射性炎症，但根据其临床表现不能排除，故辨证处方，患者整体与局部的症状均得以缓解。

本方是治疗泌尿道放射性炎症的有效方，而是否为专方、能否适用于放射性损伤病理变化的不同时期或疾病进展的不同阶段，还有待进一步研究。

第四节　儿　科

一、婴儿睡眠障碍

（一）概述

睡眠是人体生命的重要生理过程，不仅有助于消除疲劳、恢复体力，还有助于保护大脑。对婴儿来说，良好的睡眠对中枢神经系统发育和成熟起着非常重要的作用。充足的睡眠可以保障生长激素的脉冲性分泌，促进婴儿生长发育。

睡眠障碍是婴儿期的常见症状，多表现为睡眠浅、易惊跳，啼哭，或时哭时止，可影响神经系统的发育且使患儿家属身心疲惫，部分患儿学龄期还可出现多动、感觉统合失调等。婴儿睡眠障碍的患病率较高，有研究结果显示其总患病率为25.07%。

本病归属中医学“夜啼”“不寐”范畴。

（二）临床应用

1. 睡眠障碍诊断标准

（1）入睡困难，入睡平均所需时间超过30分钟。

（2）睡眠节律紊乱，白天睡眠多，夜间清醒，入睡过早（傍晚入睡）。

（3）频繁夜醒，6个月以上婴儿夜醒频繁（>2次每晚）。

（4）异态睡眠、磨牙、用口呼吸、呼吸暂停、梦呓、梦游、打鼾、喉头哽咽、夜惊（梦魇）、肢体痉挛性抽动等。

以上情况至少每周发生3次，持续时间至少1个月。有以上情况之一者即诊断为睡眠障碍。

2. 中医证型诊断标准　属肾水亏乏，阴虚阳亢证，参照国家中医药管理局《中医临床诊疗术语·证候部分》拟定：哭闹，不能入睡，日晡到前半夜尤甚（午后3时~夜间11时），子时以后稍安入睡；口渴引饮，多伴大便稀频，舌瘦红少苔而干，脉微。

3. 纳入标准

（1）符合睡眠障碍及中医证型诊断标准。

（2）年龄1~12个月。

（3）病程大于1月。

4. 方法

（1）治疗组：猪苓阿胶汤基本方：猪苓6g，茯苓15g，泽泻6g，阿胶6g（烊化），滑石6g，黄连6g，生白芍6g，炙甘草6g，女贞子15g，旱莲草15g，生龙骨15g，生牡蛎15g，醋鳖甲10g。每剂煎2次，每次加水300mL，煎至100mL。服用方法：10mL/(kg·d)。1日内分8~10次服完。加减：汗多，面色㿠白者，加沙参6g，麦冬6g，五味子3g；烦躁严重者，加羚羊角口服液5mL，日2次。

（2）对照组：口服龙牡壮骨颗粒（武汉健民药业集团股份有限公司）。1~6个月每次，1.5g；7~11个月每次2.5g，日3次，开水冲服。两组病例均以1周为1个疗程，连续两个疗程判断疗效。

5. 疗效标准　参照国家中医药管理局《中医病证诊断疗效标准·不寐》制定。

治愈：啼哭休止，夜寐正常。

好转：入夜啼哭次数减少，程度减轻，稍哄即止。

未愈：夜啼如前，未能休止。

（三）病案

李某，男，3月。2014年8月5日初诊。近两个半月来夜间哭闹不睡。有重度窒息史，生后半月每到傍晚哭闹，不能入睡，安抚无效，黎明4点以后方能稍稍安睡，昼日睡眠浅，易惊跳，昼夜睡眠时间不足6小时。舌瘦红无苔，脉微。神经系统检查、脑磁共振未见异常，诊断：睡眠障碍、轻微脑损伤综合征。辨证为肾水亏乏、阴虚阳亢。治以猪苓阿胶汤，滋阴潜阳。处方：猪苓6g，茯苓6g，泽泻6g，滑石3g，阿胶（烊化）3g，黄连6g，白芍6g，生鳖甲（先煎）6g，生龟甲（先煎）6g，生龙骨10g，生牡蛎10g。3剂，水煎服，两日1剂。二诊（2010年4月28日）：诸症好转，哭闹减少，睡眠改善，唯大便仍稀频，舌脉同前，上方去黄连、白芍，加葛根升清止泻，3剂。后以此方调理半月，睡眠安稳、闹夜消失。

（四）讨论

睡眠是大脑感觉神经、记忆、学习以及保持大脑可塑性的基本需求。对婴儿来说，良好的睡眠对中枢神经系统发育和成熟有着非常重要的作用。婴儿睡眠障碍原因很多，如外部环境、喂养方式不当、牛奶过敏或其他配方过敏、消化不良、佝偻病、中枢神经系统损害和发育异常、某些神经兴奋类药物等均可引起。睡眠障碍可能影响儿童的体格、智力、心理、行为等方面的健康发育。

临床上发现存在一种特殊的婴儿睡眠障碍，表现为新生儿期闹夜，特别是前半夜，睡眠浅、易惊醒、易惊跳、睡眠时间短，到 1 ~ 3 个月睡眠障碍就会有所改善，但仍睡眠时间短、睡眠浅。3 岁后可出现多动症、注意力不集中、感觉统合失调等。此类患儿出生前后多有缺氧缺血性脑病、宫内窘迫等病史，可称其为“轻微脑损伤综合征”，应引起临床重视。

“轻微脑损伤”归属于中医“夜啼”“不寐”范畴，根据其临床特征及舌脉，此乃少阴热化证，肾水不足，阴虚阳亢所致。“诸躁狂越，皆属于火”，大哭大闹火热之象；睡眠浅少、易惊跳，阴不涵阳；傍晚至黎明，天之阴气衰，阴虚之人不得天助，虚火则盛，故而傍晚至黎明哭闹不睡；大便稀频，肾气虚弱不能固摄；脉微者少阴之为病，舌瘦红无苔阴虚之象。与《伤寒论》“少阴病，下利六七日，咳而呕渴，心烦不得眠，猪苓汤主之”的论述吻合，故治以猪苓汤加味。方中猪苓入肾走膀胱经，止渴除烦，有益肾之功；茯苓归心经，宁心安神，且“茯苓长阴”。《名医别录》载其有滋补肾阴的作用；“泽泻利水通淋而补阴不足”（《珍珠囊药性赋》），止渴除烦、泄热泻火，乃补肾利水之品；滑石清热止渴、利水泻湿；阿胶走肺肝肾三经，滋阴降火、“滋肾益气”（《本草备要》）；黄连清心泻火又有厚肠止泻之功；而白芍“入肝家而清风，走胆府而泄热，善调心中烦悸”（《长沙药解》），生龙牡、鳖甲滋阴潜阳，加甘草调和诸药。全方滋阴潜阳，清心安神。本临床观察结果也说明猪苓阿胶汤在改善婴儿睡眠障碍方面有较好疗效。

附：婴儿睡眠情况与睡眠障碍的现况研究

有学者对妇幼保健院儿保门诊进行保健体检的 1191 名 1 ~ 12 月龄婴儿睡眠情况进行了调查。调查显示，1 ~ 12 月龄婴儿每天睡眠总时间为 13.75 ± 2.15 小时，低于《儿童保健学》推荐的睡眠时间。本研究中婴儿白天和夜晚睡眠时间分别为9.8±2.55小时和9.961±1.73小时，夜间睡眠时间有所减少，这可能与婴儿的睡眠觉醒模式及父母的养育方法有关。婴儿大约在10个月时才出现夜间连续睡眠，且由于父母拍背、喂奶和换尿布等动作影响了婴儿夜间正常的睡眠，使之觉醒时间延长而造成夜间总睡眠时间减少。因此，婴儿父母应了解睡眠相关知识，避免对婴儿夜醒采取过度应答，逐渐减少睡眠安抚，培养孩子自行入睡的能力。

本次调查显示，各月龄婴儿每日总睡眠时间和白天睡眠时间差异有统计学意义，并随着月龄增加逐渐减少，与国内外研究结果一致。各月龄婴儿每日睡眠次数也随着月龄增加而减少。婴儿经常需要小睡，但随着月龄增加应逐渐减少，婴儿逐渐能维持较长时间的清醒，小睡需要逐渐退化，这与相关研究一致，其可能与婴儿本身的生物学特点及中枢神经系统的成熟度有关。6个月后婴儿睡眠模式逐渐建立并接近成人，且随着中枢神经系统不断成熟，婴儿睡眠持续时间能力逐渐增强。1个月左右的婴儿每天平均睡眠时间为15~17小时，而无明显昼夜节律，大约6个月以后，每天约有3/4的睡眠时间集中在晚上，昼夜节律基本形成。年轻的父母应掌握婴儿睡眠规律，从出生后就要有培养其良好睡眠习惯的意识。可从以下方面做起：①6个月左右应逐渐减少或停止夜间哺乳，以延长夜间连续睡眠；②居室光线柔和，睡前避免过度兴奋，睡眠环境相对恒定：③有相对固定的睡眠时间；④可利用固定的乐曲等方法催眠，一旦夜间醒来不要过度安抚。

1~12月龄婴儿有大于50%者在20：00前入睡，有大于20%者在20：00~22：00入睡，各组间比较差异有统计学意义。不过在22：00后入睡者还有一定的比例，这与城市家庭环境和父母晚睡（如上网、看电视的声光刺激）等有一定的关系。各月龄夜间入睡时段主要集中在20：00左右。研究表明，在20：00～24：00进入深睡眠后生长激素分泌最旺盛。因此，婴儿在20：00就寝为宜。因为深睡1小时后正是生长激素分泌的高峰期，这有利于婴儿生长发育。家长应在该时段给婴儿营造一个良好的睡眠环境。

1～12月龄婴儿在各月龄组男女婴儿每月睡眠总时间基本相同，在12～15小时之间。夜间和全天总睡眠时间各月龄组男女性别比较，差异无统计学意义，本结果与侯润馨的秦淮区0～5岁儿童睡眠情况及影响因素的调查结果基本一致。

1～12月龄婴儿睡眠障碍的发生率为35.26%。高于黄小娜等关于中国城市的报道。5岁儿童睡眠问题研究的发生率20.87%，也高于国外报道的婴幼儿各类型的睡眠障碍20%～25%的发生率，低于张琪等报道上海地区1～23月龄婴幼儿睡眠问题的发生率65.90%。被调查人群的年龄构成不同，可能是不同调查中睡眠障碍的发生率差异较大的主要原因。各月龄组中常见的睡眠障碍为睡眠不安、入睡困难、夜惊；尤以睡眠不安发生最高，大于20%，这与国内报道基本一致。昼夜节律紊乱发生率随月龄增加而降低，差异有统计学意义。因为1个月左右的婴儿睡眠无明显昼夜节律，大约在6个月昼夜节律基本形成，而在10～12月龄时建立稳定的睡眠觉醒模式。其他睡眠障碍现象在各月龄中差异均无统计学意义。在本调查中可见，睡眠障碍的发生率男婴大于女婴，分别为39.87%和30.56%，这与有关报道一致。男婴入睡困难和夜惊的发生率均高于女婴，两组比较差异有统计学意义。这可能是男婴多数易兴奋、好动，加之家长过分宠爱、过多安抚、喂奶等，使之不易建立规律的睡眠。婴儿睡眠不安、夜惊等引起的另一个原因是大多数父母常和婴儿合床睡眠，但这对婴儿的睡眠质量有一定的影响，这可能与抚养人对婴儿睡眠的过度关注有关。专家建议6～9月龄婴儿应尝试着逐渐与父母分床，养成独睡的习惯。

二、小儿肺炎喘嗽

（一）概述

小儿肺炎是儿童时期常见多发的呼吸疾患之一，多见于3岁以下婴幼儿，起病较急，有发热、咳嗽、气促、鼻扇、痰鸣等症。或有轻度发绀。

小儿肺炎属于中医学的“肺痹”“肺胀”“喘嗽”等证的范畴。

（二）临床应用

1. 一般资料　选择符合小儿喘息性支气管炎（喘嗽之正虚邪恋）条件的共32例患儿。均符合实用儿科学诊断标准。病程在1～5天，所有患儿均排除有合并如心功能不全、肾功能不全等并发症。

2. 诊断标准

（1）西医诊断标准：起病较急，轻者咳嗽，气喘，喉间痰多，重者呼吸急促、鼻翼翕动、腹泻，均伴有不同程度的烦躁不安或闹夜情况。肺部均可闻及哮鸣音及湿啰音，血常规示大部分有白细胞总数及中性分类增高，或正常。胸片示：双肺纹理增强、模糊，未见实变影。

（2）中医诊断及辨证：本病中医称为喘嗽，患儿平素易咳，肺虚则腠理不固，外感热邪或寒邪入里化热，致肺失清肃，肺气上逆，灼伤津液，故导致咳嗽、气喘。肺病及肾，肾气受损，气化失司，水湿下注故腹泻。阴虚阳亢，内热丛生，水不上济，心火亢盛，肝失濡养，肝火暴涨故夜半闹夜、烦躁不安。主要症状：咳嗽、气喘、呼吸气急、喉间痰鸣，咽不红、舌红、苔薄而干，脉浮微。中医辨证为：正虚邪恋证（阴虚肺热，肾水亏乏）。

3. 治疗方法

（1）中药治疗：猪苓汤＋下气汤基本方加减简称“猪苓下气汤”，如猪苓、茯苓、泽泻、滑石、阿胶、白芍、川贝母、杏仁、桔梗、甘草为基础方。

（2）西药治疗：沙丁胺醇片解除气道痉挛；血常规正常，考虑有支原体感染的加用克拉霉素，考虑有病毒感染的加用泛昔洛韦；血常规示白细胞升高的，考虑有细菌感染的加用头孢地尼；长期反复发作，考虑有合并真菌感染的加用氟康唑治疗。

4. 治疗结果

（1）疗效判定标准：9 日内每日 1 剂药，症状消失，不咳、不喘，无闹夜，肺部听诊无啰音，为治愈；9 剂药后闹夜减轻，不喘，仍咳，肺部听诊可闻及少量湿啰音，为显效；9 剂药后仍咳喘不减，痰多如前，睡眠不稳闹夜，为无效。

（2）结果：痊愈 23 例占 71.9%，显效 7 例占 21.9%，无效 2 例占 6.3%。

（三）病案

患儿，男，9 月。以“咳嗽伴气喘 5 天”为代主诉，平素易咳嗽、气喘，现患儿易哭闹、烦躁，可诱发咳嗽加重和气喘，流涕，口干口唇红，纳食可，小便可，大便稍稀，为黄色糊样，日 3 ~4 次，量中等。查体：体温 36.8℃，舌红、苔薄，脉微，口唇红，无发绀，呼吸三凹征（-），双肺呼吸音粗，双肺可闻及广泛哮鸣音，心率 124 次/分钟，律齐，未闻及病理性杂音，肝脾胁下未扪及。中医辨证：喘嗽（阴虚肺热，肾水亏乏）。治当养阴宣肺、止咳平喘。选方猪苓汤合下气汤加味。药物：猪苓 6g，茯苓 6g，泽泻 6g，滑石 6g，阿胶 6g（烊化），川贝 4g，白芍 6g，杏仁 6g，桔梗 8g，甘草 4g，鳖甲 6g（先煎），生牡蛎 10g。服药 3 剂，咳嗽、气喘好转，无烦躁、哭闹，无流涕，查双肺偶可闻及少量哮鸣音和少量湿啰音，脉微，原方加蛤蚧粉冲服 4g，再进 3 剂，患儿偶有咳嗽，无痰鸣，查双肺呼吸音清。

（四）讨论

小儿肺炎喘嗽以咳嗽、痰鸣、气喘为主要症状。中医分为风热闭肺证、痰热闭肺证、毒热闭肺证、正虚邪恋证（肺脾气虚证与阴虚肺热证）等证型。

患儿平素易咳，肺虚则腠理不固，外感风寒、风热之邪由皮毛口鼻而入，侵犯肺卫，邪正相争，肺气失宣，肺主气而司呼吸，开窍于鼻，邪郁肺络，或灼津成痰，痰阻气逆，肺失通调，肺气闭郁，故出现咳嗽、痰多、气喘、鼻扇等症；肺病及肾，肾气受损，气化失司，水湿下注故腹泻。阴虚阳亢，内热从生，水不上济，心火亢盛，肝失濡养，肝火暴涨故夜半闹夜、烦躁不安。结合《伤寒论》“少阴病，下利六七日，咳而呕渴，心烦，不得眠者，猪苓汤主之”。下气汤，载自黄元御的《四圣心源》。原方为甘草 6g，清半夏 9g、茯苓 9g，杏仁 9g（去皮），贝母6g（去心），五味子6g，白芍6g，橘皮6g。治气滞在胸肠右胁者。

本病案根据小儿特殊病情及体质把“猪苓汤＋下气汤”基本方加减，简称“猪苓下气汤”，以猪苓、茯苓、泽泻、滑石、阿胶、白芍、川贝、杏仁、桔梗、甘草为基础方。此方既解决肾水亏乏，同时可以用于阴虚肺热引起的小儿咳嗽、气喘。猪苓汤中以猪苓、茯苓渗湿利水为君药；滑石、泽泻通利小便，泄热于下为臣药；君臣相配，即能分消水气，又可疏泄热邪，使水热不致互结；更以阿胶滋阴为佐，滋养内亏之阴液。诸药合用，利水而不伤阴，滋阴而不恋邪，使水气去，邪热清，阴液复而诸症自除。下气汤中以桔梗、杏仁入气分，清肺理气，化痰降逆；白芍疏肝升陷，兼以收敛肺气；川贝润燥化痰；甘草和中，治在脾胃，助其升降。上药滋阴利水、清降肺气、调和上下之功，则胃降而善纳，脾升而善磨，肝升而血不郁，肺降而气不滞，心肾因之交泰（水火相济），诸脏腑紊乱之气机，因而复其升降之常，病可向愈也。根据患儿病情变化适当加减如下：当脉滑，阳明经积热，痰湿重引起的咳喘较重时可加生姜、细辛、五味子；当痰多、不宜咳出，或痰液黄稠者可加浮海石，以清热化痰，软坚散结；在阴虚有内热、咽赤时加用玄参、知母、地骨皮；大便干结时加用火麻仁；外感重时加桑叶、蝉衣、菊花解表；食欲差，食纳差时加炒莱菔子、焦三仙等。

综上述分析，“猪苓汤＋下气汤”为基本方加减，可以有效地治疗和缓解小儿肺炎喘嗽的阴虚肺热、肾水亏乏证。

附：近十年中医药治疗小儿肺炎的进展

小儿肺炎是儿童时期常见多发的呼吸疾患之一，主要临床症状为发热、咳嗽、咳痰、气促、鼻翼翕动和肺部湿啰音等特征。据WHO报道，小儿肺炎是5岁以下儿童最主要的死亡原因，每年全球范围内5岁以下肺炎患儿约有1.56亿，中国约有2100万，在我国每年死于肺炎的5岁以下患儿约有7.4万。近年来，小儿肺炎西医治疗仍以抗生素及抗病毒药物等对症治疗为主，但长期使用抗生素易导致耐药菌增多，患儿体内菌群紊乱及内环境改变，影响了患儿的身心健康，降低了患儿的免疫力以及加重了家长的负担，而小儿肺炎的中医药治疗具有独具特色的优势，现归纳如下。

（一）中医内治法

小儿肺炎的中医药防治疗效确切，然而不同的医家关于小儿肺炎的认识及治疗各不相同。李云鹏用麻杏石甘汤加减治疗风热闭肺型小儿肺炎喘嗽88例，疗程为2周，总有效率为95.5%，结果表明疗效明显。杭金玉以麻杏石甘汤加味治疗风热闭肺型小儿肺炎45例，痊愈20例，显效12例，有效10例，无效3例，有效率93.3%。杨洁用五虎汤联葶苈大枣泻肺汤治疗痰热闭肺证小儿肺炎，观察63例，治愈42例，显效13例，有效5例，无效3例，总有效率95.2%。张勇峰经中医辨证后给予猪苓汤合下气汤加减治疗正虚邪恋型小儿肺炎32例，痊愈23例，显效7例，无效2例，总有效率93.8%。而张敏在小儿肺炎痰盛时期以自拟化痰清肺散（基本药物：橘红、麦冬、胆南星、瓜蒌子、海浮石、款冬花、酒黄芩、桑白皮、川贝母、半夏、青礞石、杏仁各3～10g合中药敷胸部治疗，观察160例，总有效率为97.64%。

（二）中医外治法

1. 穴位贴敷　是小儿肺炎常用的特色外治法之一，临床上已有大量文献研究表明其疗效显著。彭小兰用中药穴位敷贴疗法治疗痰热闭肺型小儿肺炎，观察60例，将生天南星、樟脑、没药、乳香、天花粉、浙贝、黄芩、葶苈子等份研末，加食醋调成糊状，涂成贴片，贴云门、中府穴，治愈56例，好转4例，总有效率达100%。白凌军以温肺化痰方贴敷治疗小儿肺炎，观察120例，总有效率为98.33%，说明温肺化痰方贴敷疗法在缓解症状，缩短病程方面有明显优势。龙海旭将中药敷背部时辰用药治疗痰热闭肺证小儿肺炎90例，观察辰时组（7～9时）、巳时组（9～11时）及申酉时（15～19时）各30例，研究表明申酉时组痊愈率较辰时组、巳时组显著，说明按时辰使用敷背穴治疗痰热闭肺证小儿肺炎具有临床意义。

2. 拔罐疗法　拔罐疗法属于非药物治疗之一，亦是中医外治法的特色疗法之一。潘淑杰运用拔罐疗法佐治小儿肺炎101例，痊愈77例，好转18例，无效6例，结果有效率94%。姜叶洁对196例小儿肺炎的临床资料进行了回顾性分析，随机分为治疗组和对照组，两组均用抗感染、解痉平喘、雾化吸入、吸痰及对症处理，治疗组在常规治疗上加用拔罐疗法，穴位以风门、定喘、肺俞、肺底部阿是穴（湿啰音密集处）为主穴，选择小号玻璃罐，用75%乙醇闪火法快速留罐，留置2～3罐，部位留罐10～15分钟，以局部潮红，小起水疮为度，每日1次，每次改变不同的位置，共3～5次，结果表明拔罐佐治小儿肺炎疗效满意，促进疗程缩短。王增龄用拔罐走罐佐治婴幼儿支气管肺炎难消性湿啰音，观察72例，方法：依患儿体型选用不同直径2.5～4.5cm的玻璃火罐，用乙醇闪火法迅速拔于左侧肺俞穴，再寻足太阳膀胱经循行路线向下推至脾俞穴处，再回拉至肺俞穴，重复3～5次，以皮肤出现充血，甚至是瘀斑为度，再将玻璃罐取下；而右侧重复相同操作方法；最后选择不同的罐以闪火法置在水泡音密集处，置罐3～5分钟取下，隔日1次，疗程6日，治愈率达72.2%，说明拔罐走罐佐治小儿肺炎难消性湿啰音的优势显著，值得临床推广。

3. 推拿疗法　小儿推拿亦是中医外治的特色非药物疗法，其具有活血化瘀，温经通络的作用，以摩、揉、推、掐、运等手法作用于体表腧穴。佘曼瑜以推拿联合穴位贴敷治疗痰热壅肺证小儿肺炎，观察100例，有效率为98%。张伟等采用推拿法配合中药法治疗小儿肺炎恢复期，观察60例，结果表明推拿法结合中药法疗效显著，尤其在缩短恢复期疗程及有效改善恢复期症状方面均具有明显优势。

4. 穴位注射　穴位注射治疗是将经络腧穴结合药物效应运用在一起的特色疗法。李红星认为穴位注射是将针刺联合药物来治疗疾病的特殊外治方法，在穴位注射西药抗感染药物治疗小儿肺炎疗效明显，病程缩短，方法可靠。高静用对小儿敏感的抗生素治疗小儿肺炎，一组给予肺俞穴注射进行观察，一组给予静脉皮下滴流注射，研究表明通过肺俞穴注射剂量较小的抗生素，疗效明显，此方法值得推广。

5. 其他　中医治疗小儿的外治法的还有水浴疗法、灌肠法、经皮疗法、穴位红外线疗法等均取得一定的疗效，故提倡临床上运用。

（三）综合治疗

秦治华将中药结合拔罐疗法用于治疗痰热闭肺证小儿肺炎，选择病例100例，处方：麻黄6g，甘草6g，杏仁6g，虎杖6g，地龙6g，枳实6g，石膏8g，瓜蒌5g，竹茹6g，鱼腥草8g，黄芩5g。穴位选择以大椎、膻中、两侧肺俞为主，留1～2分钟，反复2～3次，直到局部皮肤以潮红为度，每日1次。结果表明，内服中药联合拔罐治疗的效果显著。

曹松霞自拟疏风清热汤结合小儿推拿疗法治疗肺炎140例，方用疏风清热汤：炙麻黄6g，杏仁9g，牛蒡子9g，青黛3g，生石膏20g，银花6g，连翘6g，马勃6g，射干6g，银杏6g，生甘草3g。推拿手法：推上三关，退下六腑，清天河水，推脊各5分钟，肺俞、风门揉按各3分钟，每天1次。结果表明，总有效率为96.67%，疗效明显。

俞细有采用自拟方结合贴敷疗法治疗小儿肺炎痰热闭肺证，选择病例100例，方药：炙麻黄5g，生石膏20g，杏仁8g，栀子6g，鱼腥草10g，桑白皮8g，苏子8g，甘草6g，用大黄粉、蒜泥和芒硝粉，按4∶4∶1配比，用清水调成糊状，涂成贴片，敷贴于肩胛间区或肺部湿啰音密集处，总有效率为98%。正如《理瀹骈文·略言》所说："外治之理即内在治理，外治之药即内治之药，所异者，法耳！医理药性无二，而法则神奇变幻。"说明内治和外治原理是一样的。

综上所述，中医药治疗小儿肺炎的疗效显著，无明显不良反应。中医治病，注重辨证论治，当辨证明确，再进行论治，体现了中医整体观念，治病求本的特点。中医药治疗可促进患儿体质全面增强，特别是外治疗法，无痛苦，不良反应少，简便易行，患儿接受程度高，运用前景广阔，值得进一步研究和探讨。但目前此方面的研究主要是以临床疗效的观察和总结为主，同时也存在一定问题，如多数缺乏严格的科研设计、规范化的药理研究等。

三、小儿轮状病毒性肠炎

（一）概论

轮状病毒性肠炎，多发生在 2 岁以下幼儿，发病季节以 9～12月多见，为儿科常见的急性腹泻病。临床表现以呕吐、暴泻为主，或伴发热，因腹泻量大伤阴，而见口干渴、尿少等症。

本病属于中医学“泄泻”范畴。

猪苓汤是《伤寒论》篇少阴热化证的代表方剂，也是著名的养阴利水代表方。临床上有一类泄泻病，具备少阴热化证的特点，用治疗泄泻的传统方法既不合拍也无疗效，这类泄泻以轮状病毒性肠炎最常见，临床证实用猪苓汤治疗有一定疗效。

（二）临床应用

1. 一般资料　全部病例采用随机数字表法分为 2 组。治疗组 82 例，其中男 44 例，女 38 例；年龄 4～36 个月，平均 10. 5 月；病程 6～96 小时，平均 13 小时。轻度脱水 22 例，中度脱水 49 例，重度脱水 11 例。对照组 72 例，其中男 34 例，女 38 例；年龄 4～34 月，平均 10 月；病程 9～99 小时，平均 14. 5 小时，轻度脱水 17 例，中度脱水 46 例，重度脱水 9 例。2 组年龄、性别、病程、病情经统计学处理，差异无统计意义（$P < 0.05$），具有可比性。

2. 治疗方法

（1）治疗组：用猪苓汤加味：猪苓 8g，茯苓 15g，泽泻 8g，阿胶 6g（烊化），滑石 6g，黄连 6g，白芍 6g，车前子 20g，乌梅 15g，诃子 20g，生姜 4g，甘草 6g。每剂煎 2 次，药汁混合共 200mL。

（2）对照组：利巴韦林 10 ~ 15mg/(kg · d) 点滴，口服思密达冲剂（0.5 ~ 1 包，3 次/日）、金双歧片（1 ~ 2 片，3 次/日）。

两组均不用抗生素，合并脱水、酸中毒、电解质紊乱者给予常规静脉补液。

3. 结果　治疗组 72 例总有效率为 96.4%，对照组为 77.8%，经 χ^2 检验，治疗组显著优于对照组。

（三）讨论

中医学认为，“泄泻”有伤食泻、湿热泻、寒湿泻、脾虚泻、脾肾阳虚泻诸种证型，国家中医药管理局颁布的《中医病证诊断疗效标准》也遵从这一观点，但不能涵盖泄泻的所有类型。临床上确有一种既不符合上述证型，又不符合泄泻伤阴、气阴两伤的泄泻病，临床表现为暴泻如水，尿量减少，烦躁哭闹，不能入睡，以午后 3 时至夜间 11 时为主，子时以后稍安入睡，口渴引饮但又恶心、呕吐胃内容物，或伴咳嗽，舌瘦红少苔而干，脉微。具备下利、小便不利、咳、呕、渴、烦、不得眠、脉微八大特点，与《伤寒论》“少阴病，下利六七日，咳而呕渴，心烦不得眠者，猪苓汤主之”“若脉浮发热，渴欲饮水，小便不利者，猪苓汤主之”“少阴之为病，脉微细”的论述十分吻合，并且症状符合轮状病毒性肠炎，这种证型我们把它称为“阴虚泄泻”，属于少阴热化证，病理本质是肾阴亏虚，肾气衰微，水不气化，水饮泛滥。

发病机制：外邪侵袭，脾胃升降失调。外邪迅即由表入里，自太阳、阳明、太阴传至少阴；少阴阴虚，致肾气虚弱，不能温化水液，水液不得气化而为饮，在下水走肠间，洞泻如注；在上肺失濡润，失于雾露之溉，小便量少，咳而口渴；阴虚阳亢，胃气上逆而呕恶；心火炽盛而躁扰哭闹，不能入睡。病在肾，证属虚，邪为水饮。

传统的治法有清肠泄热法、淡渗分利法、辟秽燥湿法、健脾运化法、益气升提法、和中消导法、酸收固涩法、温阳祛寒法、酸甘化阴法、回阳救逆法10种，这些都不是阴虚泄泻的治疗方法。根据《伤寒论》论述，及“少阴病，得之二三日以上，心中烦，不得卧，黄连阿胶汤主之”（《伤寒论·少阴病》篇）当用猪苓汤为主合黄连阿胶汤，以养阴利水为治疗原则。

猪苓汤中，猪苓甘淡性平，入肾走膀胱经，利水泻饮、渗湿燥土。“治鼓荡之水不从阴化者”（《本经疏证》）。“渗利泄水，较之茯苓更捷”（《长沙药解》）。“止渴除烦、止呕降逆，甘能补益，有益肾之功；茯苓甘淡而性平，化饮止呕，降肺胃之逆气，归心经宁心安神而“主忧愤惊邪，恐悸……烦满”（《神农本草经》）。有定悸之功，入脾经“功在中土而升清阳”（《本经疏证》）。健脾补中，“起阴从阳，布阳化阴”（《伤寒用药研究》）而止渴。“入足少阴肾”（《长沙药解》）。化气导水而利小便，且“茯苓长阴”（《名医别录》）。有滋补肾阴之功，是健脾利水、补肾养阴、降逆宁心之良药，“泽泻利水通淋而补阴不足”（《珍珠囊药性赋》）。“能起水阴之气上滋中土”（《本经疏证》）。甘淡而性凉，止渴除烦，泄热泻火，乃肾经利水养阴之品；滑石甘淡而寒凉，清热止渴、利水泻湿，兼“益精气”（《神农本草经》）。阿胶甘平而性温，走肺肝肾三经，补血润肺、滋阴降火，“添精固肾”（《本草纲目拾遗》）。“滋肾益气”（《本草备要》）。虽“其性滋润凝滞，最败脾胃而滑大肠”（《长沙药解》），然有茯苓之健脾补中、泽泻之渗湿燥土，佐之而无碍。全方淡渗利水、滋养肾阴，是一首无可替代的利水养阴名方，用于少阴热化证的阴虚泄泻，疗效显著。

此类泄泻常伴有“心中烦，不得卧”，故合用黄连阿胶鸡子黄汤，取黄连清心泻火、厚肠止泻之功。白芍“入肝家而清风，走胆府而泻热，善调心中烦悸，最消腹里痛满”（《长沙药解》）；“止痛，利小便”（《神农本草经》）；“入脾补中焦，乃下利必用之药”（张元素）。加车前草利水止泻而不伤阴。加乌梅、诃子，一酸一涩而止泻。加生姜以反佐黄连、滑石之寒凉，使之寒不伤中。加甘草使之诸药调和。

研究结果证实，猪苓汤不仅有良好的止泻功效，还对改善患儿的烦躁哭闹、躁扰不寐有非常好的疗效。

第五节　眼耳鼻喉

一、干眼症

（一）概述

干眼症，又称“干燥性角膜结膜炎”，俗称干眼。是指由任何原因引起的泪液质或量及动力学异常，导致泪膜不稳定和眼表面异常，从而引起眼部不适症状的一类疾病。其症状通常表现为患眼刺痛、干涩感、异物感、烧灼感、痒感、视物模糊、眼红、怕光、流泪、角膜接触镜不耐受等。任何年龄都可以发生干眼，流行病学研究表明，年龄40岁以上者超过6%的人有干眼，65岁以上患病率则为14.6%。近年来干眼病的患者数量不断增多，年龄分布范围也逐渐拓宽。研制安全、高效的干眼治疗药物或方法是当前的一个重要课题。

（二）临床应用

1. 一般资料　所选病例均为被诊断为干眼症的患者，120例患者中男33例，女87例；年龄21～69岁，随机分为三组，采用三种治疗方法，进行组间疗效比较。三组一般资料无显著性差异（$P>0.05$），具有可比性。

2. 诊断标准　参照国家中医药管理局发布的中医诊断标准：①症状：如眼干涩、异物感、视物疲劳，可伴有口鼻干燥等；②泪液分泌量测定低于10mL/5min；③泪膜破裂时间<10s；④角膜荧光素钠染色后可见角膜上皮散在点状着色。以上4项中任意2项阳性者作为病例选择标准。

3. 分组及方法　120例患者随机分为三组：A组37人，2次/日口服杞菊地黄汤，配合猪苓汤超声雾化喷眼1次：5%葡萄糖注射液30mL中加入猪苓汤5mL用超声雾化机雾化后喷眼，每次20分钟，双眼患病者交替喷眼；B组43人，口服杞菊地黄汤，每日2次；C组40人，用人工泪液常规点眼，维生素A胶丸口服，1丸/日（2.5万U）。三组病例均治疗1个月后统计疗效。

4. 疗效判定标准与结果

（1）疗效判定标准　参照国家中医药管理局发布的《中医

病症诊断疗效标准》，以临床症状、泪液分泌量、泪膜破裂时间、角膜荧光素染色为观察指标。

（2）结果　A组杞菊地黄汤合猪苓汤超声雾化喷眼有效率更高。

（三）讨论

干眼症现在已成为一种常见性疾病。干眼症发病率的不断上升也受到医学研究领域的广泛关注，成为国际上的一个研究热点。干眼症的病因复杂，例如年龄、性激素的水平、自身免疫性疾病、抗组胺药物、角膜屈光手术等。此外，戴隐形眼镜、长期处于空调开放或空气不流通的环境中、空气干燥、粉尘污染等诸多因素均可引起干眼症。对于干眼症的治疗，西医主要依赖于人工泪液和润滑剂、抗生素、维生素八类制剂、激素等。这些药物通常可减轻干眼的症状，但没从根本上对干眼进行治疗。

中医学特别重视眼与肝肾的关系：肝开窍于目而主于肾，说明肝肾与眼的生理、病理关系是极为密切的。只有肝血和肾精充沛、调节正常，眼睛才能得到充分的营养，发挥良好的视觉功能。反之，就会产生种种眼病。干眼症在中医学中属“神水将枯”范畴。

《素问·宣明五气》说：“五脏化液……肝为泪。”《银海精微》明确指出：“泪乃肝之液。”《素问·逆调论》说：“肾者水脏，主津液。”明示肝肾二脏对机体泪液代谢与分布起着重要作用。而干眼病的病机是肝肾不足，津液亏虚，目窍失养。杞菊地黄丸是在六味黄丸中加入枸杞子和菊花两味中药制成。枸杞子能补肝肾，菊花能清肝明目降肝火，因此，杞菊地黄丸除具有六味地黄丸之补益肝肾功效外，还偏于清肝明目治疗肝肾不足而视物不清、目痛干涩等。猪苓汤由猪苓、茯苓、泽泻、阿胶、滑石组成，功效清热利水养阴，全方疏浊流而不留瘀，润真阴而不苦其枯燥，是利水而不伤阴之善剂。干眼证表现邪自内生、燥伤津液，津液失其濡润功能，猪苓汤雾化，直接作用于眼局部，能更快地提高血液循环和眼部的分泌功能。配合服用杞菊地黄汤补益肝肾，滋阴清热，补而不滞，清而不燥。较单纯使用杞菊地黄汤以及西药治疗效果更好。

二、内耳性眩晕

（一）概述

内耳性眩晕是一种以突发旋转性眩晕并伴有耳鸣、耳聋为主要症状的内耳病，其主要病变为内耳（迷路）的内淋巴液增多、压力增高。本病西医治疗以对症治疗为主，多应用镇静剂、自主神经调节剂及血管扩张剂。

本病属于中医学“眩晕”“痰饮”等范畴。

（二）临床应用

猪苓汤出自《伤寒论》第223条：“若脉浮发热，渴欲饮水，小便不利者，猪苓汤主之。”其具有清热利水养阴之功效，主治水热互结证。临床运用猪苓汤加减治疗内耳性眩晕疗效较好。

1. 一般资料　患者30例，其中住院18例，门诊12例；男9例，女21例；年龄最大者79岁，最小者25岁；既往有内耳性眩晕病史者22例，初次发病者8例。所有病例均经各种理化检查排除颅内及颈椎器质性病变以及急性化脓性迷路炎等疾患，符合内耳性眩晕临床诊断标准。

2. 治疗方法　30例患者均应用猪苓汤加减治疗，方药：猪苓15g，茯苓20g，泽泻15g，滑石30g。在上述药物基础上，随症加减：痰湿中阻症见头重如裹，昏沉欲睡，舌质淡，苔白腻，脉濡滑者，加半夏、白术、石菖蒲、天麻以燥湿化痰，豁痰开窍；肝阳上亢症见眩晕耳鸣，头胀痛，面色潮红，急躁易怒，舌质红，苔黄，脉弦者加天麻、钩藤、石决明、杜仲、牛膝以平肝潜阳，熄风定眩；脾肾阳虚症见腰膝酸软，耳鸣，健忘，舌质淡，苔滑腻，脉沉细弱者加熟地黄、山药、菟丝子、附子、鹿角胶，桂枝以温肾健脾；气血亏虚症见面色无华，心悸少寐，神疲懒言，舌质淡，脉细弱者加熟地黄、阿胶、党参、黄芪。

3. 疗效判定标准　根据《中医病证诊断疗效判定标准》评定治疗效果。

痊愈：症状全部消失，1年内未复发者。

显效：症状全部消失，6个月内未复发者。

有效：症状基本消失，但在1月后又复发者。

无效：症状无改善，或加重者。

4. 结果　痊愈26例，显效3例，有效1例，有效率为100%。用药时间为5～15日，其中5～10日有21例，10～15日有9例。

（三）病案

李某，女，62岁，2006年9月17日以“头晕、恶心呕吐1天，加重两小时”为主诉，门诊以“眩晕”收治入院。自诉10

余年来上述症状反复发作，头颅 MRI、颈椎 X 线片、颈部血管彩超及各种检验均未见异常，后确诊为内耳性眩晕，经中西医屡次诊治疗效不佳，病情时有反复。一天前患者于餐后突然头晕、恶心呕吐，呈进行性加重，入院症见：头晕，恶心，呕吐清涎，头重如裹，口苦，心烦，舌质红苔白腻，脉濡数。入院后给予盐酸倍他司汀及青霉素静脉滴注，配合苯海拉明片口服，用药 3 天，效不佳。据舌、脉、症辨证为眩晕“痰浊中阻，水热内结”型；治以燥湿化痰，清热利水。方用猪苓汤加味：猪苓 15g，茯苓 20g，泽泻 15g，滑石 30g，阿胶 12g（烊化），半夏 12g，炒白术 15g，天麻 20g，石菖蒲 12g。每日 1 剂，水煎 500mL，分两份，早晚饭后温服。用药 5 剂后患者症状消失，痊愈出院，后随访一年未复发。本例患者为老年女性患者，脾失健运，运化失司，聚湿生痰，痰湿中阻，蒙蔽清阳故见眩晕之证。医者屡以燥湿化痰之剂投之，效多不佳。盖因久病则内生郁热，水热互结，故以猪苓汤清热利水养阴，配伍半夏、白术、天麻、石菖蒲，诸药合用，共奏燥湿化痰、清热利湿之功。

（四）讨论

内耳性眩晕是一种以突发旋转性眩晕并伴有耳鸣、耳聋为主要症状的内耳病，其主要病变为内耳（迷路）的内淋巴液增多、压力增高。本病西医治疗以对症治疗为主，多应用镇静剂、自主神经调节剂及血管扩张剂。中医学多由思虑劳倦过度及嗜食肥腻酒食所致，病位在肝、脾、肾，病机可概括为“风、火、痰、虚”四个方面，临证据此大致可分为痰湿中阻、肝阳上亢、脾肾阳虚、气血亏虚四个证型，其中以“痰湿中阻”最为常见。然究其本质，水湿内生乃是致病关键因素，故临证多表现为虚实夹杂。故采用猪苓汤加减进行治疗，方中以猪苓、茯苓渗湿利水为君；滑石、泽泻通利小便，泄热于下为臣，君臣相配，既能分消水气，又可疏泄热邪，使水热不致互结，诸药合用，利水而不伤阴，使水气去，邪热清，随症加减配伍，标本兼顾，由此而诸症自除，每获良效。

下篇

现代研究

第六章　现代实验室研究概述

第一节　猪苓汤对肾结石大鼠骨桥蛋白 mRNA 表达的影响

（一）概论

猪苓汤临床常用于治疗急慢性肾脏疾病。据文献报道，猪苓汤及泽泻具有排石和体外抑制草酸钙结晶的作用。尹春萍等实验证实，泽泻能明显抑制乙二醇和活性维生素 D_3诱导的鼠草酸钙结石形成，并随着人工尿液的离子强度降低和 pH 值升高，两者吸附于草酸钙结晶表面的能力增强，此时不利于草酸钙结晶。猪苓汤及泽泻在治疗泌尿系结石中有着重要的作用，然而其抑制肾结石形成的机制尚未阐明。近年来，基质成分，特别是骨桥蛋白在草酸钙结晶生长和凝集过程中起着重要的作用，受到人们的关注。本研究从外观形态及基质成分初步探讨了猪苓汤及泽泻在结石形成过程的影响。

泌尿系结石属中医“石淋”范畴，《金匮要略》曰：“淋之为病，小便如粟状，小腹弦急，痛引脐中。”猪苓汤原治伤寒之邪传入阳明或少阴，化而为热，与水相搏，以致水热互结，邪热伤阴而小便不利之证。石淋之为病，多因肾阴虚而膀胱湿热，或本已阴虚，湿热之蕴，煎熬尿液而成石，或病情迁延，热而伤阴，故可见尿频、尿急、尿痛或不畅等湿热象，又见脉弦细、烦渴等阴虚证。赵羽皇曰："仲景猪苓汤，其旨全在养阴，不专利水……"方中阿胶养阴，生新去旧，于肾中利水，即肾中养阴；滑石甘滑而寒，于胃中去热，亦于胃中养阴；佐以二苓之淡渗行之，即疏浊热而不瘀壅，亦润真阴而不苦其燥，源清而流有不清者乎。诸药合用，利水而不伤阴，养阴而不留邪。虽无通淋排石之专药，却审因论治，丝丝入扣。

肾结石是一种常见病、多发病，它可以造成局部炎症浸润，并蔓延至周围组织。长期的结石压迫可引起尿路梗阻，导致"肾盂肾炎""肾盂积水""肾衰竭"等一系列病理改变，严重危害人们的身体健康。

（二）现代研究

以往对尿结石形成机制的研究多注重于无机成分，而关于基质成分的研究，因其含量少且容易变性等原因研究尚少。近年来的研究发现，基质成分与结石形成有着密切的关系，如体外试验证明晶体基质蛋白的骨桥蛋白对草酸钙结晶生长有抑制作用。

OPN 为 44kDa 的糖蛋白，1985 年作为骨形成物质而被发现，是在成骨细胞与羟磷灰石形成过程中起桥梁作用而被命名的蛋白，由巨噬细胞自身及受巨噬细胞刺激分泌。将草酸钙的前体物质乙醛酸投给大鼠，诱发结石形成，在肾脏内进行原位杂交，发现被诱发的鼠肾结石中只有远曲小管 OPN 的表达极为强烈，OPN mRNA 的量也在诱发的结石形成后有所增加，本研究的结果也与之相似。提示 OPN 的表达与结石形成有关。

RT－PCR 法测定猪苓汤及泽泻对 OPN mRNA 表达的影响，

是在分子水平上研究猪苓汤对结石形成的影响，灵敏度较高，专一性强，也较为快速简便。我们对大鼠肾结石模型为期 2 周的研究结果显示，诱石剂可使大鼠肾脏 OPN mRNA 的表达量明显增加（$P<0.05$）；而在给予诱石剂的同时给予注射猪苓汤及泽泻试剂，则肾脏 OPN mRNA 的表达也得到抑制（$P<0.05$）。提示猪苓汤有可能通过基因水平的调控抑制尿结石的形成，但其确切作用机制及临床意义尚有待进一步研究。

第二节　猪苓汤合健脾益气药治疗系膜增生性肾小球肾炎的实验研究

（一）概述

系膜增生性肾小球肾炎（MsPGN）是根据光镜所见的一种病理形态学诊断的肾炎，是以弥漫性肾小球系膜细胞增生及不同程度系膜基质增多为主要特征，是一种危害人类健康的多发性、难治性疾病。目前现代医学对 MsPGN 尚无特效药物，大量研究表明中医药对 MsPGN 有良好的疗效。

MsPGN 属于中医“水肿”“腰痛”“虚劳”等范畴，临床以水肿、腰痛、倦怠、乏力等症状为其特点。其病因多为素体禀赋不足，瘤邪内伏，因外邪侵袭，情志不调，起居不慎而致。病机多有阴虚水热互结、脾气亏虚之机。针对 MsPGN 的病机，当以滋阴清热利湿、健脾益气作为 MsPGN 的治疗大法。

（二）研究目的

MsPGN 是根据光镜所见的一种病理形态学诊断的肾炎，以系膜细胞增殖、细胞外基质的积聚为主的病理改变为特征。

MsPGN 的这种病理改变是多种肾小球疾病共同的病理改变，也是导致肾小球硬化，最终使疾病向肾功能衰竭转化的重要环节。因此，有效抑制系膜细胞增生和基质的积聚成为治疗 MsPGN 最重要的环节。本研究拟建立 MsPGN 大鼠模型，通过观察猪苓汤合健脾益气药对肾组织中 α 平滑肌肌动蛋白（α - SMA）和转化生长因子 β1（TGF - β1）表达水平的影响来初步探索其作用机制。

（三）资料与方法

1. *材料与方法*　实验动物清洁级 7 周龄 Wistar 大鼠 40 只，雌雄各半，体重（180 ± 20）g。由上海斯莱克实验动物有限公司提供［许可证号：SCXK（沪）2007 - 0005］。

2. *实验药物*　猪苓汤由茯苓 9g，猪苓 9g，泽泻 9g，滑石 9g（包煎），阿胶 9g（烊化）组成。猪苓汤合健脾益气药由茯苓 9g，猪苓 9g，泽泻 9g，滑石 9g（包煎），阿胶 9g（烊化），黄芪 12g，党参 12g，白术 12g 组成。中药饮片由福建中医药大学国医堂提供。中药饮片洗净后，清水泡 30 分钟，水煎 30 分钟，连续 2 次，阿胶另外烊化。提取药液，猪苓汤和猪苓汤合健脾益气药分别浓缩至 45% 和 81% 浓度，4℃保存备用。弗氏完全佐剂（CFA），批号 9007812；牛血清白蛋白（B9A），批号 738328；大肠杆菌内毒素（LPG），批号 L2880，均由 sigma 公司提供。

3. *实验试剂*　24 小时尿蛋白定量试剂盒（CBB 法），批号 20090512；尿素氮（BUN）试剂盒（二乙酰一肟法），批号 20090619；血肌酐（Scr）试剂盒（苦味酸除蛋白法），批号 20090619，均由南京建成生物工程研究所提供。cx - SMA 试剂盒，批号 20090700；TGF－β1，试剂盒，批号：20090700；即用型 SABC 免疫组化试剂盒，批号 2009800；DAB 显色剂，批号 2009800，均由武汉博士德公司提供。

（四）实验方法

1. 分组方法　大鼠购进后，40 只 Wistar 大鼠雌雄分笼适应性饲养 1 周后，随机分为 4 组，每组 10 只，雌雄各半，每笼 5 只，雌雄分开。即空白对照组（Ⅰ组）10 只、病理模型组（Ⅱ组）10 只、猪苓汤组（Ⅲ组）10 只、猪苓汤合健脾益气药组（Ⅳ组）10 只。

2. 造模方法　本实验采用张五星等改进型慢性血清病肾炎模型。Ⅱ组、Ⅲ组、Ⅳ组按照文献方法造模。用 10% 水合氯醛腹腔麻醉切除左侧肾脏后缝合。1 周后 3mLBSA 与完全弗氏佐剂混匀双后足垫注射，然后每隔 2 周重复皮下多点注射 1 次。足垫注射 BSA 后两周开始隔日饮饲含 0. 1% BSA 的 6mmol/L 盐酸酸化水。BSA 免疫注射 3 次后目内眦取血，双向免疫扩散法测血清抗 BSA 抗体滴度。抗体滴度达到 1∶16 后，开始每日腹腔注射 3mL 的 BSA，3 周后，腹腔注射 100 的 LPS1 次。Ⅰ组麻醉后切开背部暴露左肾并缝合，但不切除肾脏，之后用与造模大鼠相同方法，从足垫、腹腔、皮下分点注射相应量的生理盐水。全部大鼠于正式免疫 10 周后处死取肾组织。

3. 给药方法　采用直接灌胃方法，于实验第 7 周开始为期 4 周的治疗，每日 1 次。Ⅲ组、Ⅳ组分别予相应中药浓缩煎液，人与大鼠用药剂量按人临床每公斤体重常用量的 6 倍换算。Ⅰ组、Ⅱ组予相应生理盐水。

4. 标本采集与制备

（1）尿液标本于治疗结束前 1 日将各组大鼠分别单独置于代谢笼中，收集 24 小时全部尿液。

（2）血清标本于治疗结束次日上午将大鼠用 10% 水合氯醛腹腔麻醉，腹主动脉取血 6mL，置 4℃ 冰箱约 3 小时，血液凝固后 3000r/min，离心 15 分钟，取上层血清，置于 -20℃ 冰箱备测。

（3）肾组织标本于治疗结束次日腹主动脉取血后立刻处死大鼠，剖取右侧肾组织，大体观察后，从肾门将肾脏组织切成两半，用 10% 中性甲醛溶液固定，75% ~100% 乙醇逐步脱水，二甲苯透明，浸蜡，石蜡包埋，切片。

5. 观测指标及方法

（1）尿液标本：①尿红细胞的检测：采用显微镜法检测光镜下红细胞数量。每个标本选取 3 个不同视野，取其平均值；②24h 尿蛋白的检测：用考马斯亮蓝（CBB）法测定 24 小时尿蛋白含量。

（2）血液标本肾功能指标检测：取血清，按试剂盒说明书，分别用苦味酸除蛋白法测定血肌酐（Scr）含量，用二乙酰一肟法测定血尿素氮（BUN）含量。

6. 免疫组织化学染色半定量分析　采用 MoticMed 6.0 数码医学图像分析系统，在 400 倍光镜下测量每个肾小球的面积和阳性染色面积。用阳性染色面积和肾小球面积的百分比表示该成分的相对含量。4 组大鼠每组选取 6 只大鼠标本，每个标本测量 10 个肾小球进行半定量分析。

7. 统计学处理　使用 SPSS 13.0 统计软件包对数据进行统计分析，所有数据均用（x、±）表示，组间比较采用单因素方差分析。

（五）实验结果

1. 尿液检测结果

（1）红细胞定量测定：提示猪苓汤和猪苓汤合健脾益气药均能明显减少 MsPGN 大鼠红细胞，但以猪苓汤合健脾益气药作用更为显著。

（2）24 小时尿蛋白定量测定：提示猪苓汤和猪苓汤合健脾益气药均能明显减少 MsPGN 大鼠尿蛋白，但以猪苓汤合健脾益气药作用更为显著。

2. 尿素氮和血肌酐检测　提示猪苓汤和猪苓汤合健脾益气药对 MsPGN 大鼠肾功能皆有一定的保护作用，但以猪苓汤合健脾益气药作用更佳。

3. 免疫组化检测结果　对 MsPGN 大鼠肾组织中 α－SMA 表达的影响结果显示空白对照组 α－SMA 主要在小动脉壁表达，肾小球无明显阳性表达。病理模型组肾小球系膜区内可见大量 α－SMA 阳性表达，尤其以肾小球血管极多见，同时在肾间质也有表达。猪苓汤组和猪苓汤合健脾益气药组 α－SMA 在肾小球的表达较病理模型组均有明显减少，但以猪苓汤合健脾益气药组更为明显。免疫组化半定量分析表明，与空白对照组比较，病理模型组的肾小球 α－SMA 相对含量显著增高（$P<0.01$）。与病理模型组比较，猪苓汤组和猪苓汤合健脾益气药组的肾小球 α－SMA 相对含量显著降低（$P<0.01$），且二者有统计学差异（$P<0.05$）。

MsPGN 大鼠肾组织中 TGF－β_1，表达的影响结果显示空白对照组 TGF－p，肾小球有微弱的表达，而在肾间质的表达较在肾小球内为多病理模型组可见到 TGF－β_1，大量表达在毛细血管壁及系膜区，同时在肾间质的表达亦明显增多，部分呈团块状。猪苓汤组和猪苓汤合健脾益气药组 TGF－β_1，在肾小球的表达与病理模型组相比均明显减少，但以猪苓汤合健脾益气药组更为明显。

免疫组化半定量分析表明，与空白对照组比较，病理模型组的肾小球 TGF－p，相对含量显著增高（$P<0.01$）。与病理模型组比较，猪苓汤组和猪苓汤合健脾益气药组的肾小球 TGF－β_1，相对含量均显著降低（$P<0.01$），且二者有统计学差异（$P<0.05$）。

（六）讨论

临床治疗 MsPGN，用猪苓汤合健脾益气药即以猪苓汤为主方酌加黄芪、党参、白术等健脾益气药，以滋阴清热利水、健脾益气，全方共奏扶正祛邪之功。

本实验选用尿红细胞、尿蛋白作为反映 MsPGN 大鼠模型肾脏损害程度的指标；血肌酐、尿素氮作为评价肾功能的指标。结果显示，猪苓汤和猪苓汤合健脾益气药均能有效抑制肾小球系膜细胞增生，减轻尿红细胞、尿蛋白，降低血肌酐、尿素氮，减缓肾功能的损害。

α－SMA 是肌成纤维细胞的标志物，其表达可反映系膜细胞的异常活化。目前有报道在人类肾小球肾炎中，肾小球周围 α－SMA的表达与病变严重程度密切相关。α－SMA 是肌成纤维细胞的主要标志物之一，其表达可反映系膜细胞的异常活化。这些发现提示炎症硬化因子可能在肾小球疾病的进展过程中起了重要的作用。TGF－β1 是体内最强和最广泛的影响纤维产生的介质之一，对细胞的生长、分化、细胞外基质的聚集和免疫反应有着广泛、潜在的影响。同时，TGF－β1 也是一种纤维化因子，它的过度表达在肾小球疾病细胞外基质的聚集中起关键作用，它通过自分泌与旁分泌途径，诱导肾小球及肾小管细胞肥大，促进细胞外基质（ECM）积聚。有人研究发现，慢性肾小球肾炎患者肾组织中 TGF－β_1 的表达明显增高，认为其参与了肾脏纤维化、硬化的发生和发展。因此，调节 TGF－β_1 在肾脏的表达可有效地控制进行性系膜增生性肾小球病变。

本实验结果显示，空白对照组大鼠肾小球内未见明显 α－SMA 的表达，模型组大鼠肾小球系膜区内可见大量 α－SMA 阳性表达，尤其以肾小球血管极多见，同时在肾间质也有表达。猪苓汤合健脾益气药治疗后 α－SMA 在肾小球的表达与模型组相比明显减少（$P<0.01$）。提示猪苓汤合健脾益气药可明显抑制肾小球系膜细胞的表型转化，抑制系膜细胞的增殖和细胞外基质的增多，从而减轻肾小球炎症反应。模型组大鼠肾组织中 TGF－β_1 的表达较空白对照组明显增加（$P<0.01$）。猪苓汤合健脾益气药治疗后，能明显减少 TGF－β_1 在肾小球，尤其是在肾小管间质部位的分布，其表达水平与模型组比较显著下降（$P<0.01$）。提示猪苓汤合健脾益气药可以明显抑制 MsPGN 模型动物肾小球系膜区 TGF－β_1 的表达，减轻系膜基质增殖，进而阻断肾小球疾病的进展。

本实验研究提示，猪苓汤合健脾益气药可以抑制 MsPGN 大鼠肾组织 α－SMA 和肾小球系膜区 TGF－β_1 的表达，具有抑制肾小球系膜细胞的增殖，减轻系膜基质积聚，进而阻断肾小球疾病的进展的作用，这可能是其治疗 MsPGN 的作用机制之一。至于是否从其他途径发挥治疗作用还有待今后的进一步研究。

第三节　猪苓汤对阿霉素肾病大鼠血清 AVP 及肾脏 γ - ENaC 的影响

（一）概述

阿霉素肾病大鼠模型是一种啮齿类动物慢性肾脏病模型，1982 年由 Bertani T 首次制备，以大量蛋白尿、低蛋白血症、水肿、高脂血症等典型肾病综合征为特征。根据阿霉素模型的建立方法和病理表现，可分为急性模型和慢性模型，急性模型类似于人类微小病变型肾病，慢性模型类似于人类局灶节段性肾小球硬化。

水肿是肾病综合征常见的临床表现，持续、严重的水肿常导致胸腔积液、腹水、继发性血压增高、诱发充血性心力衰竭等并发症，不仅影响疗效，更影响患者的预后。研究表明，肾病综合征存在肾脏 Na^+ 过度重吸收，与上皮钠通道（ENaC）的过度激活有关。γ 亚型 ENaC 在通道功能性表达方面比 α、β 亚型更为重要。ENaC 受多种激素的调节，精氨酸加压素（AVP）便是其中之一，临床观察发现肾病综合征患者血清 AVP 水平增高。亦有学者发现，阿霉素肾病大鼠下丘脑 AVP mRNA、血浆 AVP、肾脏 AVP V2 受体水平均上调，上述研究说明血清 AVP、肾脏 ENaC 的异常在肾病综合征水肿形成过程中具有一定的促进作用。猪苓汤是治疗水肿的有效方剂，本研究采用阿霉素肾病大鼠模型，从 AVP、γ - ENaC 度探讨猪苓汤可能的利尿机制。

（二）实验方法

（1）动物：选择 110 只雄性 SPF 级 150 ~ 180g SD 大鼠，合

格证号 SCXK（湘）2010－21。

（2）药物干预：药物参照人体表面积的服药量换算大鼠的服药量。

阿霉素：注射用盐酸多柔比星（阿霉素，深圳万乐药业有限公司，每支 10mg，批号 1207 E1）溶解于注射用水 5mL 中，即每毫升药液中含 2mg 阿霉素。

猪苓汤：猪苓 15g，茯苓 15g，泽泻 15g，滑石 15g（包煎），阿胶 15g（烊化）。将药材用相当于药材 5 倍量的自来水浸泡 20 分钟，煮沸后再微火煮 20 分钟，过滤后收集煎液，原药渣加少量水煎煮，得二煎液，两煎液混合，3 层纱布过滤后，用水浴恒温器浓缩至每毫升药液含生药 1g，高压灭菌，分装后 4℃保存备用，灌胃量为 6.35mg/g。

呋塞米：呋塞米 40mg 溶解于 40mL 蒸馏水，药液质量浓度为 1g/L，灌胃量为 0.0034mg/g。

（3）试剂及仪器：0.1～10μL 吸头、10～200μL 吸头、100～1000μL 吸头、载玻片、盖玻片等，Rabbit Anti－γ－ENaC，SABC 免疫组化染色试剂盒，大鼠 AVP ELISA 试剂盒、DAB 显色液，德国贺默 Z 36HK 超高速冷冻离心机，德国 Motic BA410T 生物显微镜等。

（4）动物分组及干预方法：大鼠适应性喂养 1 周后，弃去尿蛋白定性＞“＋”的大鼠，随机分为空白组（30 只，不做处理）、假手术组（5 只，尾静脉注射生理盐水）、模型组（75 只，尾静脉注射阿霉素）。2 周后，尿蛋白定量 100mg/24h 提示模型复制成功，弃去假手术组及造模失败大鼠，将存活的模型组 61 只大鼠再次随机分为模型组（20 只，蒸馏水灌胃，灌胃剂量参照猪苓汤）、猪苓汤组（21 只，猪苓汤灌胃）、呋塞米组

（20只，呋塞米灌胃）。分别于注射前1日、注射后14日、灌胃2、4、6、8周将部分大鼠放入代谢笼，收集24小时尿液，称重后麻醉，腹主动脉取血，留取肾脏。

（5）阿霉素肾病模型制备　参照文献复制阿霉素肾病模型。将大鼠装进布袋固定器，暴露尾巴，选定尾静脉后以75%乙醇反复擦拭注射部位，消毒并使尾静脉充盈，按6mg/kg剂量单次注射阿霉素。

（6）指标检测及方法

生化指标检测：采用RT－1904C型半自动生化仪检测24h尿蛋白定量、血清白蛋白、血清肌酐、尿素氮，ELISA试剂盒检测血清AVP。

肾脏病理学检查：所有标本经4%多聚甲醛固定、梯度乙醇脱水、二甲苯透明、石蜡包埋、切片（厚为3～5μm）后经行HE染色，Motic BA410T生物显微镜拍照。

免疫组化法检测：肾组织作石蜡切片（3～5μm），微波炉加热法进行抗原修复，一抗按说明书1∶100稀释，其余按SABC免疫组化染色试剂盒使用说明书进行，每张切片观察5个互不重叠的视野，以Image－Pro Plus 6.0软件计算选择区域内的吸光度平均值（A/area）。

（7）统计学方法　采用SPSS 17.0软件进行数据分析，计量资料以χ^2表示，多组比较采用单因素方差分析，满足正态性、方差齐性多组比较采用LSD法，两组比较采用独立样本t检验，不满足正态性、方差齐性多组比较采用Tamhane′s t^2检验，两组比较采用Mann－Whitney U检验，$P<0.05$为差异有统计学意义。

（三）结果

1. 一般情况　比较注射阿霉素3日后，部分模型组大鼠即出现大便稀溏，活动减少，喜团缩，此后腹泻大鼠逐渐增多，饮食饮水减少，背毛杂乱无光泽，脱毛，烂尾，口唇及眼角附近出现血性分泌物，约9日后，腹泻停止，活动恢复正常，空白组、假手术组大鼠生长良好，无上述改变。注射14日后模型组大鼠体重增长低于空白组、假手术组（$P<0.05$），药物干预期间，各时间点模型组、猪苓汤组、呋塞米组大鼠平均体重均低于空白组（$P<0.05$）；且3组大鼠平均体重均呈现先增长后下降的趋势，组内差异具有统计学意义（$P<0.05$）。

2. 生化指标比较　注射阿霉素14日后，与假手术组、空白组相比，模型组大鼠24小时尿蛋白明显增加（$P<0.05$），说明模型复制成功，但尿量比较，差异无统计学意义；灌胃8周后，模型组、猪苓汤组、呋塞米组尿量均低于正常组（$P<0.05$），猪苓汤组尿量高于模型组（$P<0.05$），说明猪苓汤能够增加阿霉素肾病大鼠尿量；与空白组比较，模型组、猪苓汤组、呋塞米组24h尿蛋白、肌酐、尿素氮、总胆固醇、甘油三酯、血清Na^+增高（$P<0.05$），血清白蛋白降低（$P<0.05$），与模型组相比，猪苓汤对上述指标的改善作用不明显；药物干预期间，肝功能无明显改变。

3. 血清AVP比较　注射阿霉素14日后，各组大鼠血清AVP无统计学差异；猪苓汤组自灌胃4周，血清AVP高于空白组（$P<0.05$），灌胃8周时，血清AVP低于模型组，差异有统计学意义（$P<0.05$），说明猪苓汤具有延缓AVP增长的作用；自灌胃2周，模型组、呋塞米组血清AVP含量高于空白组（$P<$

0.05)；但两组间比较无统计学差异。

4. 肾组织病理改变　注射前1日及灌胃8周，正常组大鼠肾小球、肾小管结构清晰正常，血管腔未见狭窄，间质未见明显炎细胞浸润，注射后14日，模型组大鼠肾脏仅见肾小管扩张及蛋白管型，余无明显改变，灌胃8周，模型组、猪苓汤组、呋塞米组均可见肾小球体积增大，肾小囊扩张，囊壁增厚及球囊粘连，肾小球局灶阶段性硬化，肾小管扩张，小管内蛋白管型明显，肾间质水肿、可见成纤维细胞及炎细胞浸润。空白组大鼠集合管可见γ-ENaC表达，注射阿霉素14日后，模型组大鼠肾脏γ-ENaC表达量增高，但与空白组比较无统计学差异；自灌胃2周，模型组、猪苓汤组、呋塞米组肾脏γ-ENaC表达量均高于空白组（$P<0.05$），猪苓汤组在灌胃8周时，肾脏γ-ENaC表达量低于模型组，差异具有统计学意义（$P<0.05$）。

（四）讨论

上皮钠离子通道最初由Cannessa等从鼠结肠上皮细胞克隆，现已证实人类上皮细胞钠离子通道是由α、β、γ三个亚单位组成，主要分布在远端肾单位、血管内皮细胞、肺上皮细胞等。ENaC通道属于非电压依赖性通道，对Na^+选择性远高于K^+，可被阿米诺利阻断，开放和关闭均缓慢，其基本生理功能是对Na^+进行定向跨膜转运，首先Na^+顺着电化学梯度通过极化膜上的ENaC通道进入细胞内，细胞内的Na^+再通过基侧模上的Na^+-K^+泵出细胞外。在肾脏，ENaC主要分布在远端肾单位（包括远曲小管、集合管），生理状态下，Na^+在远端肾单位的重吸收仅占滤过负荷的5%，但已构成肾钠重吸收的限速步骤。ENaC 主要受醛固酮调节，有研究证实 AVP 可激活 ENaC，Na^+重吸收增强，亦有研究证实，肾病综合征蛋白尿时，经受损肾小球滤过的纤溶酶原经尿激酶型纤溶酶原激活物激活后形成的纤溶酶，浓度较低时，与前列腺蛋白相互作用激活 ENaC，浓度较高时直接激活 ENaC。本研究发现，注射阿霉素28日后，模型组 AVP，γ-ENaC 高于空白组（$P<0.05$），连续灌胃 8 周，猪苓汤组 AVP，γ-ENaC 低于模型组（$P<0.05$）。

猪苓汤出自《伤寒论》，由猪苓、茯苓、泽泻、滑石、阿胶 5 味药组成，开创滋阴利水的先河，临床多用于治疗肾系疾病，如急、慢性肾炎，泌尿系结石，尿路感染等。王永超等在标准激素治疗的基础上加用猪苓汤治疗肾病综合征，4 周后，可降低尿蛋白、血清胆固醇，减轻水肿，提高血清白蛋白。何泽云以猪苓汤治疗辨证属肾阴亏虚、湿热内蕴之尿道综合征、尿路感染、糖尿病肾脏病变，仝小林以猪苓汤治疗肾移植后高度水肿，均获疗效显著。此外亦有关猪苓汤治疗系膜增生性肾炎的实验研究。

猪苓汤是治疗水肿的有效方剂，国内研究多集中于理论探讨、验案报道，有关利水机制的研究较少。本研究从 AVP，γ-ENaC 角度，初步探讨猪苓汤可能的利尿机制，结果发现连续猪苓汤灌胃 8 周，可下调阿霉素肾病大鼠血清 AVP 的含量及肾脏 γ-ENaC 蛋白的表达，且尿量多于模型组（$P<0.05$），推测猪苓汤的利尿作用与其调控上述因素有关，而猪苓汤的利尿机制是否与减少尿中纤溶酶有关？提高猪苓汤灌胃浓度，是否受益会更大？这些都有待进一步的研究与探讨。

第四节 主要组成药物的药理研究

一、猪苓

猪苓为多孔菌科真菌猪苓的干燥菌核，别名豨苓、地乌桃、野猪食、猪屎苓等，已有两千多年入药历史，首载于《神农本草经》，是名贵真菌类药材，具有利水渗湿之功效，主治小便不利、水肿、泄泻、淋浊、带下等，主要化学成分是多糖、甾体、氨基酸、蛋白质、维生素及微量元素等。

（一）猪苓的化学成分

1. 多糖类 猪苓含有的多糖为水溶性多聚糖，主链由β－（1→3）－糖苷键连接，侧链由1个β－D－吡喃葡萄糖基链接β－（1→6）－糖苷键。此外，猪苓还含有多种杂糖（D－岩藻糖、D－木糖、D－甘露糖、D－葡萄糖、D－半乳糖、L－阿拉伯糖、L－鼠李糖）。多糖是猪苓的主要活性成分，具有较好的抗肿瘤、延缓衰老、增强免疫和保护肝脏等作用。目前多糖的提取技术已由传统的溶剂提取法逐渐转向酶解、超声波、微波辅助等新技术转化，与传统技术相比，这些方法提取率高、高效节能、易操作、防降解。

2. 甾体类 甾体化合物主要为麦角甾醇、猪苓酮A、猪苓酮B、猪苓酮C及多孔菌甾酮A，B，C，D，E，F，G和麦角甾－4，6，8（14），22－四烯－3－酮等30余种。甾体类化合物是猪苓的主要化学成分，具有利水渗湿功效。麦角甾醇和麦角甾－4，6，8（14），22－四烯－3－酮是猪苓的主要利尿成

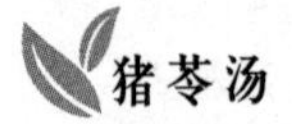

分，可作为猪苓指标性成分。有学者采用HPLC法提取猪苓麦角甾醇、麦角甾酮，认为此方法灵敏、快速和准确，可有效评价猪苓质量。研究表明，猪苓中麦角甾醇含量与产地、规格、生长时间等因素有关。

3. 非甾体类　猪苓中非甾体类化合物（除多糖类外）主要有α－羟基－二十四酸、二十八碳酸、对羟基苯甲醛、α－羟基二十四烷酸乙酯、5－羟基甲基糠醛、N－（2－羟基二十四烷酰）－1，3，4－三羟基－2－十八鞘氨、D－甘露醇、腺嘌呤核苷、L－阿糖醇、尿嘧啶核苷、尿嘧啶、烟酸、木栓酮、1－β－羟基酮、大黄素甲醚、大黄酚。

4. 氨基酸类　研究发现，猪苓菌核中含有17种氨基酸（包括人体需要的7种必需氨基酸），分别为苏氨酸、缬氨酸、亮氨酸、异亮氨酸、苯丙氨酸、甲硫氨酸、赖氨酸、天冬氨酸、酪氨酸、谷氨酸、丝氨酸、组氨酸、精氨酸、甘氨酸、丙氨酸、脯氨酸、胱氨酸，其含量大于人们日常从食物中摄取的氨基酸含量。

5. 维生素类　杨革采用离子发射光谱仪测定猪苓中的化学成分，发现其含有大量的维生素B_1、维生素B_2、维生素B_6、维生素B_{12}和维生素E，微量维生素A，维生素C，其中维生素B_1、维生素B_2和维生素E的含量高于肉类，维生素B_{12}含量高于奶酪和鱼类。B族维生素和维生素E是人体自由基的清除剂，可以预防或治疗肿瘤及心血管疾病。

6. 无机元素类　老骄阳等采用ICP－MS法检测发现，猪苓菌核中K、Mn、Ca、Na含量丰富，Mg、Al、Cr、Zn次之，Sb、Ba、Ni、Hg、Tl、Pb、U、As、Se、Mo、Ag、Cd、Fe、C。含量较少。李利华运用原子吸收光谱法分析了猪苓中的Ca、Mg、

Fe、Mn、Zn、Cu 金属元素含量，结果发现，猪苓中富含人体必需的 Ca、Mg、Fe、Zn 等金属元素，其中 Ca > Mg > Fe > Zn > Mn > Cu。

（二）猪苓的药理作用

1. 利尿作用 Zhang 等研究发现，猪苓提取液可显著增加大鼠尿量，增加大鼠尿 Na^+、尿 K^+ 和尿 Cl^- 含量，调节降低肾脏髓质水通道蛋白（AQP2）表达，并降低肾脏髓质抗利尿激素 V2 型受体（V2R）表达，具有利尿活性。Zhao 等研究发现，猪苓正己烷、正丁醇提取物和分离的化合物，［麦角甾 -4，6，8（14），22 - 四烯 -3 - 酮、麦角固醇和 e - mannitol］具有利尿活性，其中麦角甾 -4，6，8（14），22 - 四烯 -3 - 酮是最强的利尿成分。李森等研究茯苓、猪苓、黄芪对 0.9% NaCl 液负荷大鼠的利尿作用。结果发现，对比阴性对照组，猪苓高、中剂量组 Cl^- 排出量显著升高，茯苓 K^+ 排出量显著升高，三者均有利尿作用，且不受体内酸碱平衡变化影响。李思明研究了猪苓对机体肾素血管紧张素系统的影响。结果发现，给药 8 天后，猪苓给药组与呋塞米组利尿显著且作用相当；大鼠血浆醛固醇（ALD）血管紧张素（Ang2）水平显著降低，抗利尿激素（ADH），心钠素（ANP）水平显著增加，与给药次数相关，且呈剂量依赖性，为阐明猪苓利水渗湿的作用机制提供了依据。

2. 抗肿瘤作用 Zhang 等研究发现，猪苓多糖协同卡介苗可抑制大鼠膀胱癌，并降低卡介苗在体内的副作用。同时增加了大鼠腹腔巨噬细胞和膀胱上皮细胞 CD86、CD40、TLR4/CD14 的表达，癌组织上皮细胞 CD86 未被癌细胞表达。江泽波等以巨噬细胞 RAW264.7 为载体，通过干扰素 - γ（IFN - γ）

诱导成炎症ML亚型巨噬细胞，研究猪苓多糖对ML细胞膜表面蛋白表达及其相关细胞因子的影响，探讨猪苓多糖对肿瘤的抑制作用机制。结果显示，猪苓多糖具有双向调节作用，可以极化巨噬细胞为ML型，增加ML炎症因子的表达。曾星等研究发现，猪苓多糖主要经TLR4信号通路抑制相关基因表达、NF1cBp65 DNA结合活性与胞核表达，从而抑制肿瘤生长。李彩霞等研究发现，猪苓多糖可通过上调膀胱癌大鼠外周血的$CD8^+$，$CD3^+$，$CD28^+$及$TCR\gamma\delta^+$ T淋巴细胞水平，增强对抗原的免疫应答水平，促进机体免疫功能，发挥抗肿瘤作用。

3. 抗炎作用　胡金萍以J774细胞为载体，采用不同浓度的猪苓进行干预。结果显示，猪苓在0.05～50μg/mL时抑制LPS诱导的J774细胞IL－6iNOS的表达，并呈浓度依赖性，起到了抑制炎症的作用。Sun等从猪苓菌核中分离出三个新型蜕皮类固醇，命名为polyporoid A，B和C，并对小鼠TPA诱导的炎症进行了实验。结果显示，三种化合物具有抗炎活性，并能抑制小鼠病痛。江泽波等利用对脂多糖LPS诱导巨噬细胞J774炎症模型，给予不同浓度猪苓多糖干预，探讨其抗炎作用及机制。结果显示，猪苓多糖降低了炎症因子的升高，同时降低了丝裂原活化蛋白激酶（p38），p65丝裂原活化蛋白激酶（p65）蛋白磷酸化和细胞核因子ERK42/44的表达，可能通过丝裂原活化蛋白激酶（MAPIK）信号通路来降低炎症损伤。

4. 免疫调节作用　Sun等以猪苓菌丝体及子实体提取分离纯化多糖，进行小鼠免疫和抗微生物活性实验。结果显示，猪苓多糖可增加小鼠脾脏淋巴细胞的杀伤能力，促进小鼠B细胞和T细胞的增殖，同时抑制大肠杆菌和金黄色葡萄球菌，具有免疫作用。Sun等利用猪苓水溶性多糖（PAP）进行ICR小鼠细胞卵蛋白和体液免疫及毒性实验。研究结果表明，猪苓多糖可促进小鼠淋巴细胞增殖，显著增强小鼠血清中抗体 IgG2b，PAP 在无菌盐水的安全浓度为 2.5μg/mL、5μg/mL、10μg/mL，猪苓多糖（PAP）可成为安全的疫苗辅剂。潘万龙等研究发现，猪苓多糖对脐血造血干细胞有明显扩增作用，$CD34^+$ 细胞扩增倍数为 6.33，并能促进脐血造血干细胞移植小鼠免疫造血重建，在生存率、血象恢复时间和效果上，猪苓多糖移植药物组优于单纯移植小鼠组，且 $CD3^+$，$CD4^+$，$CD8^+$，$CD19^+$ 水平存在明显差异。张皖东等采用注射Ⅱ型胶原建立关节炎（CIA）大鼠模型，并分离大鼠 PP 结淋巴细胞（PPL）、肠道上皮内淋巴细胞（IEL）和固有层淋巴细胞（LPL），采用不同浓度猪苓多糖共培养。结果显示，猪苓多糖对于大鼠 PPL 具有不同的免疫调节作用，可使 PPL 分泌 TNF－α 减少、IFN－γ 的分泌增加，IEL 和 LPL 分泌 TNF 和 IFN－γ 的水平呈不同程度降低。

5. 保肝作用　杜金梁等研究发现，猪苓多糖能够抑制 CCl_4 造成的肝细胞损伤，降低肝细胞中谷丙转氨酶（ALT）、谷草转氨酶（AST）和丙二醛（MDA）活性，提高肝细胞成活率，同时显著诱导 CYP3A mRNA 表达，具有保护肝细胞的作用。刘祥兰等构建了大鼠酒精性脂肪肝模型，设置了小（0.3g/kg）、中（1g/kg）、大剂量（3g/kg）猪苓多糖给药组。结果显示，各剂量组脂肪肝大鼠血清中胆固醇（TC）、甘油三酯（TG）水平下降，肝脏细胞的脂肪变性程度减轻，猪苓多糖具有治疗大鼠酒精性脂肪肝作用。秦如松等将 80 例慢性乙型肝炎患者随机分为治疗组和对照组，治疗组给予阿德福韦酯胶囊和猪苓多糖胶囊，对照组给予阿德福韦酯胶囊，服用 1 个月后化验肝功能、乙型肝炎病毒标志物及乙型肝炎病毒复制指标。结果显示，治疗组谷丙转氨酶（ALT）、总胆红素（TBiL）复常率及 HBV－DNA 转阴率高于对照组，且治疗组有效率为 90.0%，表明阿德福韦酯联合猪苓多糖治疗慢性乙型肝炎能起到较好的抑制病毒、促进肝细胞修复作用。

6. 保护肾脏作用　王平等以猪苓不同溶剂提取物，对大鼠进行尿草酸钙结石抑制作用研究。结果表明，猪苓乙酸乙酯浸膏能减少大鼠体内尿及肾组织内 Ca^{2+} 含量，抑制尿草酸钙结石形成。组织病理学显示，猪苓乙酸乙酯浸膏对大鼠肾损伤有明显改善作用，同时可降低血清尿素氮和肌酐的浓度，减轻肾小管扩张，抑制肾小管上皮细胞的肿胀、变性、坏死及脱落，具有明显的肾功能保护作用。

7. 抗氧化作用　He 等从猪苓菌核中分离出水溶性多糖 PUP60 S2，并对其抗氧化活性进行了体外实验。结果显示，PUP60 S2 对二苯基苦酰肼基（DPPH）自由基、羟基自由基和超氧自由基具有清除作用，其 IC_{50} 值为 0.53mg/mL，0.85mg/mL 和 0.74mg/mL，表明猪苓多糖 PUP60 S2 具有抗氧化活性。李志洲研究了猪苓多糖的最佳微波提取工艺，并用过硫酸铵－N，N，N，N－四甲基基本乙二胺体系检测了猪苓多糖和猪苓多糖锌对羟基自由基和超氧阴离子的清除作用。结果显示，猪苓多糖及多糖锌均具有清除作用，猪苓多糖锌的清除能力大于猪苓多糖，且清除能力与加入量呈正相关。

Sekiya 等研究发现，猪苓提取物多孔菌甾酮 A 和多孔菌甾酮 B 能抑制偶氮二异丁脒盐酸盐（AAPH）所致的红细胞氧化损伤，其抗氧化损伤能力与剂量呈依赖性，在抗溶血作用方面，多孔菌甾酮 A 大于多孔菌甾酮 B。

8. 抑菌作用　王小海等萃取了猪苓发酵液的活性成分，并对其理化性质、抑菌活性等进行了研究。结果表明，猪苓发酵液稳定性差，易失活，可抑制细菌，其中三氯甲烷萃取效果最好，经溶剂系统法鉴别，猪苓抑菌活性物质为非水溶性Ⅱ型抗生素。猪苓抑菌活性成分提高了猪苓的应用价值。冯航采用乙醇提取猪苓样品，并对不同浓度提取液进行抑菌实验。结果表明，提取液对枯草芽孢杆菌、大肠杆菌、金黄色葡萄球菌具有抑制作用，且与浓度呈正相关，其中抑菌效果为枯草芽孢杆菌 > 金黄色葡萄球菌 > 大肠杆菌。

9. *抗突变作用*　王虹等采用高、中、低剂量猪苓多糖，对环磷酰胺诱导的小鼠进行抗突变作用研究。结果表明，猪苓多糖能降低由环磷酰胺诱发小鼠较高的骨髓细胞微核率和精子畸形率，各剂量组猪苓多糖对小鼠微核率抑制率为 31.77% ~ 84.28%，其中低剂量组猪苓多糖抑制作用最强，为 84.28%；各剂量组猪苓多糖对小鼠精子畸形率抑制率为 13.62% ~ 60.40%，且与多糖浓度呈正相关。

10. *抗辐射作用*　胡名柏等对大白鼠腹腔进行猪苓多糖注射，然后一次全身照射 5Gy ^{60}Co γ 射线。结果显示，猪苓多糖对大白鼠造血功能和免疫功能具有一定的防护作用，注射猪苓多糖实验组大鼠外周血细胞数、骨髓有核细胞数明显升高，脾 NK 细胞活性和脾指数明显高于辐射对照组，证明猪苓多糖有抗辐射作用。

11. *促进头发生长作用*　Inaoka 等研究发现，猪苓提取物中的活性成分可促进小鼠毛发生长，分离出的 3，4 - 二羟基苯甲醛效果最为显著。Ishida 等研究了猪苓 50% 乙醇提取物对头发生长的影响。结果显示，促进头发生长的主要成分为乙酰丁香酮、猪苓酮 A 和猪苓酮 B。

（三）小结

猪苓是一种应用广泛的真菌类药材，化学成分多样，包括多糖类、甾体类、非甾体类、氨基酸类、维生素类、无机元素类，具有利尿、抗肿瘤、抗炎、抗氧化、免疫调节、保肝、抑菌、抗突变、抗辐射等药理作用。目前，人们对其化学成分和药理作用的研究取得很大进展，但仍需探讨一些问题。在化学成分方面，应结合已有成果，加强新化合物的探索研究，丰富完善猪苓的化学成分。在药理作用方面，集中在利尿、抗肿瘤和免疫调节机制的了解，其他药理作用如抗菌、抗氧化等需要进一步深入研究。另外，传统医学上猪苓常与其他药材配伍，用于利水渗湿，如猪苓汤、猪苓散、茵陈五苓散等汤剂，需加大对药物的配伍及药效的研究，为猪苓临床开发应用提供科学依据。

二、茯苓

茯苓为多孔菌科真菌茯苓 Poria cocos（Schw.）Wolf 的干燥菌核（《中国药典》2010 年版一部收载），为常用中药，具有利水渗湿、健脾、宁心之功效；用于水肿尿少、痰饮眩悸、脾虚食少、便溏泄泻、心神不安和惊悸失眠等症，在临床上具有广泛的应用。茯苓由于含有丰富的化学成分和多种生物活性而受到药学工作者的关注，其研究的范围和数量不断被扩展。

（一）化学成分研究

1. 三萜类化合物　目前从茯苓中分离得到三萜类成分 40 个，根据化学结构的差异，可分为 4 种类型（A ~ D）；羊毛甾 -8 -烯型三萜 10 个（A），如 3β -乙酰氧基甲基 -16α -羟基－羊毛甾－8，24（31）－二烯－21－酸（茯苓酸）、3β－二羟基－羊毛甾－8，24（31）－二烯－21－酸（依布里酸），3β－羟基－羊毛甾－8，24 二烯－21－酸等；羊毛甾－7，9（11）－二烯型三萜 16 个（B），如 3α、16α－二羟基－羊毛甾－7，9（11），24（31）－三烯－21－酸（3－表去氢土莫酸）、3α，16α，25－三羟基－羊毛甾－7，9（11），24（31）－酸（25－羟基－3－表去氢土莫酸）、3－酮基－16α－羟基－羊毛甾－7，9（11），24（31）－三烯－21－酸等；3，4－开环－羊毛甾－7，9（11）－二烯型三萜 11 个（C），如 16α－羟基－3，4－开环－羊毛甾－4（28），8，24－四烯－3，21－二酸等；其他类 3 个（D），如齐墩果酸等。

2. 二萜类化合物　从茯苓中分离得到 1 个三环二萜类化合物为去氢松香酸甲酯。

3. 甾醇类化合物　从茯苓中分离得到麦角甾醇类化合物 10 个，包括麦角甾醇、麦角甾醇过氧化物等。

4. 其他类化合物　从茯苓中也分离得到一些其他类化合物，包括乙基－β－D 吡喃葡萄糖苷、L－鸟苷、柠檬酸三甲酯等。

（二）生物活性研究

1. 肝纤维化作用　建立大鼠肝纤维化模型，将茯苓水提物用于该模型和大鼠肝星状细胞（HSC），结果显示，茯苓组的血清透明质酸和Ⅳ型胶原含量下降；HSC 细胞增殖抑制率升高；减少了肝组织基质金属蛋白酶组织抑制因子－1（TIMP－1），转化生长因子（TGFβ1）及血小板衍生生长因子（PDGF）的表达。结果表明，茯苓可以减缓大鼠肝纤维化的发生，作用机制可能是抑制 HSC 增殖活化、下调 TGFβ1 和 PDGF 表达，促进细胞外基质的降解和减少肝纤维结缔组织的沉积。

2. 利尿作用　将茯苓水煎液分别给生理盐水负荷大鼠和小鼠灌胃。结果显示，茯苓有较为明显的利尿作用，且作用时间长。与阴性对照组相比，茯苓中、高剂量组动物尿中 K^+ 排出量显著升高，Na^+/K^+ 排出量比值下降。研究表明，茯苓对电解质的影响比西药小，更适合高剂量长疗程用药。

3. 免疫调节作用　研究显示，茯苓水提物、碱提物和醇提物都能促进小鼠腹腔内巨噬细胞的吞噬指数和吞噬百分率，显著增加小鼠血清内免疫因子 IL－2 和 TNF－α 的含量，使胸腺及脾脏的质量增加。结果表明，茯苓发挥免疫调节作用的物质基础主要为三萜类、水溶性多糖和酸性多糖。

4. 对小鼠肠道菌群的调节作用　给小鼠灌胃茯苓水提物，检测小鼠粪便中双歧杆菌、乳杆菌、大肠杆菌和肠球菌的数量。结果表明，高剂量的茯苓能使肠道的双歧杆菌数量明显增加，说明茯苓对肠道菌群有良好的调节作用。

5. 抗炎作用　建立二甲苯致小鼠急性炎症及无菌棉球致大鼠慢性炎症模型，给予茯苓多糖。结果显示，小剂量茯苓多糖可以抑制二甲苯所致的小鼠耳肿，并抑制棉球所致的大鼠皮下肉芽肿。研究表明，茯苓多糖对急慢性炎症反应具有抑制作用。

6. 抗肿瘤作用　研究表明，茯苓多糖能通过提高自然杀伤（NK）细胞活性，促进淋巴细胞增殖，发挥抗肿瘤作用；茯苓多糖发挥抗肿瘤活性的作用机制是通过激活免疫监视系统，增强免疫功能，抑制肿瘤细胞 DNA 和 RNA 的合成。对羟甲基茯苓多糖（CMP）口服液的抗肿瘤作用研究发现，LMP 能显著提高荷瘤小鼠的肿瘤坏死因子含量，可使免疫低下小鼠的胸腺、脾脏质量及溶血素抗体含量显著升高，增强巨噬细胞的吞噬功能和 NK 细胞的活性，提高白细胞介素 2（IL－2）至正常水平。CMP 对小鼠 U－14 宫颈癌、Lewis 肺癌、S－180 肉瘤细胞及 H22 肝癌细胞生长具有显著抑制作用。

7. 增强机体免疫力　给小鼠静脉注射剂量为 5，10 和 50mg/kg 的 LMP，结果显示，在该剂量下，CMP 能明显促进小鼠脾淋巴细胞的增殖及腹腔巨噬细胞的吞噬功能；当体外给药质量浓度在 0.1～50μg/mL 时，可以直接促进小鼠脾淋巴细胞增殖。GMP 对小鼠混合淋巴细胞反应具有明显的促进作用，还可显著增强刀豆蛋白 A（conA）和磷酸脂多糖（LPS）活化的小鼠脾淋巴细胞的增殖反应，增强小鼠腹腔巨噬细胞吞噬中性红的作用。结果表明，羟甲基茯苓多糖体内外给药均可显著增强小鼠免疫功能。CMP 能上调人外周血源性树突状细胞 CCR7 的表达，并减少 IL－10 的分泌，增强其迁移能力。

8. 抗衰老作用　以正常小鼠和老龄大鼠为实验对象，研究茯苓多糖对丙二醛（MDA）含量、超氧化物歧化酶（SOD）和单胺氧化酶（MAO）的活性以及对动物抗寒和抗疲劳实验产生的影响。结果显示，茯苓多糖可以使血清中 T－SOD 和 Cu－SOD 的活性均有不同程度的增加，而不影响 MAO 的活性，同时还可以使小鼠游泳死亡时间延缓，说明茯苓多糖具有较好的抗动物衰老作用。符辉等研究显示，与空白对照组相比，LMP 可以延长小鼠负荷游泳时间，LMP 中、高剂量组可以显著降低血清尿素氮和血乳酸含量并提高肝脏 SOD 活性。结果表明，LMP 对小鼠具有很好的抗疲劳作用，其机制可能与降低血清尿素氮、血乳酸含量以及提高肝脏 SOD 活性有关。

9. *治疗糖尿病*　郑彩云用四氧嘧啶诱导糖尿病模型大鼠，观察了茯苓多糖灌胃后5，15和30日的空腹血糖浓度（FBG）的改变以及肝脏中丙二醛（MDA）、超氧化物歧化酶（SOD）、谷胱甘肽过氧化物酶（GSH－Px）的含量。结果显示，茯苓多糖可减缓糖尿病模型大鼠体重的负增长，降低MDA，升高SOD，与模型组比较显著差异；降低糖尿病模型大鼠的血糖，且与处理浓度和时间呈正相关性，但茯苓多糖对GSH－Px无明显影响。结果表明，茯苓多糖具有降血糖和抗脂质过氧化作用。

（三）结语

从茯苓中分离并鉴定的化学成分包括三萜类、二萜类、甾醇类、其他类及多糖类。现代药理研究表明，茯苓具有抗肝纤维化、利尿、免疫调节、调节肠道菌群、抗炎、抗肿瘤、增强机体免疫力、抗衰老、抗糖尿病等多种生物活性，这些研究成果为临床更好地应用茯苓提供了依据。茯苓的研究尽管取得了一定进展，但目前仍存在一些问题，有待进一步探讨。在化学成分研究方面，报道较多的是脂溶性成分；水溶性成分报道较多的是多糖类。药理实验研究显示，茯苓水提物有多种生物活性，因此可加强对水溶性小分子化合物的分离鉴定，以期待进一步丰富茯苓的化学成分。在生物活性研究方面，目前的药理作用报道主要是茯苓粗提物，茯苓的传统功效主要是利水渗湿，但具体药效成分及其作用机制尚不明确，需加强对分离得到的化学成分单体如三萜类、二萜类、甾醇类等的活性测试，发现更多的活性成分，进而更好地阐述药理活性的物质基础。因此，对于茯苓的研究尚待进一步深入，以便更好地开发利用。

三、泽泻

泽泻为泽泻科植物泽泻的干燥块茎，性寒、味甘，归肾、膀胱经，具有利水渗湿、泻热、化浊降脂之功效，可用于小便不利、水肿胀满、泄泻尿少、痰饮眩晕、热淋涩痛、高脂血症。泽泻含有丰富的化学成分以及多种生物活性。

（一）化学成分研究

1. 三萜类化合物　从泽泻中分离得到 36 个三萜类化合物，其结构多为原萜烷型四环三萜。

2. 倍半萜类化合物　从泽泻中分离得到的 16 个倍半萜类化合物中，主要为愈创木烷型，其次为吉玛烷型、桉叶烷型及 O – plopanane 型。

3. 二萜类化合物　从泽泻中分得 3 个贝壳杉烷型四环二萜类化合物。

4. 其他类化合物　除以上结构类型外，从泽泻中还分离得到一些其他类成分。

（二）生物活性研究

1. 抑制肾结石形成　尹春萍等分别采用 Robertson 籽晶粒度法和活体人鼠肾结石造模法对泽泻水提取液的体内外抗结石作用进行了研究，发现水提取液体外能明显抑制草酸钙结晶的生长和聚集，体内能明显降低肾内钙含量和减少肾小管内草酸钙结石形成而抑制大鼠的实验性肾结石形成。曹正国等和米其武等还发现泽泻乙酸乙酯提取物能通过抑制肾组织内草酸钙晶体的形成和减少肾间 α 胰蛋白酶抑制物的表达与抑制肾骨桥蛋白的表达来抑制尿结石的形成。

2. 对心血管系统的作用　给兔静脉注射泽泻乙醇提取物可使其血压迅速下降，泽泻经甲醇、苯和丙酮提取的组分可使猫和兔的血压下降：离体兔心灌注实验表明，泽泻醇提物的水溶性部分能显著增加冠脉流量，对心率无明显影响，对心肌收缩力呈轻度的抑制作用。体外实验发现泽泻对正常和肝硬变大鼠均具有明显的血管扩张作用。这可能是通过血管内皮细胞增加前列环素（PGI2）和一氧化氮（NO）的释放而发挥扩血管作用。

3. 降血脂及抗动脉粥样硬化作用　泽泻提取物对兔实验性高胆固醇血症有明显降胆固醇作用，其机制可能与其干扰外源性胆醇的吸收和内源性胆固醇代谢有关。泽泻能降低血中低密度脂蛋白胆固醇（LDL－C），升高高密度脂蛋白胆固醇（HDL－C），从而防止动脉粥样硬化的发生和发展。泽泻水提物和醇提物能明显降低肥胖小鼠血清总胆固醇（TC）和甘油三酯（TG），升高 HDL－C 的浓度。

4. 降血糖作用　泽泻醇提取物具有明显的降血糖作用，并能保护胰岛组织免受损伤，降低血糖作用与促进胰岛素的释放有关。陶雪涛等观察了泽泻提取物对自发性糖尿病（GK）大鼠基因表达的影响，结果表明泽泻降低血糖、血脂并用于糖尿病治疗的机制可能与其抑制 Bmal1 的高表达有关，而对 Acsl5，Gpx1 的表达无显著影响。对 GK 大鼠 Bmal1，Acsl5，Gpx1 基因的调控方式与中医“治未病”以及“治本”的理念相一致。

5. 免疫调节作用　小鼠灌胃给予泽泻煎剂能抑制小鼠碳粒廓清速率，对免疫器官重量和血清抗体 IgG 含量无影响，对绵羊红细胞所致小鼠迟发型超敏反应也无影响，能明显抑制由 2，4－二硝基氯苯所致的小鼠接触性皮炎。20g/kg 能减轻二甲苯引起的小鼠耳郭肿，抑制大鼠棉球肉芽组织增生。泽泻的甲醇提取物在Ⅰ型变态反应中能抑制大鼠48h同源被动皮肤过敏反应；在Ⅱ型变态反应中，能抑制大鼠逆转性皮肤过敏；在Ⅲ型变态反应模型中，能抑制由2，4，6－三硝基氯苯诱导的小鼠接触性皮炎的诱导现象，泽泻甲醇提取物在实验性动物模型中能抑制酵母多糖诱导的大鼠后爪浮肿和酵母多糖诱导的血管通透性增高的程度，显示出对经典途径和旁路途径激活的补体诱导的溶血作用均有抑制性作用，它还能抑制低张性休克诱导的溶血作用。

6. 抗肿瘤作用　以Lewis肺癌自发性转移为模型，泽泻10g/(kg·d)、20g/(kg·d)连续给药20日均可使肺中的转移灶数目明显减少，其转移抑制率分别为56.92%和88.82%。荷瘤小鼠红细胞变形指数及比容明显降低，泽泻对其无明显改善。泽泻可使荷瘤小鼠的血清蛋白成分发生显著变化。结果表明泽泻可显著抑制Lewis肺癌的自发性转移，其机制可能与血清中某些蛋白成分的改变有关。

7. 减肥作用　戴岳等通过对幼年大鼠皮下注射大剂量谷氨酸钠造成大鼠实验性肥胖，从而观察泽泻水煎剂对肥胖大鼠的影响。结果发现注射谷氨酸钠10周后，大鼠体重增加，Lee指数值明显高于对照组，体内大量脂肪蓄积，血清TG含量显著升高。泽泻水煎剂可降低肥胖大鼠的Lee指数、子宫及睾丸周围脂肪指数及血清TG含量，提示可能具有一定的减肥作用。

8. 保肝作用　王振海等采用大鼠体外肝细胞培养，以DL－乙硫氨酸处理大鼠原代肝细胞，制备大鼠肝脏损伤模型，将泽泻水煎剂作用于该模型。结果表明，泽泻能降低肝细胞内TG、直接低密度脂蛋白胆固醇（D－LDL－C）含量，显著改善肝脏脂质沉积，其作用机制可能和泽泻多途径调节脂质吸收、转运以及代谢有关。泽泻在显著改善大鼠非酒精性脂肪肝病变的同时，能一定程度上抑制肝脏肿大以及转氨酶升高添加泽泻的各组细胞培养基上清液中谷丙转氨酶（ALT）、谷草转氨酶（AST）活力明显降低，显示其对肝脏具有一定保护作用。

四、滑石

习称“肥皂石”，主含硅酸镁，本品呈不规则块状或片块，白色，不纯者稍带灰、红、黄、褐及绿色。单斜晶系，晶体为六方和菱形板状，具玻璃样光泽，薄片半透明或微透明。比重2.7～2.8，质较软而实，硬度为1～1.5（莫氏计），条痕白色，用指甲可以刮下白粉，触之有滑润感，舐之微凉而不粘舌。本品加热至900℃仍稳定，几乎不溶于水、稀的无机酸和碱液，但溶于热的浓磷酸。

滑石的药理作用主要为：①滑石煎剂用平板纸片法，对伤寒杆菌、脑膜炎球菌和金黄色葡萄球菌有抑制作用。②滑石粉由于颗粒小，总面积大，能吸着大量化学刺激物或毒物，对皮肤、黏膜有保护作用。内服时除保护发炎的胃肠黏膜而发挥镇吐、止泻作用外，还能阻止毒物在胃肠道中的吸收。

五、阿胶

阿胶为马科动物驴的干燥皮或鲜皮经煎煮、浓缩制成的固体胶，与人参、鹿茸并称为“滋补三宝”，始载于《神农本草经》，列为上品，陶弘景曰：“出东阿，故名阿胶”。阿胶味甘、性平，归肺、肝、肾经。具有补血滋阴、润燥、止血之功效，被历代医家称为“补血圣药”。主治血虚萎黄，眩晕心悸，肌萎无力，心烦不眠，虚风内动，肺燥咳嗽，痨咳咯血，吐血尿血，便血崩漏，妊娠胎漏。阿胶有广泛的临床应用基础，现代药理研究较多。

（一）对血液系统的作用

阿胶含有18种氨基酸，其中有8种人体必需的氨基酸。研究表明，甘氨酸可以通过调节血清铁离子，促进血红蛋白的合成；精氨酸促使机体分泌生长素和睾丸酮，促进血红蛋白的合成；苏氨酸、组氨酸、赖氨酸均具有生血作用。

1. 抗贫血作用　阿胶中含有20多种微量元素，其中丰富的铁元素可以补血，而大量的动物蛋白极易吸收铁，帮助铁元素的摄入，因而可以有效地治疗缺铁性贫血。宋怡敏等研究阿胶泡腾颗粒对小鼠造血功能的影响，结果显示各剂量组小鼠的红细胞数量及血红蛋白含量均有不同程度的回升。表明阿胶泡腾颗粒对盐酸苯肼型贫血小鼠具有明显的补血作用，且可能存在着一定的量效关系。

吴宏忠等运用5－氟尿嘧啶制备小鼠贫血模型研究降解分离后所得阿胶有效组分A，B的升高红、白细胞的作用机制。结果显示：体外消化液中提取的A，B组分能促进贫血小鼠外周血白细胞和红细胞的升高，促进骨髓和脾造血干/祖细胞集落红系爆式集落形成单位（BFU－E）、红系集落形成单位（CFU－E）、粒细胞巨噬细胞集落生成单位（CFU－GM）的增加，提高外周血粒－巨噬细胞集落刺激因子（GM－CSF），白细胞介素－6（IL－6），红细胞生成素（EPO）的含量，降低负相造血因子干扰素γ（IFN－γ）、转化生长因子β（TGF－β）含量，刺激肝和肾（EPO）和GM－CSFmRNA表达。从而说明从体外模拟人胃、肠的消化系统分离的阿胶组分 A，B 能够刺激造血。该有效补血活性成分升高红、白细胞的作用机制可能与保护贫血小鼠造血微环境和造血干/祖细胞，刺激骨髓相关造血细胞因子表达有关。

2. 对造血系统的保护作用　邓皖力等使用细胞计数法检测小鼠单核细胞数，集落形成检测小鼠骨髓中造血干/祖细胞相对数量，流式细胞仪测定小鼠骨髓细胞 CD34 含量和细胞周期分布，切片观察小鼠骨髓组织形态，研究阿胶补血活性组分对环磷酰胺所致贫血小鼠骨髓造血微环境的影响。结果发现阿胶活性组分能够明显增加环磷酰胺所致贫血小鼠骨髓单核细胞数、增加骨髓细胞中 CFU－GM，BFU－E，CFU－E 和 CD34 含量，增加骨髓细胞中 S 期细胞比率。表明阿胶活性组分能够有效地保护骨髓造血微环境，减轻环磷酰胺对骨髓组织的损伤，保护造血组织。

吴宏忠等采用小鼠 3. 5Gy137Se 全身辐射造模，检测小鼠骨髓和脾造血干/祖细胞集落 BFU－E、CFU－E、CFU－GM、脾表面结节数量，荧光酶标仪检测骨髓细胞活性氧（ROS）含量，ELISA 法测定小鼠外周血 GMSF，ILK，EPO，IFN－γ，TGF 数和血清及肝组织匀浆内超氧化物歧化酶（SOD）和谷胱甘肽过氧物酶（GSH－Px）含量。结果表明阿胶 A、B 组分能促进射线损伤小鼠外周血白细胞和红细胞的升高，保护骨髓和脾造血干/祖细胞集落 BFU－E、CFU－E、CFU－GM，增加脾表面集落形成单位（CFU－S）数量和血清中 GM－CSF，IL－6 含量，降低骨髓细胞内 ROS 含量，提高血清内 SOD，GSH－Px 和肝脏内 SOD 含量。结论：从体外模拟人胃、肠的消化系统能够分离阿胶有效补血活性成分，这种成分保护辐射损伤小鼠造血系统的机制可能与保护贫血小鼠造血微环境、刺激机体表达相关造血细胞因子和增强机体抗自由基能力有关。

苏晓妹等观察阿胶对化疗后动物模型骨髓抑制的作用。采用腹腔注射吉西他滨造成全血细胞下降动物模型，测定阿胶对动物各种血细胞及凝血指标的影响，观察动物的一般状况。发现阿胶对动物模型的骨髓抑制具有明显的治疗作用，且剂量与疗效之间存在正比关系；对动物具有营养支持作用。表明阿胶对化疗药物所致的骨髓抑制具有一定的治疗作用。

3. 对血液流变学的影响　姚定方等用灵杆菌内毒素复制了犬内毒素性休克模型，观察口服阿胶对动物的影响，发现阿胶使内毒素引起血压下降、总外周阻力增加、血黏度上升以及球结膜微循环障碍减轻或尽快恢复正常，他们发现阿胶可使烫伤兔耳的血浆渗出减少，并可减轻静脉注射油酸后造成的肺血管渗出性病变。这些结果从不同侧面证实阿胶具有对抗病理性血管通透性增加的作用。在内毒素性休克时，这种作用可减少血浆渗出，在一定程度上维持了有效循环血量，有利于微循环的血流灌注恢复正常，使血液动力学状况得到改善。

4. 止血作用　吴长虹提出阿胶的止血作用可能与其所含的硫酸皮肤素有关，这为阿胶止血功效的研究提供了研究方向。

5. 升白作用　郑筱祥、应军等分别研究了阿胶对环磷酰胺所致的大鼠白细胞减少的作用，不同剂量的阿胶均有明显的升高白细胞的作用。与环磷酰胺抑制模型组相比，阿胶给药后骨髓细胞的增殖指数、造血干细胞的百分率均增加，而造血干细胞及骨髓全部细胞的凋亡比例减少；外周血细胞因子白细胞介素 -3（IL -3）和 GM - CSF 的分泌均明显增加。说明阿胶对环磷酰胺所致的白细胞减少具有明显的治疗作用。

（二）增强机体免疫力

张殉等给小鼠连续皮下注射氢化可的松建立免疫机能低下模型，用不同剂量的阿胶灌胃小鼠28日后，分别测定小鼠的免疫器官重量、血清溶血素水平、迟发型变态反应、脾淋巴细胞增殖、腹腔巨噬细胞吞噬能力，血清中IL－3，γ－干扰素（IFN－γ）和白细胞介素－4（IL－4）水平。结果显示：阿胶能显著升高免疫低下模型小鼠胸腺指数（$P<0.05$，$P<0.01$）；提高小鼠血清溶血素含量（$P<0.01$）；促进小鼠的迟发型变态反应和脾淋巴细胞的增殖能力（$P<0.05$，$P<0.01$）；升高小鼠腹腔巨噬细胞对鸡红细胞的吞噬率和吞噬指数（$P<0.05$，$P<0.01$）；提高血清中细胞因子IL－3和IFN－γ水平（$P<0.05$，$P<0.01$），降低IL－4水平（$P<0.05$，$P<0.01$），提高IFN－γ/IL－4的比值（$P<0.01$）。结论：阿胶对小鼠特异性及非特异性免疫机能具有显著调节作用。

宋怡敏等研究了阿胶泡腾颗粒对小鼠免疫功能的影响。通过免疫器官重量法，考察了阿胶泡腾颗粒对小鼠中枢免疫器官和外周免疫器官发育的影响；通过碳廓清试验，考察了阿胶泡腾颗粒对巨噬细胞吞噬功能的影响；通过迟发型变态反应实验，考察了阿胶泡腾颗粒对小鼠细胞免疫功能的影响。结果表明阿胶泡腾颗粒能增加免疫抑制小鼠的脾脏、胸腺指数，与空白对照组相比有显著差异；高剂量的阿胶泡腾颗粒能显著降低小鼠的碳廓清指数，与空白对照组相比差异极显著；高、中剂量的阿胶泡腾颗粒能明显抑制小鼠的足肿胀度，与空白对照组相比有显著差异。表明阿胶泡腾颗粒能增强小鼠的非特异性免疫和细胞免疫功能。

路承彪等研究了中药阿胶对小鼠细胞免疫功能的影响。结果表明阿胶能提高机体特异玫瑰花率和单核吞噬细胞功能，能对抗氢化可的松所致的细胞免疫抑制作用，对 NK 细胞有促进作用。

（三）对抗肿瘤

刘培民等观察了阿胶含药血清对 K562 细胞 P53 基因表达的影响。采用阿胶含药血清作用于体外培养的白血病 K562 细胞，流式细胞仪检测癌细胞 P53 的表达变化。研究发现阿胶可下调肿瘤细胞 P53 基因的表达。表明阿胶对 K562 细胞诱导凋亡的机制可能是通过下调 P53 的表达，诱导细胞中止分裂转入凋亡而取得治疗效果。

（四）促进骨愈合

高云等通过在大鼠胫骨打孔的方法建立单因素干扰模型，采用原位杂交方法检测Ⅰ、Ⅱ、Ⅲ型前胶原 mRNA、转化生长因子（TGF－β1mRNA）、骨形态发生蛋白（BMP－2mRNA）、血管内皮生长因子（VEG－FmRNA）的变化。在骨愈合早期、中期，阿胶可加强巨核细胞的聚集及增强其活性，并可促进软骨细胞、成骨细胞的增殖及合成活性，加快软骨内骨化，促进骨愈合，而对血管形成无明显作用。

常德有等观察阿胶含药血清对体外培养大鼠成骨细胞增殖、分化功能的影响。应用 MTT 法观察阿胶对体外培养成骨细胞增殖功能的影响，ELISA 法观察阿胶对体外培养成骨细胞 ALP 含量的影响。三个剂量组的阿胶含药血清对体外培养大鼠成骨细胞的增殖均无促进作用，但对体外培养大鼠成骨细胞内 ALP 的合成有明显的促进作用。表明阿胶对体外培养大鼠成骨细胞的增殖无促进作用，但能促进体外培养大鼠成骨细胞的分化功能。

李恒等通过三点弯曲方法造成大鼠右胫骨中段闭合性骨折后，采用免疫组织化学方法检测大鼠右胫骨骨痂区血管内皮生长因子和成纤维细胞生长因子 2 表达的变化，计算平均吸光度值及阳性细胞数（5 个视野细胞）。结果表明阿胶强骨口服液在骨愈合早中期可通过调节血管内皮生长因子和成纤维细胞生长因子 2 的表达，促进前成骨细胞和成软骨细胞的有丝分裂、血管内皮以及骨的合成代谢达到促进骨折愈合的作用。

（五）保护大脑

李茂进、胡俊峰等通过研究阿胶对铅所致脑功能损害的影响，发现阿胶单用可显著提高染铅大鼠小脑总抗氧化能力（TAOC）（$P<0.01$），并对大鼠脑 c－fos 表达下降有拮抗作用。c－fos 基因表达水平的下降可能是铅致大鼠学习记忆能力损害的分子机制之一，阿胶可拮抗其对 c－fos 基因表达及学习记忆能力的影响，抵抗铅对脑功能的损害。

（六）抗疲劳

李辉等采用化学方法对阿胶的蛋白含量、胶原蛋白含量和氨基酸组成进行分析。小鼠经过灌胃不同剂量的阿胶 30 日后，检测了小鼠的负重游泳时间和血红蛋白含量，游泳后的血清尿素氮、血乳酸和肝糖原的含量。实验发现阿胶富含胶原蛋白、药效氨基酸和必需氨基酸等活性成分，能显著延长小鼠负重游泳时间，提高血红蛋白含量，减少运动后小鼠体内血清尿素氮的产生，显著提高小鼠肝糖原的储备和减少运动后血乳酸的产生。表明阿胶具有缓解小鼠体力疲劳，提高运动耐力的作用。

宋怡敏等通过负重游泳实验、肝指数及肝糖原含量的测定，考察了阿胶泡腾颗粒对小鼠抗疲劳作用的影响。结果表明不同剂量的阿胶泡腾颗粒都能延长小鼠的平均游泳时间，与空白对照组相比，差异极显著；阿胶泡腾颗粒也可不同程度地提高小鼠的肝指数及肝糖原含量。表明阿胶泡腾颗粒可提高小鼠的抗疲劳能力。

（七）其他作用

田碧文等人发现阿胶可以促进双歧杆菌的生长，且比对照组高出 75.8%，能保持肠道内菌群平衡；赵福东等通过研究阿胶对哮喘大鼠 Thl/Th2 细胞因子的影响及其防治哮喘的作用机制，发现阿胶可能具有抑制哮喘 Th2 细胞优势反应的作用，从而调节 Thl/Th2 型细胞因子平衡，同时可减轻哮喘大鼠肺组织嗜酸性细胞的炎症反应。

近年来，随着社会的发展，人们越来越重视自身的保健。而阿胶作为滋补佳品受到越来越多的关注。对阿胶进行深入的研究，弄清楚其作用机制及真正有效的成分，这既有助于阿胶的二次开发，又能使驴资源短缺造成的行业压力得到缓解。

第七章　加减传世方简编

第一节　五苓散与猪苓汤证候病机

五苓散与猪苓汤均为《伤寒论》治疗水气内停的著名方剂，二方组成都有猪苓、茯苓、泽泻，都可治疗小便不利，渴欲饮水，脉浮发热，心烦等，但其病变证机、临床主治有何不同，怎样才能有效地抓住方药主治证机。

一、主要条文

1. 《伤寒论》论五苓散证主要条文　第71条："太阳病，发汗后，大汗出，胃中干，烦躁不得眠，欲得饮水者，少少与饮之，令胃气和则愈；若脉浮，小便不利，微热消渴者，五苓散主之。"第72条："发汗已，脉浮数，烦渴者，五苓散主之。"第74条："中风发热，六七日不解而烦，有表里证，渴欲饮水，水入则吐者，名曰水逆，五苓散主之。"第156条："本以下之，故心下痞，与泻心汤；痞不解，其人渴而口燥，烦，小便不利者，五苓散主之。"从这些条文辨证精神可以看出：五苓散证的病机是水气内停，阻遏阳气，阳气不得气化水津，水津不得阳气所化而为水气，水气内停而壅滞水道，留结于内。正如《素问·灵兰秘典论》曰："膀胱者，州都之官，津液藏焉，气化则能出矣。"水液停聚于膀胱，不能气化以上承，故口舌干燥，渴欲饮水；不能气化以下泄，所以小便不利；水津不升不降，则水气留结于脾胃，壅滞气机则心下痞满；所饮之水与水气发生格拒，故出现“水逆”证即“渴欲饮水，水入则吐”。可见五苓散证的基本病机为水气内停，气化不利。在疾病中，水液停聚和气化不利则是可以互相影响的，究水蓄的根本原因，为膀胱气化不利，所以方中用一味辛温之桂枝振奋阳气以化气行水，以治其本，同样水液停聚也可影响到膀胱的气化功能，故用淡渗之泽泻、猪苓、茯苓，以利膀胱和机体其他部位的停聚之水，正如叶天士所说：“通阳不在温，而在利小便。”用白术健脾气而运化水湿，共治其标。另外，本证虽有水液停聚，但其阳气尚存，只是为水液所遏，所以桂枝用量较小，足见其意不在解表而在振奋被遏之阳。

2. *《伤寒论》中猪苓汤的主要条文*　第223条：“若脉浮发热，渴欲饮水，小便不利者，猪苓汤主之。”第224条：“阳明病，汗出多而渴者，不可与猪苓汤。以汗多胃中燥，猪苓汤复利其小便故也。”第319条：“少阴病，下利六七日，咳而呕渴，心烦不得眠者，猪苓汤主之。”究其病机为少阴阴虚，水热互结。少阴为心、肾两脏，肾主水，若肾阴虚，一方面肾气不充，失于主水之功，可致水液内停；而另一方面肾阴不能上济心火，而心火亢盛，火热之邪与停聚之水相互搏结而水热互结。水热相搏，不能气化，阴津不布，加之热邪伤阴，可见口渴欲饮；水热之邪下渗膀胱导致膀胱气化不行，则见小便不利；泛滥中焦，下渗于肠，则为下利；上攻于肺则咳；中犯于胃则呕；阴虚火旺，心肾不交，则不寐。故方中用甘咸之阿胶滋阴润燥以治其本，滑石清热利水，用茯苓、猪苓、泽泻淡渗利水共治其标。

二、证候病机

五苓散证所治小便不利是由于膀胱气化不利所引起的小便量少或膀胱失约引起的小便量多；而猪苓汤证的小便不利不仅包括上述症状而且还包括由于肾阴虚，虚火灼络和虚不抗邪，外邪伤络所致的尿血、血淋等表现。在五苓散证与猪苓汤证的条文中都可见到脉浮发热等太阳表邪之症，但前者为直接影响膀胱气化功能发展成膀胱蓄水证，其表里兼证，除脉浮发热外还可以见到头痛、恶寒等，后者为表邪内舍于肾，入里化热伤及肾阴发展成少阴阴虚，水热互结证，证属阴虚有热之水气证，虽有发热，但无恶寒，另外根据其病机不同，五苓散证除气化不利，水蓄膀胱外，还有上焦邪热，所以表现为口渴程度较重，即消渴，但因其内有水饮，故饮水不多、水入则吐等；猪苓汤证的水液停聚同时也伴有热邪的存在，但因其为内热，所以其口渴的程度相对要轻一些。五苓散证的心烦是由于太阳表证未解，而猪苓汤证的心烦则是肾水亏虚不能上济心火，心火无制而亢，上扰神明所致，所以心烦程度应比五苓散证为重，甚则可出现失眠。

总之，五苓散证和猪苓汤证虽都以水液停聚为主，主治也有相似之处，但究其病机主要区别在于：一为实证，一为本虚标实证。五苓散证的水液停聚，是由于膀胱气化不利，阳气不得舒展而致，证属标本俱实；猪苓汤证的水液停聚是由于少阴阴虚使肾气不充失其主水功能而致，证属本虚标实。故在治疗上两方都以猪苓、茯苓、泽泻以利水湿而治其标，五苓散中桂枝用量虽少，妙在其不在温阳，而在振奋被遏之阳气以治其本；而猪苓汤中则以阿胶之淡咸以凑其少阴阴虚之本。所以虽同属水饮之病，一以温阳化气利水取效，一以滋阴清热利水获愈，真正体现了中医辨证施治、治病必求于本的原则，也是中医同病异治的具体体现。只有在临床中真正把握病机，正确运用上述二方，才能做到有的放矢，收到满意的疗效。

第二节　猪苓汤与五苓散的方证病机及临床应用

一、方证、病机简析

1. 猪苓汤证病机　《伤寒论》中论猪苓汤的条文如下。第223条：“若脉浮发热，渴欲饮水，小便不利者，猪苓汤主之。”第224条：“阳明病，汗出多而渴者，不可与猪苓汤。以汗多胃中燥，猪苓汤复利其小便故也。”第319条：“少阴病，下利六七日，咳而呕渴，心烦不得眠者，猪苓汤主之。”

从以上条文辨证中可见，猪苓汤证的病机是：阳明热证误下后，邪热传里，水热互结，热伤阴津，水气不利或少阴阴虚，水热互结，不能气化，阴津不布。本证病位在下焦，由肾与膀胱功能气化失职、水液代谢失常所致。正如《灵枢·本输》曰：“肾合膀胱，膀胱者，津液之府也。”《素问·上古天真论》云：“肾者主水，受五脏六腑之精而藏之。”肾为水脏，膀胱为水腑，肾蒸腾气化功能失司，膀胱开合失度，体内水液代谢失衡，则小便不利。此时邪热再传入里，水热互结，热伤阴津，则口渴、心烦不得眠。总之，猪苓汤证的基本病机为里热阴伤、气化不利。

2. 五苓散证病机　《伤寒论》中五苓散的病机亦是体内水液代谢的失常，但其有水蓄膀胱、水蓄脾胃和水蓄三焦之分。

（1）水蓄膀胱：《素问·灵兰秘典论》曰："膀胱者，州都之官，津液藏焉，气化则能出矣。"膀胱气化功能失司，开合失度，则津液代谢失常。《伤寒论》第71条、72条均是太阳表邪未解，汗不得法，表邪循经入腑，膀胱气化功能失司，则有发热、脉浮、汗后出现小便不利。第74条："中风发热，六七日不解而烦，有表里证，渴欲饮水，水入则吐者，名曰水逆，五苓散主之。"亦是水蓄膀胱的体现。但此时不仅水蓄膀胱，气化不利，津不上承，而且水邪自下而上逆于胃，胃失和降，使所饮之水，随入随吐，则为水逆。

（2）水蓄脾胃：脾主运化，水蓄于脾胃，则脾胃运化功能失调，脾不散津，津液不能上承。有学者认为原文156条中提到"心下痞"，与泻心汤但"痞不解""渴而口燥烦""小便不利"，正是为误下后饮停在胃，予"五苓散主之"。水饮上泛于心，则见"吐涎沫而癫眩"。

（3）水蓄三焦：《素问·经脉别论》曰："饮入于胃，游溢精气，上输于脾；脾气散精，上归于肺；通调水道，下输膀胱。水精四布，五经并行。"可见三焦也是人体水液代谢的重要场所。三焦气化不利，水液不能上输于脾胃，津液不能上承，则出现口渴，烦渴，甚则消渴。三焦气化不利，水液不能下输膀胱，则见小便不利。

二、主要症状简析

1. 小便不利　小便不利是指小便量减少、排尿困难及小便完全闭塞不通。《素问·灵兰秘典论》云："肺者，相傅之官，治节出焉……脾胃者，仓廪之官，五味出焉……三焦者，决渎之官，水道出焉；膀胱者，州都之官，津液藏焉，气化则能出矣。”故小便不利与肺、脾、肾、三焦、膀胱关系最为密切。

猪苓汤和五苓散均是治疗小便不利的代表方。猪苓汤常用于治疗阳明热证误下后，邪热未除，日久损伤阴液，水热互结，气化不利而致的小便不利；而五苓散常用于治疗太阳蓄水证之小便不利。故临床在应用二方治疗小便不利时需辨证而施。

2. 心烦不得眠　猪苓汤证和五苓散证中都有心烦不得眠，但二者病机各异。

猪苓汤证之心烦不得眠，是为阴虚阳亢之不得眠，由于肾阴不足，引起膀胱气化失常，以致水热内结，阴虚有热，上焦虚燥而致失眠。水气犯肺则咳，犯胃则呕；津不上承，上焦虚燥则渴，故常伴见咳而呕。

五苓散证之心烦不得眠是由于太阳水蓄膀胱，气化失司，营卫失调，阴阳失和，而影响睡眠。水蓄下焦，津液不能上承，则上焦燥热，故心胸烦闷，亦常伴见发热恶寒、脉浮数。

3. 口渴　猪苓汤证与五苓散证均可见口渴。

猪苓汤证所治水液代谢障碍为水热互结下焦所致，身体其他部位的水液代谢是较为正常的。由于水热互结、郁热伤阴甚或热入血分，故其渴当为“渴欲饮水”而不能饮或不欲多饮。

五苓散证之口渴，缘于水饮内停，水液输布失常，津液不能上承，其口渴欲饮，饮却不解渴，甚则饮入即吐，谓之“水逆”。故临床应用时亦可根据此证辨证施治。

三、方药简析

猪苓汤和五苓散均是治疗水液代谢异常的常用方。

猪苓汤组成为猪苓、茯苓、泽泻、滑石、阿胶，五苓散组成为猪苓、茯苓、泽泻、桂枝、白术；二者均含猪苓、茯苓、泽泻。《珍珠囊·珍珠囊补遗药性赋》中认为“膀胱为肾之腑，泻腑则脏自不实，猪苓、茯苓、泽泻均为泻腑之药”。柯琴《伤寒来苏集·伤寒附翼》卷上载：“水者肾所司也，泽泻味咸入肾，而培水之本；猪苓黑色入肾，以利水之用……茯苓色白入肺，清水之源委，而水气顺矣。”三者均为淡渗利湿之品，共奏通调水道之效。

猪苓汤再加滑石、阿胶。滑石甘寒，归膀胱、肺、胃经，能祛阳明之邪热，又能利小便。《本草纲目》中亦曰：“滑石上能发表，下利水道，为荡热燥湿之剂。”阿胶为血肉有情之品，能养阴而滋肾水，于肾中养阴，使得全方利水而阴不伤。五苓散中再加桂枝、白术。桂枝辛、甘、温，归心、肺、膀胱经，能温通经脉，助阳化气。叶天士在《外感温热篇》中提到“通阳不在温，而在利小便”。由此可知小便不利与阳气郁于内、气机阻滞相关，故利小便除了攻逐水饮外，还应通阳。桂枝在本方中的作用正是温阳化气以助水利，阳气得通，湿邪自下而去，则小便得利。此外，桂枝为解表药，亦能祛太阳病之表邪。白术甘苦，归脾胃经，常与茯苓相须为用，共奏健脾燥湿利水之效。五苓散全方甘淡渗湿，又温阳化气、通小便，使湿邪从小便而去。

四、临床应用

猪苓汤有清热利水而不伤阴之功，临床常用于治疗水热互结之证，症见小便不利、发热、口渴欲饮、心烦不寐、脉细数；其病机为阳明热证误下后，水热互结，阴津受损。五苓散有利水渗湿、通阳化气之功，《伤寒论》用于治疗水蓄膀胱之证，症见小便不利、烦渴欲饮、甚则水入即吐、或脐下悸动、头目眩晕、水肿、泄泻、脉浮；其病机为太阳表证汗不得法，外邪内陷。

由上可知，猪苓汤证和五苓散证均有水液运行的失调。《素问·逆调论》曰："肾者水脏，主津液。"故现代临床上猪苓汤和五苓散也多用于水蓄膀胱之肾系疾病。如猪苓汤治疗急性肾小球肾炎、慢性肾盂肾炎、系统性红斑狼疮、泌尿系结石、肾病综合征，五苓散治疗慢性肾衰竭、尿潴留。

此外，五苓散可用于水蓄脾胃之消化系统疾病，最常见的如泌尿系统疾病，如慢性肾炎、慢性肾盂肾炎、泌尿系感染、泌尿系结石等。但二者虽然主证相同，但实则病机各异。五苓散较猪苓汤的应用也更加广泛，故在临床应用时我们需根据疾病的病机，辨证使用二方，不可一概而论。

第三节　名家医案

一、胡希恕医案

韩某，女性，31岁，1965年1月25日初诊。尿急、尿痛4个多月，13年前曾诊断为急性膀胱炎，治愈后有轻微尿痛，腰痛，未彻底治愈。去年11月又急性发作，尿频尿急，日达50

余次，夜达30余次，尿时痛如刀割，有血丝血块，尿道灼热，腰痛腹胀，经服中西药不效，曾用益肾降火及补中益气等法也不效，近症：仍尿频，日10余次，尿痛热如刀割，左腰痛引及下肢亦疼，时头晕，心悸，少腹里急，口干渴甚，脉细数，苔白舌红。证属湿热瘀阻，治以利湿化瘀，予猪苓汤加减：

猪苓10g，茯苓皮10g，泽泻10g，生苡仁45g，滑石15g，阿胶珠10g，大黄1g。

结果：上药服3剂，尿色变清，尿道痛已，腰痛亦减未尽除，尿频减，脉仍细数，仍服上方，同时间服肾着汤，2月17日复诊时，已无不适，吃东西也增加一倍。(《经方传真——胡希恕经方理论与实践》)

二、岳美中医案

高某，女性。患慢性肾盂肾炎，因体质较弱，抗病机能减退，长期反复发作，久治不愈。发作时高热，头疼，腰酸，腰痛，食欲不振，尿意窘迫、排尿少，有不快与疼痛感。尿检：混有脓球、上皮细胞、红白细胞等。尿培养有大肠杆菌。中医诊断：属淋病范畴，为湿热侵及下焦。治宜清利下焦湿热，选张仲景《伤寒论》猪苓汤。

猪苓12g，茯苓12g，滑石12g，泽泻18g，阿胶9g（烊化兑服)。(《岳美中医案集》)

三、叶橘泉医案

金某，女性，27岁，南京郊区农民。1964年7月初诊。

患者自诉一个多月前正逢农忙，每天下水田劳动，一天下来精疲力竭。5、6天前突然出现高热（39 ~39.6℃)，恶心呕吐，全身倦怠，腰背疼痛，尿频尿痛，每次排尿都有残尿感，有时还伴有血尿。在当地卫生院就诊，被诊断为急性尿路感染。由亲戚介绍来南京江苏医院就诊，通过临床与实验室检查被确诊为急性肾盂肾炎。内科医师原准备使用抗生素为其治疗，但因患者有孕在身，故将其转来中医科接受中药治疗。

诊见患者身材瘦小，颜面两颧略为发赤，精神憔悴。测体温为38.2℃。患者自诉不仅有尿频尿急，尿痛尿血，而且口渴欲饮凉水，有轻度浮肿，感觉最难受的还是心情烦躁，夜不能眠。观其舌质红赤，苔滑湿润，脉浮数。证属水热互结，小便不利，治以清热养阴，利水通淋。方取猪苓汤加味：

猪苓12g，茯苓12g，泽泻9g，滑石15g，阿胶15g（烊化，另冲），鲜车前草30g，瞿麦12g，莲子肉15g，水煎服。

上方先服7剂，同时嘱患者暂停农田劳动，尽量卧床休息，并嘱其白天应多次少量饮水，以增加尿量利于通淋解热。

二诊：上方服用7剂后，诸症均消。为巩固疗效，再配7剂，隔日服用1剂。

6个月后经随访得知，患者恢复了健康，并已下田参加农业劳动。

水煎服6剂后，诸症即消失。（《叶橘泉临证直觉诊断学——辨证、辨病、辨体质七十年心得》）

四、唐医易医案

袁某，女，小学生，11岁。2008年10月15日傍晚初诊。父母代诉：患儿自幼尿床，治疗8年无果。8年来在广州走遍了各大医院，找遍了中西医知名专家，均治疗无效，每天晚上睡觉照例尿床，夫妇俩几乎绝望。患儿平素晚上睡得很沉，在小学是篮球队的，运动量很大。诊见舌色略淡，苔薄白，左脉弦滑略实，右脉弦滑，至数平。夜睡多梦，平时有鼻炎，容易流鼻血。诊断：湿热下注膀胱，膀胱气化失权，不能制约小便而尿床。处以猪苓汤加味：

猪苓 15g，茯苓 9g，泽泻 9g，滑石 12g，阿胶 9g，黄柏 6g，知母 6g，射干 9g，4 剂。

2008 年 11 月 19 日，夫妇携女儿前来，喜形于色，谓上次药服后，当晚就没有尿床了，至今未复发。此次来诊，要求再开几剂药巩固。(《100 首经方方证要点》)

五、郑重光医案

瓜镇侯公遴，深秋患伤寒，始自以为疟，饮食如常，寒热渐甚，至七日，方迎予至，则阳明证矣，服药五日，渐变神昏谵语，胸腹满痛，舌干不饮水，小便清长，转为蓄血证。遂用桃核承气汤下黑血碗许，即热退神清。次日，忽小便不通，犹有点滴可出，用五苓散不效，乃太阳（经）药也。病者素清瘦，年近六十，脉细而涩，此蓄血暴下，阴气必虚。经曰："无阴则阳无以化。"原病阳明蓄血，仍用阳明之猪苓汤，汤中阿胶是滋阴血者也。以本方猪苓、茯苓、泽泻、滑石、阿胶，而加桂枝、芍药以和营血，服一剂，小便如涌泉矣。（《伤寒论》方医案集》)

六、矢数道明治验

小某，47 岁，女。初诊：1983 年 6 月。今年 4 月 29 日左侧腰痛，发热 39℃ ，2 月后退热，诊断为疑似肾盂肾炎。5 年前及 3 年前 2 次自然排出过肾结石，2 次均经 X 光检查确认有结石，但以后在不知不觉中排出。此次热退后经 X 光检查，也发现有左肾结石（6mm），肾脏肿胀。

体格偏胖，面色普通，腹部充实，左脐旁有压痛。脉弦。初诊时血压 145/100mmHg。尿蛋白、尿糖均为（－），无潜出血。

初诊投给猪苓汤合芍甘汤加金钱草 4g，服药后腰痛消失。3 个月后结石逐步下降，翌年 9 月无任何痛苦地排出了结石。因有过 2 次自然排石，故本次也难断言是汉方的作用，但至少可认为汉方起了辅助排石效果。一般肾结石若较大时，也很难自然排出，而服用本处方，则有时可能无痛排出。(《汉方临床治验精粹》)

七、小川幸男、木下利夫治验

27 岁男人，行肺结核胸廓成形手术，术后尿量递减，1 周后 1 日量减少至 100mL，肉眼血尿，尿沉渣有多数红细胞和白细胞以及肾上皮细胞。

患者因有神经质而小心谨慎，自诉不寐和不安感，微热、食欲不振、恶心、头痛、头重，血压 175/85mmHg。

反复输血、输液，与诸利尿剂不见显效，据此，诊为猪苓汤证，遂即投与本方。翌日尿量由 800mL 增加至 1500mL，诸症迅速好转，服用 10 日停药。(《临床应用汉方处方解说》)

八、叶天士医案

治魏某。初诊脉数，淋浊愈后再发，腹胀，便不爽，余滴更甚。

萆薢　猪苓　泽泻　通草　海金沙　丹皮　黄柏　晚蚕沙

复诊：滞浊下行痛缓，改养阴通腑。

阿胶　生地　猪苓　泽泻　山栀　丹皮

寥笙注：本案属淋浊阴虚证。患者病程已久，此为愈后再发，阴分亦虚，故叶氏用猪苓汤化裁。腹胀，便不爽，当是小腹胀，小便涩而不爽利，余滴更甚，故用分清导浊，清理下焦湿热为治。药后滞浊下行痛缓，故又以猪苓汤加减育阴利水，佐以疏肝泄热之丹栀治之。

猪苓汤为阳热伤阴，水气不能上敷下达，功能育阴利水，清湿热升肾水。《伤寒论》原方：

猪苓 9g　茯苓 9g　泽泻 9g　阿胶 15g　滑石 9g

方用猪苓、茯苓、泽泻，淡渗利水；滑石甘寒，利窍泄热；阿胶甘平，滋阴润肺。初诊用分清导浊法，以萆薢性味苦平，利湿热，治小便混浊；海金沙性味甘寒，利水通淋，治小便淋痛；通草性味平淡，清热利水，治湿热内蕴；晚蚕砂性味辛温，和胃化浊，祛风止痛；丹皮性味苦寒，清肝热，凉血消瘀；黄柏苦寒，清热除湿，滋阴降火；栀子性味苦寒，解热除烦，凉血止血。复诊着重养阴，加生地之甘寒，以滋肾阴，则义无解蕴矣。叶氏用古方，最善加减化裁，师其意而不泥其方，运用从心，不愧妙手。(《熊寥笙历代伤寒名案新注》)

九、刘渡舟医案

刘某，男，64 岁。患者发热为 38.8℃，心悸，胸满憋气。经北京某大医院确诊为“结核性心包积液”。周身水肿，小便不利，虽服利尿药，仍然涓滴不利。听诊：心音遥远；叩诊：心浊音界向左下扩大。给予抗痨药物治疗，同时输入“白蛋白”。经治两周有余，发热与水肿稍有减轻，惟心包积液反有增无减。虽经穿刺抽液急救，但积液随抽随涨，反而使病情逐渐加重。医院已下病危通知书。经友人蒋君介绍，延请刘老会诊。其症低热不退，心悸胸满，小便不利，口渴欲饮，咳嗽泛恶，不欲饮食，心烦寐少，脉来弦细而数，舌红少苔。

辨为少阴阴虚，热与水结之证。治以养阴清热，利水疏结之法。乃用猪苓汤：

猪苓 20g，茯苓 30g，泽泻 20g，阿胶 12g（烊化），滑石 16g。

服药至第 3 剂，则小便畅利，势如澍水，而心胸悸、满、憋闷等症，爽然而愈。刘老认为方已中鹄，不事更改，应守方再进，而毕其功于一役。服之 20 余日，经检查，心包积液完全消尽，血压：120/75mmHg，心率 70 次/分，心音正常，水肿消退，病愈出院。

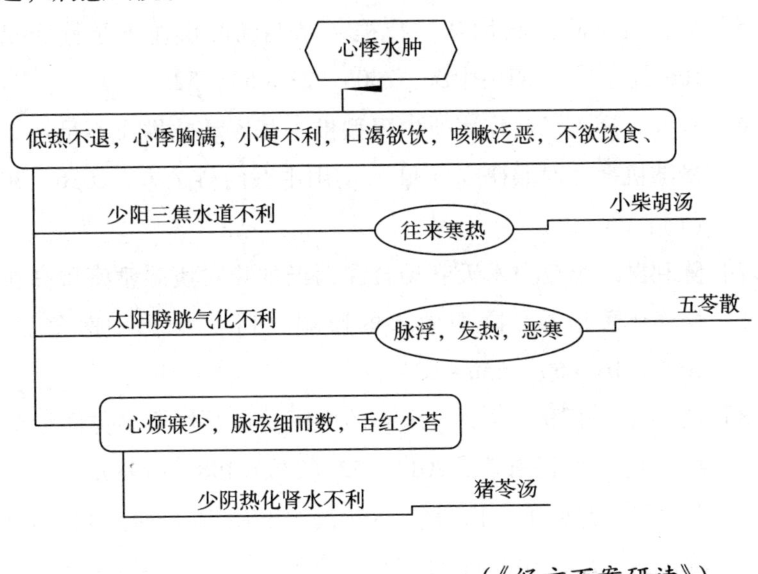

（《经方百案研读》）

参考文献

［1］范喜军，范晓亮．泽泻汤治疗梅尼埃病72例［J］．新中医，2004，36（4）：60－61.

［2］彭暾．泽泻汤治疗内耳眩晕病92例［J］．陕西中医，1989，10（12）：534.

［3］安平祥，孙向毓．泽泻汤加味治疗梅尼埃病38例临床观察［J］．西部中医药，2012，25（7）：51－52.

［4］谢小晓．泽泻汤联合手法复位治疗良性阵发性位置性眩晕137例［J］．医学理论与实践，2016，29（7）：885－886.

［5］胡自敏．泽泻汤加味治疗椎－基底动脉供血不足性眩晕106例［J］．四川中医，2005，23（5）：52.

［6］李方．泽泻汤治疗痰浊中阻型椎－基底动脉供血不足性眩晕随机平行对照研究［J］．实用中医内科杂志，2016，30（1）：26－28.

［7］陈利群．半夏白术天麻汤合泽泻汤加味对痰湿壅盛型高血压病体重指数、降压效果的影响［J］．中国中医急症，2007，16（6）：650－651.

［8］熊兴江，王阶．论高血压病的中医认识及经典名方防治策略［J］．中医杂志，2011，52（23）：1985－1989.

［9］吕少锋，曹克强，王培杨．泽泻汤加味治疗高脂血症120例临床观察［J］．中医药临床杂志，2005，17（5）：454－455.

［10］赵润生，邢玉敏，张永志，等．泽泻汤加味治疗痰浊阻

遏型高脂血症55例临床观察［J］．甘肃中医学院学报，2015（4）：42－45.

［11］张世中，严道南．干祖望运用仲景方治疗耳鼻喉科疾病小结［J］．中医耳鼻喉科学研究，2006（3）：41－46.

［12］朱荣强，尤企新．泽泻汤加味治疗渗出性中耳炎86例［J］．实用中医药杂志，2002，18（11）：19.

［13］张健，张宇辉．中国心力衰竭诊断和治疗指南2014［J］．中华心血管病杂志，2014，42（2）：98－122.

［14］王娟，陈蝉，张鹏，等．630例慢性心衰患者中医证候分布规律研究［J］．北京中医药大学学报，2013，36（8）：567－571.

［15］陈可冀，吴宗贵，朱明军，等．慢性心力衰竭中西医结合诊疗专家共识［J］．中国中西医结合杂志，2016，36（2）：133－141.

［16］汪涛，虞东玲．活血化瘀中药静脉制剂治疗慢性心力衰竭临床观察［J］．现代中西医结合杂志，2010，19（16）：1975.

［17］王丽萍．加味补阳还五汤治疗慢性心力衰竭气虚血瘀证临床疗效分析［J］．北京中医药，2014，33（10）：729－731.

［18］肖洪彬，赵艳明，王海，等．桃仁、红花配伍对慢性血瘀模型大鼠血液流变学的影响［J］．中医药信息，2014，33（10）：729－731.

［19］张晓．炙甘草汤联合地高辛治疗老年慢性心力衰竭的临床观察［J］．中西医结合心血管病电子杂志，2005，22（4）：75－76.

［20］颜曦敏．联用炙甘草汤和地高辛治疗老年慢性心力衰竭的

效果研究［J］．当代医药论丛，2016.4（27）：156－157.

［21］袁杰．炙甘草汤对大鼠在体心肌缺血搏灌注损伤后左心功能及抗氧化酶的影响［J］．时珍国医国药，2008，19（2）：411－412.

［22］王艳芬，于晓红．生脉饮治疗慢性心力衰竭疗效观察［J］．陕西中医，2014，35（8）：982－984.

［23］唐跃，渠凯，崔永春，等．生脉饮及其各组分提取物对大鼠离体心脏功能的影响［J］．中国实验方剂学杂志，2011，17（6）：232－234.

［24］张希，胡松．生脉饮合炙甘草汤治疗慢性心衰气阴两虚证48例总结［J］．湖南中医杂志，2007，23（6）：11－12.

［25］王靓，侯晓燕，黄金玲，等．苓桂术甘汤对慢性心衰模型大鼠心肌组织TNF－α及血清NF－κB和IL－1β的影响［J］．中草药，2013，44（5）：586－589.

［26］李林，刘中勇，骆始华，等．真武汤抗心衰与TGF－β/JNK信号通路关系的相关性研究［J］．时珍国医国药，2016，27（5）：1041－1044.

［27］李可．李可老中医危急重症疑难病经验专辑［M］．太原：山西科学技术出版社，2016.

［28］魏淑岩，王德良，王新华．芪苈强心胶囊联合西药治疗不同中医证型慢性心力衰竭疗效观察［J］．陕西中医，2017，38（1）：18－19.

［29］王肖龙，薛金贵，郭蔚，等．复方鹿角合剂对不能耐受ACEI的心肾阳虚心衰患者的心肾保护作用及初步机制研究［J］．世界临床药物，2012，33（10）：604－608.

［30］瞿惠燕，周华，戎靖枫，等．鹿红方对充血性心力衰竭

患者临床症状及心功能改善的研究［J］．中西医结合心脑血管病电子杂志，2011，9（9）：1045－1046.

［31］林红，常丽，王瑛璞．双心医学模式对慢性心衰伴焦虑抑郁症患者的疗效观察［J］．中西医结合心脑血管病杂志，2016，4（8）：136－137.

［32］吴建萍，党晓晶，孙海娇，等．双心疾病的中医药论治思路［J］．中医杂志，2016，57（2）：115－117.

［33］陈明．猪苓汤证106例验案统计分析［J］．国医药学报，1998，13（2）：29－32.

［34］谷严芳，侯亚文．猪苓汤证证治规律的研究——古今中外医案119例统计分析［J］．实用中医内科杂志，1991，5（1）：4－17.

［35］王启祥．猪苓汤加味治疗尿血病证68例［J］．国医论坛，1991，6（4）：12.

［36］桑岚．猪苓汤治疗糖尿病性肾病35例临床报道［J］．河南中药学刊，2000，15（3）：34－35.

［37］蔡子微．论中医学的生态化建构原理［J］．牡丹江医学院学报，2010，31（6）：4－7.

［38］陈谦明，周曾同．口腔黏膜病学［M］．北京：人民卫生出版社，2008：49－51.

［39］徐治鸿，华红．中西医结合口腔黏膜病学［M］．北京：人民卫生出版社，2008.

［40］王惠君，宋俊生．猪苓汤方证临床文献研究［J］．湖南中医杂志，2008，24（1）：124.

［41］刘华东，张民庆．《伤寒论》猪苓汤方证探析［J］．南京中医药大学学报，2005，7（4）：219－220.

［42］田君．刘亚娴教授运用猪苓汤治疗心力衰竭验案 1 则［J］．河北中医，2007，7（29）：586.
［43］孙静瑛．从过敏煎的运用谈辨病用药与辨证用药［J］．吉林中医药，2004，4（24）：445.
［44］马淑然，辛意，王炎龙，等．过敏煎防治季节性过敏性哮喘研究新思路［C］．国际中医基础理论北京论坛会议论文集，2008：117.
［45］钟南山．支气管哮喘基础与临床［M］．北京：人民卫生出版社，2006：902.
［46］高鸿霞，邵世和，王国庆．中药防风的研究进展［J］．井冈山医专学报，2004，11（4）：12－13.
［47］李明．抗过敏中药治疗变应性鼻炎［J］．江苏中医药，2007，39（2）：5.
［48］王兴．泄泻的中医辨证施护［J］．临床合理用药杂志，2012（25）：148－149.
［49］明·张介宾．景岳全书［M］．北京：中国中医药出版社，1958.
［50］罗云坚．中医内科学［M］．北京：中国中医药出版社，2007.
［51］卜景华，任路．中医情志与腹泻关系的 Meta 分析［J］．中华中医药学刊，2011（1）：136－140.
［52］吴以岭，王其飞．脾胃学［M］．北京：科学技术文献出版社，1989：285－309.
［53］陈运福．论脾胃与泄泻的关系［J］．新中医，1998（5）：60－61.
［54］王翠芳，李峰，王玉光．浅谈泄泻与脏腑的关系［J］．

中华中医药杂志，2011，26（9）：1921－1923

[55] 李永谦．泄泻的分类与治疗［J］．甘肃中医，2002，15（1）：7－8.

[56] 蔡云飞，蔡骏逸．治泻九法临证应用举隅［J］．环球中医药，2011，4（3）：219.

[57] 王彦晖．论“治湿不利小便，非其治”［J］．福建中医药，1996，27（4）：22.

[58] 贾所学．药品化义［M］．北京：中国中医药出版社，2013.

[59] 张凤杰．白术的健脾作用探讨［J］．内蒙古中医药，2014（9）：107.

[60] 黄帝内经［M］．北京：人民卫生出版社，1956.

[61] 吴秋玲．《内经》泄泻理论与临床应用研究［J］．山西中医学院学报，2009，10（5）：33.

[62] 王颖．葛根芩连汤治疗小儿湿热泄泻［J］．山东中医杂志，2007，26（2）：121.

[63] 李钊成．葛根芩连汤加减治疗泄泻病例举隅［J］．医学信息：下旬刊，2011，24（1）：181.

[64] 余日新．泄泻证治体会［J］．上海中医药杂志，2005（5）：16－17.

[65] 刘伟民．暑湿泄泻辨证护理体会［J］．天津护理，2004（6）：348－349.

[66] 周俭，白克江．脾胃论养生特点及贡献探析［J］．河南中医学院学报，2005，23（2）：77－75.

[67] 张丽萍，鲁英．论泄泻中医辨证施护体会［J］．辽宁中医药大学学报，2014，16（5）：225－226

[68] 徐晓东，陈大权．李中梓治泻九法之运用［J］．吉林中医药，2009（12）：1098－1099.

[69] 王瑞芳．健脾益胃法配合艾灸治疗脾胃虚弱型泄泻50例观察［J］．内蒙古中医药，2014（34）：12.

[70] 熊武忠，余永林，田辉．参苓白术散治疗脾气虚型慢性泄泻60例［J］．中国中医药现代远程教育，2014，12（3）：123.

[71] 马秀丽，李正军．参苓白术散联合理中汤治疗慢性功能性腹泻35例［J］．陕西中医，2011，32（5）：542－543.

[72] 高长玉，高长久，李冀．肾泄的病因病机探析［J］．中医药学报，2011，39（2）：126－127.

[73] 瞿岳云．五更泄泻非皆阳虚论［J］．中华中医药杂志，2006，21（6）：438－439

[74] 陈仁昌．四神丸加减治疗脾肾阳虚型五更泻268例［J］．哈尔滨医药，2009，29（6）：80.

[75] 刘洪玲，王鹏，王子云．王子云培土抑木法治疗肝气乘脾泄泻经验［J］．吉林中医药，2011，31（10）：942－943.

[76] 朱鹏举．浅谈肝气乘脾型晨泄［J］．国医论坛，2004，19（4）：15－16.

[77] 韩桂玲，韩春生．以方论证谈“土虚木乘”型泄泻的治疗［J］．国医论坛，2009，24（6）：14.

[78] 叶任高，陆再英．内科学［M］.6版．北京：人民卫生出版社，2007.

[79] 孙传兴．临床疾病诊断依据治愈好转标准［M］.2版．北京：人民军医出版社，2002.

[80] 彭鑫，王洪蓓．张仲景方剂实验研究［M］．北京：中国

医药科技出版社，2005.
[81] 肖浪，鲁艳芳．鲁艳芳教授治疗小儿血尿经验［J］．中医儿科杂志，2011，7（6）：9－11.
[82] 胡陵静．中医辨证治疗癌性腹泻［J］中国中医急症，2012，21（5）：504.
[83] 米楠，苏天聪．癌症相关性腹泻及中医中药治疗．实用中西医结合临床，2005，5（1）：54－55.
[84] 林娟，钟既宁，陈小燕，等．重症患者导尿管相关性尿路感染的目标性监测及干预［J］．全科医学临床与教育杂志，2012，10（6）：658－660.
[85] 邹鹤娟，李光辉．成人导管相关尿路感染的诊断、预防和治疗——2009 年美国感染病学会国际临床实践指南［J］．中国感染与化疗杂志，2010，10（5）：321－324.
[86] 叶任高．中西医结合肾脏病学［M］．北京：人民卫生出版社，2003：346.
[87] 中药新药临床研究指导原则（试行）［M］．北京：中国医药科技出版社，2002：273.
[88] 陈纪藩．金匮要略［M］．北京：人民卫生出版社，2000：76.
[89] 张敏，高晓红，孙晓萌，等．茯苓的药理作用及研究进展［J］．北华大学学报（自然科学版），2008，（01）：63－68.
[90] 王林丽，吴寒寅，罗桂芳．猪苓的药理作用及临床应用［J］．中国药业，2000，9（10）：58－59.
[91] 王文君．中药阿胶的临床应用及其药理研究［J］．内蒙古中医药，2017，36（10）：104.

[92] 邓伟. 加味猪苓汤治疗泌尿系感染100例［J］. 新中医，2003，35（7）：53－54.

[93] 王飞雪. 猪苓汤加味治疗水热互结型癌性腹水临床观察［J］. 中国中医急症，2015，25（7）：1305－1306.

[94] 张红，张向业，潘小平. 猪苓汤加味治疗癌性腹水临床观察［J］. 中国中医药信息杂志，2009，16（11）：71－75.

[95] 李俊青，林武华，崔剑雄. 深部热疗联合复方苦参注射液治疗癌性胸腹腔积液疗效观察［J］. 辽宁中医杂志，2013，40（3），507－508.

[96] 杨宝，赵谋明，李宝珍，等. 荔枝壳活性成分提取工艺条件研究［J］. 食品与机械，2004，20（6）：28－30.

[97] 李振，许德顺，王化洲，等. 恶性肿瘤的化学治疗与免疫治疗［M］. 北京：人民卫生出版社，1993：63.

[98] 孙燕，周际昌. 临床肿瘤内科手册［M］. 4版. 北京：人民卫生出版社，2000：626.

[99] 杨云红，赵爱珠，赵鹏飞. 仙鹤青蒿汤联合西药治疗急性肾小球肾炎血尿33例［J］. 陕西中医，2014，35（2）：198－199.

[100] 张梅. 益气活血汤治疗慢性肾小球肾炎气虚血瘀型的临床观察［J］. 光明中医，2012，27（7）：1353－1354.

[101] 张小刚，张小丽. 益肾活血汤治疗慢性肾炎38例凝血功能的临床观察［J］. 中国中西医结合肾病杂志，2015，16（4）：333－334.

[102] 黄照明，张秋真. 活血温肾汤治疗慢性肾小球肾炎98例临床观察［J］. 中西医结合研究，2014，6（6）：318－320.

[103] 肖敏，陈明岭，方明，等. 自拟益气滋肾汤治疗气阴两

虚证狼疮性肾炎临床研究［J］．四川中医，2015，33（2）：83－86.

［104］朱辟疆，周逊，刘永平，等．“补肾清利活血汤”联合西药治疗慢性肾小球肾炎60例临床研究［J］．江苏中医药，2012，44（1）：22－24.

［105］岑文新．常规疗法基础上加用六味地黄汤和猪苓汤治疗慢性肾小球肾炎43例［J］．光明中医，2014，29（4）：733－734.

［106］许伟力.25例小儿急性肾小球肾炎临床治疗体会［J］．深圳中西医结合杂志，2015，25（9）：98－99.

［107］伊正仁．中西医结合治疗急性肾小球球肾炎48例临床分析［J］．健康大视野，2013（6）：145－146.

［108］刘卫华，原红，姜志红．综合治疗急性肾小球肾炎54例［J］．中华实用儿科临床杂志，2003，18（9）：757－758.

［109］赵丽．关于急性肾小球肾炎的内科治疗［J］．医学美学美容（中旬刊），2014，23（1）：658－659.

［110］洪云霞．急性肾小球肾炎临床治疗分析［J］．中国伤残医学，2015，23（13）：125－126.

［111］陈秀清．中西医结合治疗急性肾小球肾炎的临床体会［J］．世界今日医学杂志，2011（5）：535－536.

［112］王健.36例中老年急性肾小球肾炎患者临床治疗体会［J］．中国实用医药，2015（32）：177－178.

［113］何建荣．成人急性肾小球肾炎临床特征分析［J］．中国实用乡村医生杂志，2014，21（4）：46－47.

［114］李丽英，于宏，潘辑圣，等．黄芪与当归对肾病综合征患者总体蛋白质代谢的影响［J］．中华内科杂志，

1995，34（10）：670－672.

[115] 郭如爱，唐秀华，孙登俊，等．芡实合剂治疗慢性肾炎蛋白尿37例［J］．山东中医学院学报，1993，17（1）：32－33.

[116] 邹燕勤．邹云翔教授治肾学术思想简介［J］．江苏中医，1988，7（6）：1.

[117] 黄卫仁．辨证施治为主治疗慢性肾炎62例［J］．广西中医药，1993，16（5）：11.

[118] 吕仁和，商宪敏，王秀琴，等．肾炎液治疗慢性肾炎（前期）318例临床疗效小结［J］．北京中医学院学报，1993，（165）：53.

[119] 王庆其．补气摄精、祛毒利尿——裘沛然治疗慢性肾炎经验［J］．上海中医药杂志，1993（1）：1－3.

[120] 戴京璋，吕仁和．慢性肾炎证治探讨［J］．北京中医药大学学报，1995（6）：53－54.

[121] 张喜全．杜雨茂肾病临床经验及实验研究［J］．世界图书出版社，1996：87－138.

[122] 李俊彪．原发性肾小球疾病的中医分型及治疗［J］．新中医，1982（7）：45.

[123] 王永钧，沈福体，张金，等．温肾方恢复慢性肾炎肾功能的观察——附68例临床疗效分析［J］．中西医结合杂志，1985（3）：158－160＋131.

[124] 陈孝伯．慢性肾炎辨证施治探讨——附42例临床分析［J］．辽宁中医杂志，1989，13（5）：11－12.

[125] 刘陶刚．小儿迁延性及慢性肾炎208例临床小结［J］．上海中医药杂志，1991（12）：3－4.

[126] 王杰．扶正固本法治疗慢性肾炎 100 例［J］．甘肃中医学院学报，1990，7（4）：35－36.

[127] 刘新，李朝平．刘宝厚教授慢性肾炎诊治经验［J］．甘肃中医学院学报，1997，14（4）：19.

[128] 赵磊，吴欣欣，叶任高．原发性慢性肾小球肾炎的中西医结合治疗［J］．中华肾脏病杂志，1990，6（1）：48.

[129] 刘君．辨证治疗慢性肾炎 50 例疗效观察［J］．新中医，1997（3）：22.

[130] 王兴邦，王春检，杨杏春，等．108 例慢性肾炎的中医分型［J］．河南医学院学报，1980（1）44－45.

[131] 孙广仁．《内经》的阴虚气虚概念及相关的几个问题探析［J］．中医药学刊，2005，23（2）：215－216.

[132] 孙广仁．中医学的阴气、阳气概念辨析［J］．中华中医药杂志，2005，20（11）：645－647.

[133] 周计春，王秀敏，李庆升．由肾气丸及补阳还五汤谈气、阳关系［J］．国医论坛，2006，21（5）：50.

[134] 肖相如．历次慢性肾炎辨证分型标准述评［J］．中医药信息，1991（3）：1－2.

[135] 郑筱萸．中药新药临床研究指导原则（试行）［M］.5 版．北京：中国医药科技出版社，2002.

[136] 时振声，洪醒华，姚金玉．慢性肾炎中医治疗规律的探讨——附 100 例临床分析［J］．辽宁中医杂志，1981（10）：26－31.

[137] 沈庆法．中医临床肾脏病学［M］．上海：上海科学技术文献出版社，1997：46－49.

[138] 陈曙霞．温肾利水法治疗肾病型水肿退肿原理的探讨

［J］．浙江中医药，1978（4）：11.

［139］郭立中，刘玉宁，杜婧．叶传蕙从风论治肾炎蛋白尿的经验［J］．中国医药学报，2001：3.

［140］谢桂权．中医药治疗慢性肾炎蛋白尿七法［J］．新中医，1986（2）：28.

［141］黄文政．慢性肾炎中医治疗述要［J］．中华中医药杂志，2005（20）：2.

［141］方浩，张子言．张沛虬老师用扶正祛邪治疗慢性肾炎的经验［J］．浙江中医学院学报，1985（1）：26.

［143］陈梅芳．中西医结合防治慢性肾炎的进展［J］．中医杂志，1982（2）：73.

［144］陈继红，高坤．孙伟以肾虚湿瘀立论揭示慢性肾脏病发病机制［J］．辽宁中医杂志，2007（04）：420.

［145］黎磊石．中国终末期肾病．肾脏病与透析杂志，1995（4）：76.

［146］唐政，季大玺，黎磊石，等．丙丁酚治疗慢性肾功能衰竭大鼠对残余肾单位抗氧化酶的影响［J］．肾脏病与透析肾移植杂志，1995，4（1）：9－13.

［147］唐政，黎磊石．氧自由基及抗氧化酶与慢性肾脏疾病的进展［J］．国外医学泌尿系统分册，1999，19（4）：185－188.

［148］吴升华，杨运昌，王兆铭．活性氧在阿霉素肾病中致病作用的实验研究［J］．中国病理生理杂志，1991，7（3）：306－309.

［149］杜义斌，沈世忠．叶任高教授中西医结合治疗膜性肾病型肾病综合征的临床经验［J］．中国中西医结合肾病杂

志，2001，2（1）：45.

[150] 石鹏．活血化瘀法与肾病综合征［J］．陕西中医函授，1997，3（1）：19－20.

[151] 侯恒太．叶任高应用中医治疗肾病综合征的特色［J］．辽宁中医杂志，1998，32（12）：551－552.

[152] 王海燕．肾脏病临床概览［M］．北京：北京大学医学出版社，2010.

[153] 贺辉，李如雪．五苓散治疗女性尿道综合征体会［J］．河南中医，2004，24（2）．75.

[154] 吴勉华，王新月．中医内科学［M］．北京：中国中医药出版社，2012：308－309.

[155] 唐容川．血证论［M］．北京：人民卫生出版社，2005：3.

[156] 张剑宁，易声禹．脑损伤后血液流变学改变及丹参治疗作用［J］．中华神经外科杂志，1995，11（1）：26－27.

[157] 张迅，李栓德．镁剂治疗颅脑损伤的研究进展［J］．中国急救医学，2000，12，20（12）

[158] 胡霞，吴西平，陈远道，等．茯苓中锰、镁、铅元素的形态分析［J］．湖南文理学院学报（自然科学版），2006，18（4）：42.

[159] 方雪峰，黄朝荣，高永生，等．经尿道电切联合汽化电切治疗前列腺增生症附64例报告［J］．中国内镜杂志，2004，10（1）：92.

[160] 赵晓风，孙晓飞，吕志红，等．经尿道前列腺等离子双极电切和经尿道前列腺电切治疗良性前列腺增生的临床结果比较［J］．中华泌尿外科杂志，2007：628－630.

[161] 田德禄．中医内科学［M］．北京：人民卫生出版社，2002：317.

[162] 蔡文就．伤寒论临床运用［M］．北京：科学出版社，2010：175.

[163] 叶任高，陆再英．内科学［M］.6 版．北京：人民卫生出版社，2004：525－526.

[164] 郭欢芳．劳淋汤加味对反复发作性尿路感染患者细胞免疫的影响［D］．昆明：云南中医学院，2016.

[165] 胡国玲．保定市女性反复尿路感染的影响因素调查分析［J］．临床合理用药，2012，5（38）：152－153.

[166] 蒲翔，张丽艳，张俊华．三金片治疗单纯性尿路感染随机对照实验的系统评价［J］时珍国医国药，2016，27（4）：1012－1014.

[167] 王海燕．肾脏病学［M］.3 版．北京：人民卫生出版社，2008：1267－1269.

[168] 陈晖，赵星海，高履冰．八正散治疗女性尿路感染临床观察［J］．辽宁中医药大学学报，2012，14（8）：215－216.

[169] 尿路感染的诊断、治疗标准（经第二届全国肾脏病学术会议讨论通过，供医疗、教学科研工作中参考）［J］．临床荟萃，1986（5）：23－24.

[170] 刘华东，张民庆．《伤寒论》猪苓汤方证探析［J］．南京中医药大学学报，2005，21（4）：219－220.

[171] 中药新药临床研究指导原则［S］．北京：中国医药科技出版社，1993：145－146.

[172] 康豪鹏，侯玉晋，吕昆，等．运用滋肾通关丸加减治疗中老年女性尿路感染临床观察 68 例［J］．辽宁中医杂

志，2009：1163－1164.

[173] 段慧珍．自拟益肾通淋汤治疗中老年女性慢性尿路感染68例临床观察［J］．云南中医中药杂志，2012，33(5)：85－86.

[174] 孙元莹，张玉梅，姜德友．著名老中医张琪治疗劳淋精粹［N］．中国中医药报，2005－03－14：2307.

[175] 罗宏．中医治疗尿路感染的研究进展［J］．辽宁中医药大学学报，2010，12（3)：94－95.

[176] 张保国，刘庆芳．猪苓汤的现代药理研究与临床应用［J］．中成药，2014，36（8)：1726－1729.

[177] 孙霞，高青，贺海晶．奥硝唑治疗滴虫性阴道炎临床观察［J］现代中西医结合杂志，2013，22（23)：2573－2575.

[178] 孙毅．中药内服配合外洗治疗滴虫性阴道炎［J］．中国实用医药，2011，6（16)：143－144.

[179] 中华医学会临床诊疗指南：妇产科学分册［M］．北京：中国中医药出版社，2007：10－11.

[180] 张玉珍．中医妇科学［M］.7版．北京：中国中医药出版社，2007：328－330.

[181] 乐杰．妇产科学［M］.6版．北京：人民卫生出版社，2004：265.

[182] 袁蕾．内服完带汤配合外洗苦参汤治疗滴虫性阴道炎的疗效观察［J］．中国社区医师：医学专业，2012，14(3)：193－194.

[183] 沈琼．安徽省淮北地区农村已婚育龄妇女生殖道感染现状及相关因素研究［D］．合肥：安徽医科大学，2010.

[184] 华绍芳，薛凤霞．滴虫性阴道炎的研究进展［J］国外

医学：妇产科学分册，2006，33（5）：360－363.

［185］李玉梅，黄燕奎，邬丽华，等．替硝唑与洁尔阴联合治疗滴虫性阴道炎临床疗效观察［J］中外医疗，2011，30（21）：108－110.

［186］姜颖．针刺结合中药熏洗治疗滴虫性阴道炎23例疗效观察［J］．新中医，2013，45（7）：141－142.

［187］邓中甲．方剂学［M］．7版．北京：中国中医药出版社，2005：305－306.

［188］孙建平．滴虫性阴道炎的护理对策及发病因素分析［J］．中国社区医师，2014，30（36）：175－176.

［189］孙淑英．滴虫性阴道炎发病因素分析及护理对策［J］．中国微生态学杂志，2012，24（11）：1042－1043.

［190］黄元御．四圣心源［M］．北京：人民军医出版社，2010.

［191］张仲景．伤寒杂病论［M］．北京：人民卫生出版社，2005.

［192］胡亚美，江载芳．诸福棠实用儿科学［M］．7版．北京：人民卫生出版社，2002.

［193］张伯英．中医内科学［M］．5版．上海：上海科学技术出版社，1985.

［194］国家中医药管理局．中医病证诊断疗效标准［J］．南京：南京大学出版社，1995.101.

［195］周尔文，韩露霞，鲍家铸．猪苓汤治疗继发性口眼干燥综合征的体会与理论探讨［J］．中国医药学报，1994，9（6）：31.